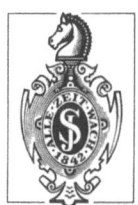

Hermann Schmidt

Motilität der oberen Harnwege

Radiologische Diagnostik
und Literaturübersicht

Geleitwort von Lothar Diethelm

Mit 71 Abbildungen

Springer-Verlag
Berlin Heidelberg New York 1978

Prof. Dr. HERMANN SCHMIDT

Allgemeines Krankenhaus Altona, Strahlendiagnostische Abteilung,
Paul-Ehrlich-Straße 1, 2000 Hamburg 50

ISBN-13: 978-3-642-66871-5   e-ISBN-13: 978-3-642-66870-8
DOI: 10.1007/978-3-642-66870-8

Satz, Druck und Bindearbeiten: Appl, Wemding.   2123/3140−543210

Geleitwort

Die großartige Entwicklung, welche die radiologische Diagnostik der Niere und der harnableitenden Wege in den letzten Jahrzehnten durch die Einführung besserer Kontrastmittel, der Schichtaufnahmetechnik und der Organangiographie, der Isotopennephrographie und der Szintigraphie auf die heutige Höhe geführt hat, drängte das röntgendiagnostische Studium der funktionellen Abflußstörungen vielerorts in den Hintergrund. Es ist das große Verdienst von Herrn Prof. Hermann Schmidt, mit verfeinerten röntgendiagnostischen Untersuchungsmethoden dieses Gebiet erneut aufgegriffen, grundlegend bearbeitet und kritisch ausgewertet zu haben. Das Ergebnis seiner Untersuchungen ist von großer Bedeutung für die Abklärung der Pyelonephritis sowie für das Verständnis der Harnableitungsstörungen und des vesico-ureteralen-renalen Refluxes. Das vorliegende Werk verdient daher die größte Aufmerksamkeit der Radiologen, aber auch der Urologen, Nephrologen, Pädiater und Gynäkologen. Neben dem Autor gebührt der Dank jedoch auch dem Springer-Verlag, der diesen wichtigen Untersuchungen durch die Herausgabe als Monographie die notwendige Breitenwirkung ermöglicht.

Prof. L. Diethelm, Mainz

Inhaltsverzeichnis

1 Einleitung

Ein *normal erscheinendes* Urogramm schließt folgenschwere Motilitätsstörungen der oberen Harnwege nicht aus. Das Urogramm mit wenigen Momentaufnahmen in einem Zeitraum von meist 5–30 Minuten kann nur die morphologische und die funktionell-statische Situation einzelner Bruchteile von Sekunden festhalten. Normale und gestörte Bewegungsabläufe, die in der langen Zwischenzeit in den oberen Harnwegen ablaufen, bleiben verborgen, vor allem, wenn das Urogramm nur nach konventionellen Kriterien ausgewertet wird. Die Motilität der oberen Harnwege kann jedoch auf einfache Weise erfaßt werden, wenn man durchleuchtet und läßt sich noch besser und gründlicher bei Magnetbandaufzeichnung des Durchleuchtungsvorganges darstellen. Bei einiger Übung ist allerdings die Aufzeichnung und Wiedergabe durch ein Magnetband, über das nur eine begrenzte Anzahl von Instituten verfügt, nicht notwendig.

Da die gestörte Motilität der oberen Harnwege eines der ersten Symptome ist, das auf die möglicherweise entstehende prästenotische einseitige oder beiderseitige Hydronephrose mit den bekannten Folgen hinweist, sind radiologische Bewegungsstudien für Frühdiagnose und eventuelle operative Frühintervention wesentlich. Ausgehend vom Urogramm werden die bislang meist unbeachteten Symptome in diesem Buche herausgestellt und abschließend eine kurze Übersicht über die Indikationen zur Durchleuchtung aufgestellt. Die bei einer solchen Untersuchungsweise festzustellenden pathologischen Bewegungsabläufe werden im Detail beschrieben, soweit bisher ein Verständnis für diese komplexe Materie gewonnen werden konnte. Schon an dieser Stelle muß erwähnt werden, daß auch nach mehr als 15jähriger Beschäftigung mit dem Thema erst der Anfang zum Verständnis dieser Vorgänge gefunden worden ist. Diesen Eindruck wird auch derjenige erhalten, der das radiologische Studium der Motilität der oberen Harnwege aufgreift. Dem kritischen Beobachter wird bald klar, daß die Symptomatik der Funktionsstörungen reichhaltig ist und daß viele Fragen bislang ungeklärt sind.

Über die ersten Ergebnisse radiologischer Bewegungsstudien an den oberen Harnwegen haben der Autor und Mitarbeiter 1969 berichtet (SCHMIDT et al., 1969a, b). Aus äußeren Gründen trat eine Pause von zwei Jahren ein, bevor das Thema erneut aufgegriffen werden konnte. Zunächst wurden die eigenen Untersuchungen qualitativ, nicht quantitativ erfaßt. Das Ausmaß der eigenen kontinuierlichen Erfahrungen kann daran ermessen werden, daß seit 1971 bei jährlich rund 2000 Urogrammen in 10–15% die Indikation zum Durchleuchten gestellt worden ist. Seit einem Jahr erst wird eine Statistik über sämtliche Durchleuchtungen und die Ergebnisse solcher Untersuchungen geführt, die es gestatten, zur Häufigkeit der einzelnen Störungen – allerdings, statistisch gesehen, natürlich nur an einer Auswahl von *Kranken* – Stellung zu nehmen.

Über die Bewegungsabläufe der oberen Harnwege gibt es eine Vielzahl von Einzelbeiträgen, die in der medizinischen Literatur meist weit verstreut, jedoch auch in wenigen Werken gesammelt sind

(LUTZEYER und MELCHIOR, 1971 und 1973; BOYARSKY et al., 1971). Eine zusammenfassende Behandlung dieses Themas stammt auch von KIIL in einem Kapitel über die normale Physiologie (*Urology* von CAMPBELL und HARRISON, 3. Aufl., 1970). Der Autor hat sich seit 1953 bis heute unter Verwendung radiologischer Untersuchungsergebnisse (bei retrograder Kontrastmittelinjektion) gründlich befaßt. Hierauf bezieht sich auch SCHREYER im Lehrbuch *Radiologische Diagnostik der Harnwege* von VOGLER (1974). Die neueste Zusammenfassung aus der Sicht des Physiologen stammt von VERREECKEN (1975).

Erstmalig wird nun in dem vorliegenden Buch die gesamte spezielle Literatur zusammengefaßt und versucht, auf dem Boden der eigenen umfangreichen Erfahrungen aus den vielen Einzelfakten ein möglichst geschlossenes Bild von physiologischer und pathologischer Motilität der oberen Harnwege zu entwerfen. Bei der Problematik des Themas kann es nicht ausbleiben, daß die Schrifttumsübersicht einen relativ großen Raum einnimmt.

Dem radiologisch Interessierten, der sich mit den anatomischen, physiologischen und speziell urologischen Einzelheiten nicht befassen will, wird geraten, zunächst einmal außer dem Kap. 3 besonders das Kap. 8 über die Symptomatik der Motilitätsstörungen und das kurze Kap. 9 über die Indikation zur radiologischen Funktionsuntersuchung zu lesen.

Der bildlichen Darstellung der eigenen Untersuchungsergebnisse stehen unüberwindbare Schwierigkeiten entgegen, da es nicht möglich ist, die auf Film oder Magnetband aufgenommenen Bewegunsszenen im Druck wiederzugeben. Der erforderlichen Anschaulichkeit wegen muß auf die Wiedergabe typischer Standbilder bzw. Skizzen nach Standbildern zurückgegriffen werden. Wer sich aber mittels Durchleuchtung an nur wenigen Beispielen der überall häufig vorkommenden Motilitätsstörungen der oberen Harnwege selbst einen Eindruck verschafft, wird sich des Informationsgehaltes der wiedergegebenen Abbildungen schnell bewußt werden.

2.1 Problematik der Vergleichbarkeit zwischen Tierversuchen und Verhältnissen am Menschen

2.1.1 Körperlage

Beim Vierfüßer befindet sich der Ureter im Gegensatz zum Menschen immer in horizontaler Lage. Im Kapitel dieses Buches über Röntgenuntersuchungen der normalen Uretermotilität wird noch darauf hinzuweisen sein, daß schon beim Menschen erhebliche Unterschiede in der Motilität bestehen, die allein von der Körperlage abhängig sind. Beim Tier fehlt mit dem Einfluß der Gravitation der Druck auf die Harnblasenostien. Eine durchgehende Füllung des Ureters, wie sie seit SATANI (1919 b) als *Diureseureter* bekannt ist, ist beim Vierfüßer viel eher zu erwarten als beim Menschen. Ein solcher Zustand bedeutet zumeist, wenn keine Lähmung der Muskulatur durch gestörte Innervation oder aber auch durch bakterielle Toxine vorliegt, daß der diuretische Druck den Kontraktionsdruck der Wand eingestellt hat.

Weiterhin ist infolge der Horizontallage des Ureters beim Tier oft eine Erscheinung zu beobachten, die beim Menschen als große Seltenheit auftritt: die Retroperistaltik. Schon der erste Autor, der über die Ureterfunktion berichtet hat (ENGELMANN, 1869), sah beim Tier auch retroperistaltische Bewegungen. Spätere Physiologen bezogen sich vor allem auf grundlegende Untersuchungen von LEWIN und GOLDSCHMIDT (1893). Auf die häufigen, weiteren, einschlägigen Beobachtungen am Tier ist im Kapitel über die Retroperistaltik einzugehen. Dagegen gibt es, außer wenigen Einzelmitteilungen, nur einen einzigen zusammenhän-genden Bericht aus dem Jahre 1974 über ein solches Phänomen beim Menschen von einer Autorengruppe, an der auch der Autor beteiligt war.

2.1.2 Operationsfolgen

Während auf die unphysiologische Maßnahme der retrograden Kontrastmittelinjektion bei eingeführtem Ureterkatheter weiter unten noch einzugehen ist, da diese Verhältnisse auch die Untersuchungen am Menschen betreffen, wird von vielen Autoren der transperitoneale Zugang zum Ureter nach Eröffnung der Bauchhöhle vorgezogen, um mehr *physiologische* Voraussetzungen zu erhalten und unphysiologische Reaktionen auf eingeführte Ureterkatheter zu vermeiden.

Zwar ist bekannt, daß die Motilität des Ureters pharmakologisch nur schwer zu beeinflussen ist, doch ist die Möglichkeit einer Änderung der normalen Motilität allein schon unter den Gegebenheiten der Narkose möglich (ZINNER, zitiert nach THELEN, 1949). Die Eröffnung der Bauchhöhle bedeutet sicherlich einen erheblichen Reiz durch vegetative Reflexbögen, die über das Ganglion coeliacum gehen. Vom Menschen ist uns dies jedenfalls als Begleitsymptom schwerer Baucherkrankungen, z.B. bei Appendizitis und peritonealer Karzinose, um nur einige wenige aufzuführen, bekannt (SCHMIDT et al., 1973).

In aller Kürze und zusammenfassend bestehen jedenfalls allein aus den vorgenannten Gründen sehr erhebliche Zweifel an der Vergleichbarkeit der am Tier beobachteten Motilität des Ureters mit den Harnleiterbewegungen des Menschen, ganz abgesehen von den Bedenken, die prinzipiell immer den Schlußfolgerungen entgegenzubringen sind, die nach Ergebnissen von Tieruntersuchungen auf menschliche Verhältnisse gezogen werden.

3 Möglichkeiten, Grenzen und Technik der radiologischen Funktionsdiagnostik

3.1 Historie

Die radiologische Beobachtung der Uretermotilität ist nur bei Durchleuchtung möglich. Als erste Autoren, die über radioskopische Untersuchungsergebnisse berichteten, sind wohl MANGES (1918) (zitiert nach KIIL, 1957), BLUM (1925), HRYNTSCHAK (1930) und EISLER (1934) zu nennen. Diese Autoren beschäftigten sich aber mit morphologischen, nicht mit funktionellen Fragen. Auch bedienten sie sich lediglich der instrumentellen, retrograden Kontrastmittelinjektion. LEGUEU et al., (1927) widmeten erstmals funktionellen Fragestellungen ihr Augenmerk und beobachteten nach Herausnahme des Ureterkatheters auch die Art des Abflusses des retrograd eingebrachten Kontrastmittels. Die Autoren faßten ihre Untersuchungsergebnisse in einer Monographie zusammen. LEB berichtete 1930 über 487 derart untersuchte Patienten, die auch im Stehen durchleuchtet wurden. Trotz eindrucksvoller Befunde wurde diese Untersuchungsmethode nicht allgemein eingeführt. Bei der schon seit Beginn der 20er Jahre bekannten Ausscheidungsurographie werden die unphysiologischen Reizungen vermieden, die die Einführung des Katheters mit sich bringen, doch reichten zunächst Leistungsfähigkeit der Apparaturen und die Kontrastdichte nicht aus, um genügend sichere Beobachtungsergebnisse zu erhalten. Die ersten pyeloskopischen und auch sehr informativen Berichte über Funktionsstörungen, die während der Ausscheidungsurographie gewonnen wurden, stammen von JUNKER (1936/1938) und PREVÔT (1939). Im Jahre 1949 wurde von PFEIFFER und von THELEN, 1952 von GÜNTHER jeweils eine Monographie der radiologischen Untersuchungsergebnisse über die Funktion des Harnleiters publiziert. Auch dieses Verfahren setzte sich nicht allgemein durch, sicherlich nicht zuletzt wegen der fehlenden Objektivierung der radioskopisch erhobenen Befunde, wie sie heute wenigstens in der kinematographischen Wiedergabe, allerdings nicht im Druck, möglich ist.

Die erste Objektivierung von normalen und gestörten Harnleiterbewegungen erfolgte kymographisch durch MAINTZ et al. (1936), WÜLLENWEBER (1937) sowie durch MAINTZ und MEESE (1938).

Dem Verfahren der Kymographie wurde nur bei der Untersuchung des Herzens eine größere Bedeutung zugemessen, die es auch heute nach Einführung der Kinematographie weitgehend verloren hat. Die Untersuchung der Bewegungen anderer Organe, also nicht nur des Herzens, durch die Kymographie gehörte nicht zu den Routineuntersuchungen und wird heute wohl kaum noch durchgeführt.

Erst mit der Einführung trijodierter Kontrastmittel, der Infusionsurographie und der Bildverstärker-Fernsehdurchleuchtung samt der möglichen Objektivierung durch Kinematographie und Magnetbandspeicherung ist eine generelle Funktionsuntersuchung der Harnleiter nicht nur möglich, sondern sehr häufig auch erforderlich. BENJAMIN (1959) hat erstmals über radiokinematographische Untersuchungen am Ureter berichtet. Derselbe Autor gab 1971 eine historische Übersicht über diese Art radiologischen Vorgehens, deren Anwendung auch von SCHREYER im Lehrbuch von VOGLER (1974) erwähnt wird.

3.2 Problematik der instrumentellen Röntgenuntersuchung mit retrograder Kontrastmittelinjektion

Im vorigen Abschnitt wurde erwähnt, daß einige Untersucher selbst bei Tierversuchen empfehlen, lieber die Bauchhöhle zu öffnen, als den unphysiologischen Reiz durch den eingeführten Harnleiterkatheter in Kauf zu nehmen.

Eine solche Alternative besteht beim Menschen natürlich nicht. Infolgedessen ist von physiologischer und klinischer Seite unter den nicht radiologischen Methoden am Menschen bei Untersuchungen der Uretermotilität lediglich die Aufzeichnung des Drucks bei liegenden Harnleiterkathetern vorgenommen, wie z. B. von KIIL (1957). SHALIT und MORALES (1966) haben den Strömungsdruck im Ureter verzeichnet, TSUCHIDA, et al. (1968) registrierten elektromanometrisch Motilitätsstörungen des Harnleiters bei Paraplegikern mit Blasenlähmungen.

Der Kliniker gebraucht im allgemeinen die eingeführten Ureterkatheter nicht zur Registrierung des Druckes, sondern als Hilfsmittel für die Möglichkeit der retrograden Kontrastmittelinjektion. KIIL (1957) hat in einer grundlegenden Monographie die Ergebnisse mitgeteilt, die durch die Kombination beider Untersuchungsweisen aufgezeichnet bzw. abgebildet wurden.

Während DURAND und DESCOTES (1952) die Ansicht vertreten, die radiologische Darstellung führe intensiver an das Leben und an dessen Störung heran, liest man andererseits bei GRASSET (1967), daß die pyeloureterale Manometrie die Mängel der intravenösen Urographie nicht verdecken könne. LUTZEYER (1973) meint, die Druckmessung sage über die Dynamik der Ureteren mehr aus als radiologische Untersuchungen. Die scheinbare Widersprüchlichkeit in der Wertung der verschiedenen Untersuchungsverfahren löst sich auf, wenn man bedenkt, daß es sich nicht um konkurrierende, sondern um einander ergänzende Methoden verschiedener Aussagefähigkeit handelt. Im Gegensatz zu den wenigen Kliniken, in denen Druckmessungen überhaupt betrieben werden, gibt es wohl keinen Untersucher, der auf das radiologische Verfahren verzichtet.

Den Druckmessungen beim Menschen steht immer die mögliche Verfälschung des Ergebnisses durch den Fremdkörperreiz des Katheters entgegen, so wertvoll die bislang vorliegenden Messungen dieser Art für die heute möglichen radiologischen Erkenntnisse auch sein mögen. Es ist anzunehmen, daß der absolute Wert dieser Messungen noch stark zu korrigieren ist.

Zu einer erheblichen Störung der normalen Verhältnisse führt der Katheter insofern, als er die Schließung des Ostium verhindert. Hierdurch wird aus den normalerweise gegeneinander abgeschlossenen zwei Drucksystemen, der Harnblase und des Ureters, in unphysiologischer Weise ein einziges offenes Drucksystem. In wieweit diese Störung der Physiologie die erhaltenen Meßwerte beeinflußt, ist nicht bekannt; so wenig einerseits diese Veränderung der Physiologie überbewertet werden soll, so wenig ist man andererseits berechtigt, diese Tatsache unerwähnt zu lassen.

Hinzu kommt der Nachteil der unphysiologischen Kontrastmittelapplikation: meistens einmalig wird eine gewisse Menge des Kontrastmittels retrograd injiziert. Man muß dabei bedenken, daß das Nierenhohlraumsystem noch kontrastlosen Urin enthalten kann, evtl. sogar bei pathologischen Zuständen, wie z. B. Hydronephrosen, überfüllt sein kann. Die häufig selbst bei Injektionen relativ kleiner Mengen (2 ml und auch weniger) zu verzeichnenden starken Schmerzen, die der Untersuchte äußert, dürften das Unphysiologische dieser Methode deutlicher machen als jede theoretische Überlegung.

Sicherlich ist GÜNTHER (1952) recht zu geben, wenn die Äußerung ungewöhnlich starker Schmerzen bei

Injektion geringer Kontrastmittelmengen darauf deutet, daß ein schwerer pathologischer Zustand vorliegt. Diese Wertung des Symptoms kann nicht darüber hinwegsehen lassen, daß die retrograde Kontrastmittelinjektion, die heute ja auch kaum mehr durchgeführt wird, eine grob unphysiologische Methode ist.

Weiterhin lassen sich nach retrograder Kontrastmittelinjektion *funktionelle* Studien nur in äußerst begrenztem Umfang durchführen, da die injizierte Menge des Kontrastmittels unter normalen Umständen mit einigen wenigen Kontraktionsabläufen entfernt ist, und dies ganz besonders, wenn man unter möglichst physiologischen Umständen untersuchen möchte, den Patienten im Untersuchungsgerät aufrichtet, stehen läßt und den Katheter zieht, so daß keine erneute Kontrastmittelinjektion möglich ist.

3.3 Ausscheidungsurographie

3.3.1 Kontrastmittelwirkung

3.3.1.1 Vorteile

Bis in die 50er Jahre hinein hat die im Gegensatz zur retrograden Pyelographie wesentlich mehr physiologische Methode der Ausscheidungspyelographie deshalb für die Funktionsdiagnostik keine Rolle gespielt, da der Kontrast für die Beurteilung unter der Durchleuchtung zu gering war. Eine Anreicherung war nur in den obersten Abschnitten, also abdominellem Ureter und Nierenhohlraumsystem, nach Anlegen einer Kompression möglich. Dieser Kunstgriff ist jedoch für unsere Zwecke als unphysiologisch abzulehnen.

Mit der Einführung der elektronischen Bildverstärkung wurden die Kontraste während der Ausscheidungspyelographie auch bei der Durchleuchtung sichtbar. Das Bewegungsbild konnte kinematographisch vom Ausgangsleuchtschirm der Bildverstärkerröhre abgefilmt werden (s. nächstes Kap.).

Eine grundsätzliche Änderung in der radiologischen Untersuchung der ableitenden Harnwege brachte jedoch die Einführung der Infusionsurographie. Die besonders hohe Konzentration des Kontrastmittels im Harn führte dazu, daß man auf das retrograde Pyelogramm im allgemeinen verzichten konnte. Die Indikation zu dieser instrumentellen Untersuchungsmethode besteht heute eigentlich nur noch bei weitgehend oder völlig funktionsloser Niere. Das Infusionsurogramm erwies sich als ideale Methode, um über normale Bewegungserscheinungen an den oberen Harnwegen radiologisch Auskunft zu bekommen.

3.3.1.2 Nachteile

Die intravenöse Infusion relativ großer Mengen von Kontrastmittel führt zu einem diuretischen Druck, der besonders bei leichtgewichtigen Menschen nicht mehr als physiologisch bezeichnet werden kann. Dies wird eindrucksvoll sichtbar, wenn unter normalen Verhältnissen schon tubuläre Stasen zu beobachten sind (Abb. 39). Die Annahme, daß normalerweise unter der unphysiologischen Diurese Rupturen im Nierenbecken vorkommen können, ist geäußert, der Gegenbeweis steht aus und wird wohl auch schwer zu führen sein.

Bei Injektion geringerer Kontrastmittelmengen (bis 1 ml pro kg Körpergewicht) steht man öfter vor der Schwierigkeit, daß man bei der Anfertigung der für ein normales Urogramm benötigten Zeit (am liegenden Patienten) 15 Minuten braucht, und bei der daran anschließenden Durchleuchtung schon in ein Stadium aufhörender Kontrastmittelausscheidung gerät. Dann wird spätestens bei der Untersuchung des stehenden Kranken nach Ablauf des im Nierenbecken angesammelten Kontrastharns die Kontrastdichte zu schwach, um Nierenbecken und Ureter zu sehen.

BALTZER et al. stellten 1971 fest, daß bei der *Infusions*urographie eine verstärkte osmotische Diurese durch das über einen längeren Zeitraum erhöhte Kontrastmittelangebot hervorgerufen wird. Dagegen fällt nach einmaliger *Injektion* durch den raschen Abfluß von Kontrastmittel in den extravasalen Extrazellulärraum die Plasmakonzentration (und damit die osmotische Diurese) nach der ersten Nierenpassage schnell ab. Nach CONSTANTINOU et al. (1974 b) erreicht bei Injektion von Kontrastmittel der Urinfluß nach ca. 4 Minuten sein Maximum und fällt nach 30–35 Minuten bis zum Ausgangswert ab.

Hinzu kommen die möglichen Nebenwirkungen bei Applikationen von Kontrastmittel, teilweise allergischer, teilweise toxischer Natur. Die Diskussion hierüber ist im Schrifttum breit niedergelegt und hält noch an. Es ist nicht notwendig, in unserem Rahmen darauf einzugehen.

3.3.2 Apparative Möglichkeiten und Grenzen

3.3.2.1 Allgemeine Betrachtung

Wie zuvor erwähnt, haben die Einführung trijodierter Kontrastmittel, zumal mit größeren Mengen im Rahmen der Infusionsurographie, und die apparative Erweiterung der Untersuchungsmöglichkeit durch die Bildverstärker-Fernsehdurchleuchtung Voraussetzungen geboten, die erstmals den Einsatz radiographischer Untersuchungsmethoden auch zur Erfassung von Bewegungsvorgängen ohne starke Veränderungen der physiologischen Verhältnisse erlaubten. Kleinbildformate im Blattfilmwechsler (100 × 100 mm groß) mit einer möglichen Frequenz von 6 Aufnahmen pro Sekunde, Kinematographie mit Direktaufzeichnungen abgenommen vom Bildverstärkerausgangsleuchtschirm, und schließlich Magnetbandaufnahmen des Monitorbildes der Bildverstärkerfernsehkette ließen erstmals auch eine Objektivierung und Repetition bzw. Demonstration der gesehenen Bewegungsvorgänge zu.

Die genannten Verfahren zur Feststellung und Objektivierung von Bewegungsvorgängen haben ihre verschiedenen Möglichkeiten und Grenzen. Es wäre sehr schwierig, in eigenen Kapiteln die Möglichkeiten und die Grenzen jeweils zu besprechen, da sie sich zum Teil gegenseitig bedingen und Wiederholungen deshalb kaum zu umgehen wären. Es wird deshalb versucht, Vorteile und Nachteile der jeweiligen Methoden in gemeinsamer Besprechung darzustellen. Sämtlichen Methoden ist ihre Anwendung während der Durchleuchtung gemeinsam. Dabei ist darauf hinzuweisen, daß während der Anfertigung von Kleinbildaufnahmen im Format 100 × 100 mm die kontrollierende Durchleuchtungsmöglichkeit fehlt, daß bei der Kinematographie das Durchleuchtungsbild wesentlich weniger intensiv wird, während bei der Bandspeicheraufzeichnung das Durchleuchtungsbild unverändert bleibt.

Die Möglichkeit der direkten Beobachtung mittels Durchleuchtung eröffnet der Beurteilung funktioneller Vorgänge und Störungen neue Möglichkeiten. Hier wird nicht mit Druckkurven oder elektromanometrischen Impulsaufzeichnungen die Kontraktion der Harnleiterwand z. B. graphisch wiedergegeben, sondern direkt sichtbar gemacht. Aus den Kurven, die z. B. SHALIT und MORALES (1966) durch Messung des Strömungs-

druckes bzw. TSUCHIDA et al. (1968) elektromanometrisch über Motilitätsstörungen des Harnleiters bei Paraplegikern mit Blasenlähmungen gewonnen haben, kann man sehr wesentliche Schlüsse ziehen, die auch weit über die Aussagefähigkeit der radiologischen Untersuchungen hinausgehen – den bildhaften Eindruck, das Erlebnis der *gequält* anmutenden Motilität, wie er einleitend zum Kapitel über die gestörte Innervation auch beschrieben wird, vermitteln die Druckkurven nicht.

Hinzu kommt eine nur durch das radiographische Verfahren mögliche Erweiterung wissenschaftlicher Erkenntnisse, z. B. über die Art und Weise, wie es nach Bildung eines Konus (den Ausdruck *ureteral-cone* bzw. *Anfangskonus* gibt es erst seit radiologischen Beobachtungen) zum Abschnüren einer Kontrastharnsäule durch Kontraktion der Ureterwand kommt, wo genau die Initialkontraktion beginnt und welche weiteren, z. T. rückläufigen Bewegungen in diesem Augenblick und direkt danach erfolgen.

Diese Art der radiologischen Untersuchung erschließt neue Kriterien für die Beurteilung der Ureterfunktion. Sie wird kaum systematisch betrieben, obwohl grundlegend neue Erkenntnisse, z. B. über die Entstehung der Retroperistaltik, nur radiologisch in dieser direkten Form möglich waren.

Einschränkend ist zu betonen, daß im Radiogramm lediglich makroskopisch sichtbare Absorptionsdifferenzen im schwarzweißen, zweidimensionalen Summationsbild zu erkennen sind. Auf dem Durchleuchtungsschirm wie auf den Monitoren der Bildverstärker-Fernsehkette und des Magnetbandspeichers gilt im Prinzip das gleiche. Auf den Harnleiter bezogen, bedeutet dies, daß man den kontrastmittelangereicherten Harn sieht, aus dieser Darstellung den Hohlraum der ableitenden Harnwege ermessen und in gewissem Maße Änderungen der Kontrastmitteldarstellung dieses Lumens auf Zustandsänderung der Harnleiterwand beziehen kann.

Eine sehr wesentliche Einschränkung der funktionellen Diagnostik muß weiterhin angeführt werden: die mangelnde Erfahrung in der Deutung funktioneller Befunde. Im Gegensatz zum Momentbild (das Wort *Standbild* wird absichtlich wegen seiner Doppeldeutigkeit als Alternative zu Aufnahmen, die beim liegenden Patienten angefertigt werden, von jetzt an vermieden) erkennt man Abweichungen vom Normalen aus dem Vergleich mit einer imaginären Norm. Die Norm der Funktion ist weithin unbekannt. Anläßlich der Demonstration von Filmen wurde dem Autor in Diskussionen öfter bestätigt, daß bei Kontrastmitteluntersuchungen der ableitenden Harnwege auch durchleuchtet wird, doch gehört eine solche Ausweitung der Untersuchung so wenig zum normalen Vorgehen, daß Publikationen hierüber kaum vorliegen. In Lehrbüchern werden die hier zu besprechenden Symptome kaum aufgeführt (Ausnahme: SCHREYER im Lehrbuch von VOGLER, 1974). Die im Weltschrifttum vorliegende minimale Zahl der Veröffentlichungen wird im anschließenden Textbeitrag diskutiert.

3.3.2.2 Radiokinematographie

Bei der kinematographischen Aufzeichnung von Bewegungsvorgängen wird das Bild, wie es sich auf dem Ausgangsleuchtschirm der Bildverstärkerröhre bietet, abgefilmt. Diese von BENJAMIN 1959 als neben der Kymographie einzig mögliche Art der Objektivierung funktioneller Vorgänge der oberen Harnwege genannte Verfahren, ist heute durch die Möglichkeit der Magnetbandaufzeichnung weitgehend überholt.

Gegenüber dieser Bildbandspeicherung ist allerdings die wesentlich bessere Detailerkennbarkeit des radiokinematographischen Verfahrens hervorzuheben. Nach unserer Erfahrung mit beiden Methoden ist jedoch der im Lehrbuch von POLLACK (1972) ausgesprochenen Ansicht, die Magnetbandspeicherung habe die Kinematographie weitgehend verdrängt, zuzustimmen. Der Verlust an Detailerkennbarkeit hindert die diagnostische Möglichkeiten kaum, doch stehen

dem Einsatz der Radiokinematographie heute wesentliche Bedenken entgegen: Zunächst wird die Methode *apparativ* begrenzt. Die Kinematographie ist nichts anderes als eine *Folge* von Momentbildern. Etwa bei 6, meist bei 24 Aufnahmen in der Sekunde ist die Vortäuschung der Bewegung durch frequente Standbilder perfekt.

Unter den Voraussetzungen konventioneller Durchleuchtung ohne elektronische Bildverstärkung war das sehr lichtschwache Bild des Leuchtschirms nur nach Dunkeladaptation zu sehen. Es bedurfte einer enormen Steigerung der Röntgenstrahlung, um eine Helligkeit des Leuchtschirmes zu erzeugen, daß dieses Bild kinematographisch abphotographiert werden konnte. Ganz abgesehen von der dabei für den Patienten *in Kauf genommenen* Dosisbelastung, ist eine solche Erhitzung des Brennfleckes, der mehr als 99% Wärme und weniger als 1% Bremsstrahlung erzeugt, nur ganz kurzzeitig möglich, bevor der Brennfleck schmilzt bzw. um die Röhre zu erhalten, eine automatische Abschaltung erfolgt.

Mit der Einführung der elektronischen Bildverstärkung auf das etwa 5000fache früherer Helligkeit (allerdings unter Begrenzung der Größe des Bildfeldes) konnte die Belastung der Röhre entsprechend gemindert werden, bleibt jedoch gegenüber der normalen Durchleuchtung noch wesentlich höher (s. Kap. 3.3.3 *Strahlenbelastung*).

Hinzu kommt, daß die notwendige Belastung der Röhre auch von der Strahlendurchlässigkeit des aufzunehmenden Objektes abhängt. Für die Radiokinematographie bedeutet dies, daß bei sehr kräftigen Patienten die Röhre, die eine größere Dosis abgeben muß, in wesentlich kürzerer Zeit zur Vermeidung einer Überlastung automatisch abgeschaltet werden muß, als bei schlanken Patienten notwendig ist. So entstehen, je nach Frequenz der Aufnahmen in der Sekunde und Körperumfang des Patienten, mögliche Zeiten für die kinematographische Aufzeichnungen zwischen etwa 10–120 Sekunden. Nur im Ausnahmefall und bei sehr geringer Bildfolge kann die Zeit verlängert werden.

Diese zeitliche Begrenzung der objektivierten Beobachtung mindert bei Studien am Ureter deren Wert, wenn man bedenkt, daß auch noch eine Welle in 2 Minuten als Normalfall peristaltischer Frequenz angesehen wird. Außerdem hat die Kinematographie im Gegensatz zur unten zu besprechenden Magnetbandaufzeichnung des auf einen Fernsehmonitor aufgenommenen Durchleuchtungsvorganges den Nachteil, daß man nie vorher genau weiß, welche Bewegungsphänomene man nach Einschaltung der Kinematographie aufzeichnen wird. Hierauf wird bei der Besprechung der Magnetbandaufzeichnung noch näher eingegangen.

Das wesentliche Argument gegen die Radiokinematographie bildet jedoch die Dosisbelastung (s. Kap. 3.3.3).

3.3.2.3 Kleinbildphotographie

Mit der Kleinbildphotographie im Format 70 × 70 mm oder besser 100 × 100 mm ist es möglich, in rascher Frequenz einzelne Photographien anzufertigen, die ebenfalls vom Ausgangsleuchtschirm des Bildverstärkers angefertigt werden. Zwar sind Frequenzen bis zu 6 Aufnahmen in der Sekunde möglich, doch lassen sich diese Aufnahmen nicht wie bei der Kinematographie im Laufbild, das den Eindruck einer Bewegung vermitteln würde, wiedergeben. Diese Aufnahmen besitzen gegenüber der Kinematographie mit dem gegenüber dem 16 mm-Film wesentlich größeren Format eine derartige Steigerung der Detailerkennbarkeit, daß hier kaum noch wesentliche Differenzen zum Großformat bestehen. Die Kleinbildaufnahmen erlauben es, einen Bewegungsvorgang, der nicht allzu schnell abläuft, wie z. B. die Öffnung und Schließung der Kelchhälse, in überzeugender Form zu demonstrieren. BRAUN und SIELAFF (1976) haben noch jüngst eindrucksvolle Beweise für den Wert dieser Methode in einem Vortrag vorgeführt.

Kinematographie und Kleinbildphotographie haben unterschiedliche Indikationsgebiete. Die Kinematographie dient dazu, die Bewegung als solche erscheinen zu lassen, die Kleinbildphotographie ist geeignet, die sich in der Bewegung erfolgende Zustandsänderung durch Einzelaufnahmen ähnlich einer Zeitlupe klarzumachen. Es ist allein aus Gründen des Materialverbrauches gar nicht daran zu denken, bei der auch hierfür viel zu geringen Frequenz von maximal 6 Aufnahmen pro Sekunde, im Kleinbildformat 100 × 100 mm zu filmen. Dies wäre auch zur Zeit deswegen nicht möglich, weil die kontrollierende Durchleuchtung fehlt. Bei der Kleinbildphotographie arbeitet man im allgemeinen mit unbewegtem Bildschirm, geht also nicht, wie bei der Kinematographie, z. B. der Bewegung einer ablaufenden Welle nach.

3.3.2.4 Magnetbandspeicherung

Die Aufzeichnung eines Fernsehmonitorbildes auf Magnetband wird im kommerziellen Fernsehen als selbstverständlicher Vorgang (*Konserve*) betrachtet. Die Demonstration solcher Aufzeichnungen ist nicht minder selbstverständlich.

Während in der Medizin die Magnetbandspeicherung des Durchleuchtungsmonitorbildes, obwohl seit 15 Jahren etwa möglich, nur sehr langsam und an wenigen Stellen üblich wird, ist die kinematographische Aufzeichnung des Bewegungsbildes und Wiedergabe zu Demonstrationszwecken so gut wie unbekannt (Ausnahme: z. B. SIELAFF, 1961).

Das Abfilmen des Monitorbildes ist nicht ohne weiteres möglich, da die Fernsehkamera mit einer Frequenz von 50 Bildern, praktisch also 25 Halbbildern in der Sekunde, arbeitet, die normale Kinokamera jedoch mit 24 Bildern pro Sekunde. Wenn man einfach ohne Berücksichtigung dieser geringen Differenz das Bild des Monitors durch eine Kamera abfilmt, erscheinen störende, quer über das Bild laufende *Balken*. Dies zu vermeiden ist nur durch eine Synchronisierung der beiden Kameras möglich.

Seit etwa 10 Jahren steht mir eine solche synchronisierte Kamera, die als Laborausführung von der Firma Siemens hergestellt wurde, zur Verfügung.

Die Methode bietet den Vorteil, über längere Zeit hin unter den Dosisbedingungen normaler Durchleuchtung Bewegungsvorgänge zu beobachten und aufzuzeichnen. Wenn man eine Bewegungsstörung festgestellt hat, ist diese − im Gegensatz zum kinematographischen Verfahren (s. oben) − objektiviert. Man kann die Durchleuchtung abstellen, um sich die Störung ohne Dosisbelastung des Patienten auf dem Bandspeicherbild, evtl. mit Einschaltung der Zeitlupe, erneut und evtl. immer wieder solange ansehen, bis man sich über die Einzelheiten klar ist. Eine solche wiederholte Darstellung ist sofort während der Untersuchung des Patienten möglich, an keinen Entwicklungsvorgang und an keine weitere Projektionseinrichtung gebunden.

3.3.2.5 Nuklearmedizinische Untersuchungen

Wegen der einfachen Durchführung und gleichzeitig geringen Dosisbelastung (WOLF und SCHMIDT, 1970) bieten die schon seit längerer Zeit eingeführten nuklearmedizinischen Funktionsuntersuchungen der ableitenden Harnwege eine sehr wertvolle Ergänzung bzw. sogar die Basis für die in diesem Buch vorgelegten radiographischen Funktionsuntersuchungen des oberen Harntraktes, besonders, wenn sie im Liegen und nach Aufsitzen vorgenommen wurden.

Wenn auch hier zum Nachweis eines vesiko-ureteralen Refluxes erstmals von MANCZAK et al. (1973) mit ^{131}I-Hippuran, später von HAHN et al. (1975) die Injektion von 5 mCi^{99m}Tc-Eisenkomplex intravenös für Erwachsene empfohlen wurde (hergestellt im radiochemischen Labor der Universitätskliniken Mainz), empfiehlt sich die Methode auch für den Nachweis von Abflußstörungen im oberen Harntrakt. Gleichgültig, auf welche Weise man die Funktion des Abflusses des Harns in den oberen Harnwegen nuklear-medizinisch prüft, liegt der Wert der Methode schon heute auf der Hand:

1. als Screening-Methode zur Dosisersparnis bei Vermutung von Harnabflußstörungen. Oft wird der negative Befund der nuklearmedizinischen Untersuchung die weitere radiologische Exploration und die damit verbundene Dosisbelastung durch ein Urogramm zu vermeiden erlauben. Andererseits könnte ein unerwarteter positiver Be-

fund nuklearmedizinischer Untersuchung dazu führen, daß hier gezielt auch radiographisch untersucht wird.

2. Wenn im Ausscheidungsurogramm bei entsprechender Funktionsuntersuchung eine Störung festgestellt wurde, die entweder der operativen Korrektur noch nicht bedarf, resp. ihr (noch) nicht zugänglich ist, empfiehlt sich für eine kürzerfristige Kontrolle des Befundes, ebenfalls zur Dosisersparnis die nuklearmedizinische Untersuchung. Erst wenn dieser Befund sich deutlich ändert, wäre eine erneute radiographische Funktionsuntersuchung erforderlich, um den Zeitpunkt des notwendigen operativen Eingriffes nicht zu verpassen.

Bislang fehlen deshalb — weil zwar im großen Umfang nuklear-medizinische Untersuchungen, fast aber überhaupt keine radiographischen Funktionsstudien getrieben werden — vergleichende Untersuchungen beider Methoden. Seitdem ANGER während einer Diskussion nach Demonstration eines Films hierauf aufmerksam gemacht hat, sind wir bemüht, diese Lücke zu schließen und können nur dazu anregen, daß dies auf breiter Basis geschieht.

3.3.3 Strahlenbelastung

Aus den in den vorgenannten Kapiteln mitgeteilten Überlegungen wird deutlich, daß die höchste Strahlenbelastung bei der direkten Kinematographie liegt, eine wesentlich geringere bei Magnetbandaufzeichnung, eine noch geringere bei Verwendung des Kleinbildformates und die geringste bei nuklearmedizinischen Untersuchungen.

Die Ersparnis von Röntgenstrahlen ist nicht nur für den einzelnen, sondern auch für die Gesamtheit der Bevölkerung eine nicht nur aus genetischen, sondern auch somatischen Gründen notwendige Erfordernis. Die wesentlichste Strahleneinsparung liegt in der gezielten Indikation.

Aus Gründen der genetischen Strahlenbelastung bedarf die Untersuchung von Männern und Frauen im geschlechtsfähigen Alter einer besonders scharfen Indikationsstellung. Die direkte Belastung der Gonaden durch Strahlendosis ist bei der Frau nicht zu umgehen, sollte jedoch beim Mann bei Einhaltung entsprechender Vorschriftsmaßregeln (Hodenschutz, exakte Einblendung des Strahlenbündels) möglich sein.

Die frühesten Angaben im Schrifttum über die Dosisbelastungen bei radiologischen Untersuchungen der Unterbauchorgane stammen wohl von Pick et al. (1960). Die Autoren haben die Hautdosis gemessen und die Gonadendosis geschätzt. Weitere Angaben im älteren Schrifttum finden sich bei Lorenz (1961).

Neuere Tabellen über Körper- und Gonadendosen finden sich im Atlas von Löhr et al. (1976), wie auch im Lehrbuch *Urologic Radiology* von Sussman und Newman (1970). Diese sämtlichen Dosisangaben beziehen sich aber nur entweder auf Aufnahmen der oberen Harnwege oder auf Durchleuchtungsdosen anläßlich der Miktion-Zysto-Uretrographie. Berechnungen der Gonadendosen bei Durchleuchtung der oberen Harnwege sind nicht bekannt. Hier wäre höchstens im Analogieschluß erwähnenswert, daß im Lehrbuch von Sussman und Newman nach Messungen der Atomic Bomb Casualty Commission, Department of Radiology, beim Dickdarm-Kontrasteinlauf eine Oberflächendosis von 480 mR pro Minute, eine Gonadendosis von 140 mR pro Minute bei der Frau und von 11 mR pro Minute beim Mann aufgeführt wurde.

Nach eigenen Untersuchungen am Modell (Rathje, Schmidt und Dörtelmann, bislang nicht veröffentlicht) blieb die Gonadendosis bei der Frau unter ungünstigen Verhältnissen (niedrige Spannung, hohe Stromstärke, Gonaden dauernd im direkten Strahlengang) zwischen 500 – 1.000 mR/min, und zwar bei einer Oberflächenbelastung von 130 mR/min pro cm^2. Diese Untersuchungen sind noch nicht abgeschlossen. Es ist darauf hinzuweisen, daß bei der Durchleuchtung der oberen Harnwege nur im Ausnahmefall die Gonaden vorübergehend im direkten Strahlengang liegen. Die humangen. Unters.-Stelle in Hamburg sieht bei einer erreichten Gonadendosis von 1 rem zum Zeitpunkt der Organogenese in gravitate die Indikation zur Schwangerschaftsabbrechung, falls die Unterbrechung gewünscht wird (Stoeckenius, 1978).

Wenn eine Schwangerschaft bekannt ist, bietet eigentlich nur die vitale Indikation die Berechtigung zur Durchführung einer radiographischen *Funktions*untersuchung. Eine solche vitale Indikation habe ich bislang noch nicht erlebt.

Bei gebärfähigen Frauen sollte sicherheitshalber die Untersuchung möglichst in den ersten 10 Tagen nach eingetretener Menstruation vorgenommen werden, wenn sie nicht zu umgehen ist. Andererseits ist eine zu große Zurückhaltung vor der radiographischen Funktionsdiagnostik nicht angebracht. Kein Untersucher hat Bedenken davor, bei jungen Menschen eine radiologische Untersuchung des Dickdarms durchzuführen, wenn die Indikation hierzu gegeben ist. Indikationen zur Funktionsuntersuchung der ableitenden Harnwege sind sicherlich wesentlich häufiger als die zu Dickdarmkontrastuntersuchungen. Diese Monographie ist *ein Beitrag zur frühzeitigen Erfassung von Pyelonephritiden.* Chronisch rezidivierende Pyelonephritiden wie auch ungeklärte starke bis kolikartige Flankenschmerzen sind gerade bei jungen Menschen relativ häufig und bilden eine Indikation zur radiographischen Funktionsuntersuchung, wenn mit anderen Mitteln eine Ursache nicht zu finden ist.

4 Anatomie

(mit besonderer Berücksichtigung der radiologischen Anatomie)

4.1 Entwicklungsgeschichte

Beim 5 mm-Embryo (Ende der 4. Woche) bildet sich der Ureter knospenförmig am mesonephrischen (Wolffschen) Gang. Mit dem fortschreitenden Verschwinden des mesonephrischen Ganges rückt der Ureter an die uretero-vesikale Anlage, die sich im Fortschritt aus dem Stadium der Kloake vom Enddarm trennt. Etwa beim 14 mm-Embryo hat sich die Ureterknospe in den Sinus urogenitalis eröffnet. Das akkumulierende mesonephrische Gewebe wächst, behält die Verbindung zu den Uretern und wird zum Trigonum vesicae (Abb. 1 und 2).

Am kranialen Ende (Abb. 3) stülpt sich die Ureterknospe in einen metanephrogenen Gewebsstrang ein. Dieser hat sich in den Ursegmentstielen aus den Somiten des 4. Lumbal- bis zum 3. Sakralsegments gelöst und bildet das Parenchym, in dem sich die Ureterknospe verzweigt. Die Verzweigung beginnt beim 11 mm-Stadium des Embryo. Im 5. Monat sind 10–12 sukzessive Generationen (TANAGHO, 1971) entwickelt. Der Prozess erstreckt sich bis zur Geburt auf etwa 20 Generationen mit annähernd einer Million renaler Einheiten in jeder Niere. Die ersten und zweiten Verzweigungen bilden die Calices maiores et minores. Die dritten und vierten Generationen werden in den Calices minores absorbiert. Die fünfte bis zehnte Generation formen die Pyramiden und Sammelkanäle. Weitere Verzweigungen führen zu mehr Tubuli, bis schließlich jeder Tubulus mit den differenzierten, metanephrischen Tubuli des S-förmigen Parenchymstranges, der den Sekretionspart der Niere darstellt, verbunden ist (LUDWIG, 1971; TANAGHO, 1971).

Der Niederschlag losen Mesenchyms um die mesonephrischen Tubuli kennzeichnet den Beginn einer Muscularis-Schicht etwa beim 26 mm-Embryo. Zunächst besitzen die jungen, mesenchymalen Zellen (8 Wochen Stadium) einen zirkulären, später auch einen longitudinalen Faserverlauf (MEHTA, 1967). Möglicherweise erfolgt die Streckung mit dem Längenwachstum des Ureters.

Besondere Bedeutung besitzen die Übergänge.

Der *uretero-renale* Abschnitt wurde 1942 von OESTLING nach Untersuchung von 250 Feten und 200 Neugeborenen beschrieben. Danach besteht schon beim 5 cm langen Foetus eine Verschmälerung des Ureters nahe dem Nierenbecken. Der Harnleiter ist abdominal etwas weit, oben eng. Äußerlich nicht zu sehen, be-

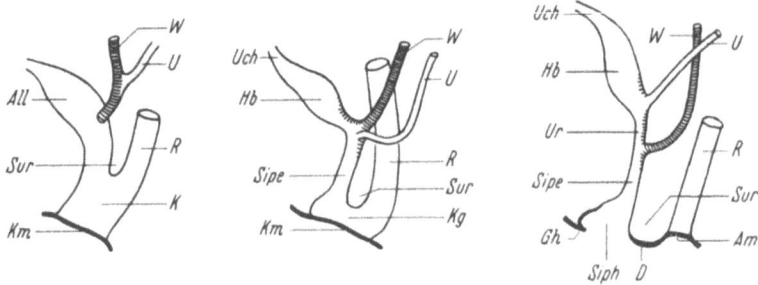

Abb. 1. Schemata zur Erläuterung der Gewebsverschiebungen im Bereich des späteren Trigonum vesicae, die zur selbständigen Einmündung der Ureteren in die Harnblasenlage sowie zur Verlagerung der Mündungen der Wolffschen Gänge in die Urethra primitiva führen. Wolffscher Gang und seine Derivate gestrichelt All Allantois, Am Analmembran, D Damm, Gh Geschlechtshöcker, HB Harnblase, K Kloake, Kg Kloakengang, Km Kloakenmembran, R Rectum, Sipe Sinus urogenitalis, Pars pelvina; Siph Sinus urogenitalis, Pars phallica; Sur Septum urorectale, U Ureter der Nachniere, Uch Urachus, Ur Urethra primitiva, W Wolffscher Gang
(aus K.S. LUDWIG: Funktionelle Anatomie und Embryologie der oberen Harnwege, speziell des Ureters. In: W. LUTZEYER und H. MELCHIOR: Ureterdynamik. Stuttgart: Georg Thieme 1971)

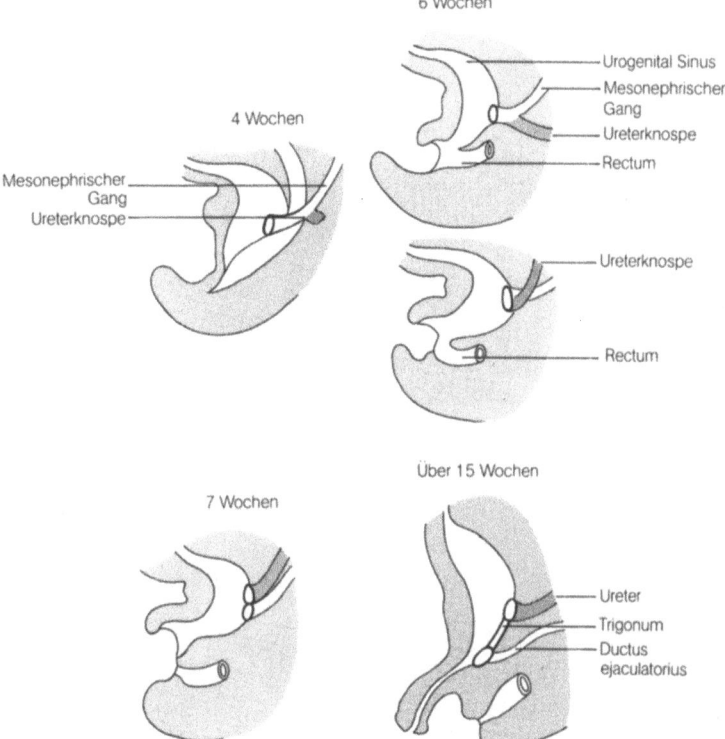

Abb. 2. Teilung der Kloake und progressive Absorption des Wolffschen Ganges (Mesonephric duct) in den Urogenitalsinus. Das absorbierte mesodermale Gewebe formt das Trigonum, während Ureterknospe und Wolffscher Gang zunehmend getrennt münden (aus E. A. TANAGHO: Ureteral embryology, developmental anatomy, and myology. In: S. BOYARSKY et al.: Urodynamics. New York – London: Academic Press 1971)

stehen in der Nähe des Nierenbeckens muskuläre Falten. Ähnliche Befunde sah FELIX schon 1912 bei 125 mm-Embryonen und PUHL 1934 nach Untersuchung von 43 Totgeborenen. Auch bei 10 Säuglingen *im ersten Lebensjahr* waren die Falten noch zu beobachten. Die oberste Falte liegt etwa im Übergang zum Nierenbecken. Die Falten springen gewöhnlich bis zur Hälfte des Lumens vor, und zwar exzentrisch, manchmal auch konzentrisch.

Am *uretero-vesikalen Übergang* beschrieben GIL et al. (1973) bei Feten zwischen 35 und 180 mm Scheitel-Steißlänge, Neugeborenen und Kindern bis zu 2 Jahren zwei Typen der Muskulatur:

1. *Periphere Schicht.* Detrusorähnliche Merkmale einer Muskulatur, die in enger Verbindung zur Blasenmuskulatur steht und die periureterale

Scheide formt. Diese besteht aus zwei getrennten Schichten, einer extravesikalen, die die proximale Ureterregion umgibt und an der Adventitia inseriert, sowie einer intravesikalen mit Fasern entlang dem distalen Ureterende.

2. *Innere Schicht.* Bei ontogenetisch späterem Auftreten ist das innere System mit einer verminderten Zahl stark inklinierter Spiralfasern gekennzeichnet, die zunehmend longitudinal werden, dem distalen Ureter folgen und im Chorion des Meatusrandes und der iuxtameatischen Region enden. Sie sind verantwortlich für den Ostiumschluß.

4.2 Makroskopische Anatomie

Es mag zunächst verwundern, wenn radiologische Befunde bei der Beschreibung der Anatomie erwähnt werden bzw. zu Hilfe genommen werden müssen. Es gibt eine *radiologische Anatomie*. Sie

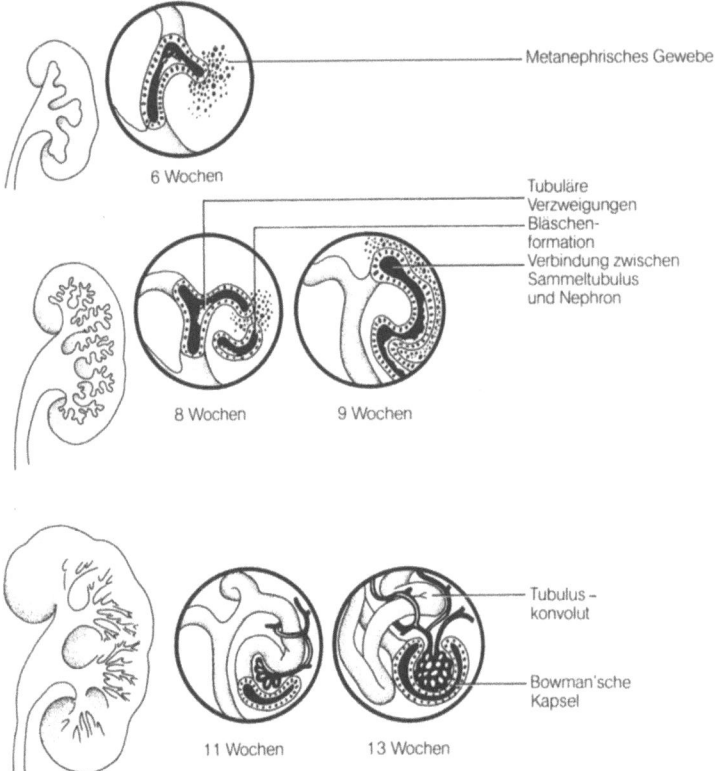

Abb. 3. Kraniale Ausdehnung der Ureterknospe mit Bildung eines Nierenbeckens; die folgende Teilung und Unterteilung formen die zahlreichen Tubuli der Niere, die Anschluß an die Glomeruli finden. Die Kontinuität zwischen metanephrischem und mesonephrischem Gewebe wird hergestellt (aus E. A. TA-NAGHO: Ureteral embryology, developmental anatomy, and myology. In: S. BOYARSKY et al.: Urodynamics. New York – London: Academic Press 1971)

orientiert sich unter den Besonderheiten der radiologischen Darstellung schon allein topographisch nach anderen Gesichtspunkten als die nicht-radiologische Anatomie. In gewissem Grade bedeutet der Aspekt der Radiologie in der anatomischen Darstellung eine erhebliche Beschränkung der nicht-radiologischen Anatomie, führt jedoch andererseits wegen der Transparenz der durchstrahlten Region zu besonderen, insbesondere topographischen Erkenntnissen, die dem Anatomen sonst nicht möglich wären. Außerdem beobachtet der Radiologe die Verhältnisse am lebenden Menschen, die viel mehr auch von funktionellen Vorgängen bestimmt werden, die dem Anatomen gar nicht bekannt sein können. Dies gibt eine ganz besondere Betrachtungsweise radiologischer Anatomie, die

deshalb natürlich nicht auf die bisherigen Beschreibungen der nicht-radiologischen Anatomie verzichten kann. Sehr deutlich wird die Besonderheit der radiologischen Anatomie schon bei der Beschreibung des uretero-renalen Übergangs im folgenden ersten Absatz dieses Kapitels.

4.2.1 Uretero-renaler Übergang

Das Wort *pelvis* kann zu Irrtümern führen, da es sich sowohl auf das knöcherne wie auf das Nierenbecken beziehen kann. Wenn trotzdem öfter vom uretero-pelvinen Übergang gesprochen wird, dann deshalb, weil sich der Begriff der *uretero-pelvic-junction* (UPJ) im angelsächsischen Schrifttum in einer Weise eingeführt hat, daß es unsinnig erscheint, hiergegen nomenklatorisch anzugehen.

Die Beschreibung des Überganges vom Nierenbecken zum Ureter nimmt einen

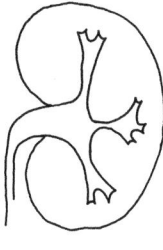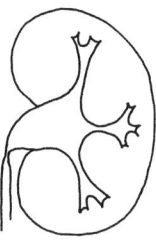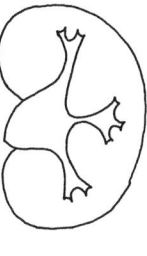

Abb. 4. Skizzen von verschiedenen Formen des uretero-renalen Übergangs
A lineares Nierenhohlraumsystem (open oder funnel type),   B Übergangstyp mit Anfangskonus im oberen Ureter,   C ampulläres Nierenhohlraumsystem (closed type)

A   B   C

breiten Raum im Schrifttum über die Urodynamik ein. Nierenbecken und Ureter werden in der Anatomie als zu unterscheidende, also getrennte, anatomische Abschnitte betrachtet, obwohl sich der gemeinsame Hohlraum aus der Ureterknospe gebildet hat. Meistens geht das Nierenbecken übergangslos trichterförmig in den Ureter über.

Wenn man gewohnt ist, zwischen zwei verschiedenen Formen des Nierenbeckens zu unterscheiden, einem linearen Typ resp. open oder funnel-type und einem ampullären Typ bzw. closed-type, und bedenkt, daß der erstgenannte Typ mit durchschnittlich 80%iger Häufigkeit (s. unten) die Regel bildet, dann erscheint das Wort Nieren*becken*, wie die Bezeichnung es aussagt, lediglich bei der Ausnahme berechtigt, in der Norm aber nicht (Abb. 4).

Mit der Einführung der radiologischen Diagnostik in die Urologie etwa beginnt die Suche nach der Abgrenzung eines Musculus sphincter, wie er im Übergang vom Magen zum Duodenum besteht.
Bei exstirpierten Nieren, mit Kontrastmittel gefüllt und radiologisch durchleuchtet („studies, which seem crude by present-day standards" sagte BOYARSKY 1964), sah PASCUAL (zitiert nach BOYARSKY, 1964) wohl erstmals eine Sphinkterreaktion. Danach wurde ein *sphincter sous-pyélique* (LEGUEU et al., 1927) und ein *Schließmuskel* (OECONOMOS, 1937; BORGARD, 1946) radiologisch aus Pyelogrammen entnommen, die beim liegenden Patienten und ohne Beobachtung der Bewegung angefertigt wurden (Momentbilder).

Einen Schließmuskel anzunehmen, ohne die Bewegung, also den Schluß, auch zu sehen, mindert die wahrscheinliche Richtigkeit einer solchen Annahme. Anato-

misch ist auch ein Ringmuskel nie gefunden worden (s. unter vielen anderen Autoren: JEWETT, 1940 und MURNAGHAN, 1958), auch wenn STEIGLEDER (1949) nach der Anordnung der Muskelfasern

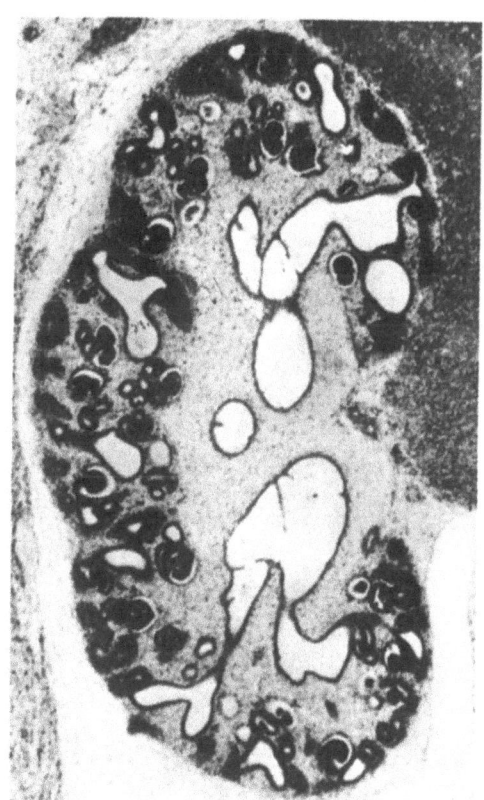

Abb. 5. Embryo Mensch, 30 mm SSL, sagittal 10. Vergrößerung 50mal. Im zum Pelvis renalis ausgeweiteten Ureterbäumchen sind die Überreste der durchgerissenen Septen zu erkennen (aus K. S. LUDWIG: Funktionelle Anatomie und Embryologie der oberen Harnwege, speziell des Ureters. In: W. LUTZEYER und H. MELCHIOR: Ureterdynamik. Stuttgart: Georg Thieme 1971)

eine Sphinkterwirkung noch für *denkbar* hielt.

Funktionell ist ein Anteil des Nierenhohlraumsystems, das den Harn sammelt, zu unterscheiden von einem Anteil, das den gesammelten Urin befördert. Hierzu ist im Abschnitt über die normale Physiologie Stellung zu nehmen.

Lediglich beim ampullären Nierenbekken, das in etwa 15–20% Häufigkeit vorkommt und das von einigen Autoren schon als praedisponierendes Moment einer Hydronephrose angesehen wird (s. unten), kann man von einem oberen *Ende* des Ureters sprechen.

Wenn vorher entwicklungsgeschichtlich die Einheit des Nierenhohlraumsystems und des Ureters, aus einer einzigen Ureterknospe entsprungen, betont wurde, so ist andererseits ebenfalls aus der Entwicklungsgeschichte heraus die Abgrenzung des ampullären Typs gegen den Ureter verständlich.

Im Hohlraumsystem finden sich nämlich im Embryonalzustand epitheliale (nicht bindegewebige) Leisten. Unter dem Druck der Harnbildung aus den ersten Nephronen beginnt der Ureterbaum sich zum Nierenbecken auszuweiten. Dabei reißen die Leisten. Erfolgt dies schnell, entsteht ein lineares oder dendritisches Nierenbecken, widerstehen die Leisten jedoch längere Zeit, so wird das Gebiet, welches sich zwischen zwei Einmündungsstellen der Nephren in die Ampulle und dieser Leiste findet, zu einem ampullären Nierenbecken (Abb. 5).

Wenn man überhaupt einen Ureter vom Nierenbeckenkelchsystem abgrenzen will, kann man dies allenfalls an den Rändern einer solchen Ampulle rechtfertigen.

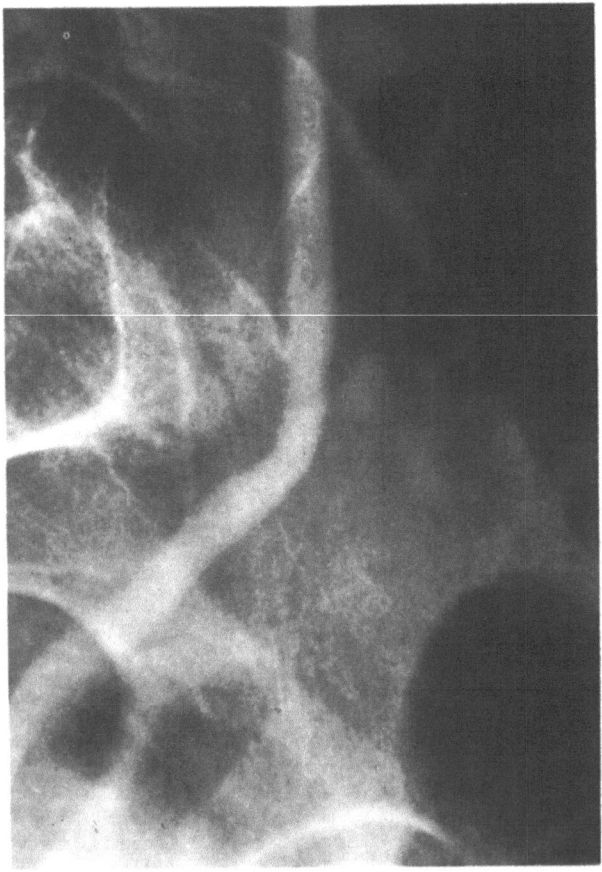

Abb. 6. Dorsaler Knick eines mäßig erweiterten Ureters als Grenze der Pars abdominalis von der Pars pelvina (Röntgenaufnahme im seitlichen Strahlengang)

4.2.2 Abgrenzung von Ureterabschnitten

In der vorradiologischen Zeit wurde der Ureter anatomisch nach Weiten und Engen beurteilt.

Entsprechende Zitate sind bei SCHWALBE (1896) zu finden. SCHWALBE beschrieb eine Hauptspindel in 70 mm, maximal 100 mm Entfernung vom Nierenhilus. DISSE (1902) sieht drei regelmäßige Engen zwischen Nierenbecken und Ureter, in der Mitte der Pars abdominalis und an der Kreuzungsstelle mit den Vasa iliaca. PUHL (1934) konnte bei Neugeborenen ähnlich wie bei den anschließenden radiologischen Untersuchungen beim Erwachsenen eine subpelvine Enge, eine Enge an der Stelle der Überkreuzung mit den Gefäßen und eine praevesikale Enge feststellen.

DISSE findet an dieser Kreuzungsstelle die Grenze zwischen einer Pars abdominalis und einer Pars pelvina ureteris, wohl entsprechend POIRIERS *Fusqueau lombaire et pelvien*.

EISENDRATH (1925) weist auf die Varianz des Kalibers von vier Engen und drei Weiten hin. BLUM (1925) sieht drei Weiten und drei Engen:

Engen	Weiten
1. Abgangsstelle vom Nierenbecken	Abdominelle Spindel
2. Kreuzung mit Vasa iliaca	Pelvine Spindel
3. Praevesikal	Subpelvine Spindel

FUCHS schließlich kann 1927 keine typischen Engen und Weiten finden. Der Autor vermag lediglich eine stärkere Dehnbarkeit der Harnleiterwand dort nachzuweisen, wo das Lumen größer ist.

Lehrbuchmäßig werden heute eine Pars abdominalis und eine Pars pelvina unterschieden (HAFFERL, 1953; BENNINGHOFF und GOERTTLER, 1962). Als Grenze gilt die Linea terminalis des Beckens.

Diese Unterteilung erscheint auf den ersten Blick für den Radiologen praktisch zu sein, entspricht aber nicht genau den anatomischen Verhältnissen. Wie DURE-SMITH (1970) auch nach der seitlichen Projektion radiographisch zeigte, beschreibt der im abdominellen Anteil nach ventral verlaufende Abschnitt des Ureters in der Höhe der Iliakalgefäße

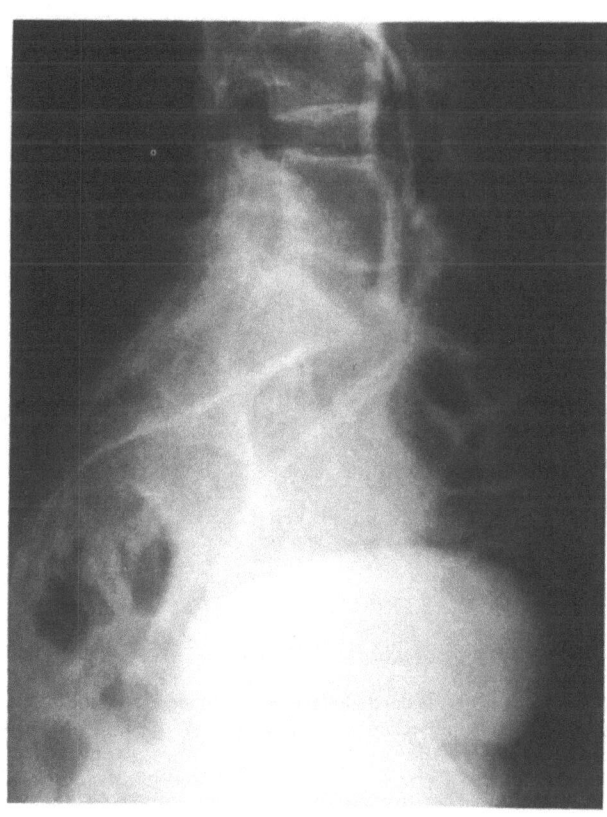

Abb. 7. Derselbe Knick beider Ureteren bei radiologischer Darstellung im seitlichen Strahlengang mit Abbildung der Harnblase

einen Knick rechts von fast 90 Grad, links etwas weniger spitzwinklig, indem er nach dorsal in das kleine Becken absteigt (Abb. 6 und 7).

Im Bewegungsbild sieht man häufig in sagittaler Projektion die deutliche Mitpulsation der Ureteren. Diese Stelle projiziert sich meist 1–2 cm über die Linea terminalis, zu der der Harnleiter keine direkte Lagebeziehung besitzt. Damit kommt der Radiologe zum gleichen Schluß wie der Anatom DISSE: „Wenn man schon am Ureter eine Unterteilung in eine Pars abdominalis und eine Pars pelvina vornimmt, dann ist die Grenze an der Überkreuzung mit den Vasa iliaca zu sehen (Abb. 8–10). Entsprechend der nicht mittelständigen Lage von Aorta und Vena cava inferior sind die Verhältnisse beiderseits unterschiedlich. Vor den Gefäßen liegend, kreuzt der rechte Ureter Arterie und Vene tiefer als links. Links werden Arterie und Vena iliaca (die Vene liegt kaudal der Arterie) einzeln vom Ureter überquert".

Da sich der Ureter eine Strecke lang in der für Aufnahmen üblichen Sagittalprojektion auf die Massa lateralis ossis sacri projiziert, kennt man radiologisch auch drei Ureterabschnitte, indem man zwischen den beiden vorn genannten noch eine *pars sacralis* einschiebt (PFLAUMER und HÖCKER, 1930), eine anatomisch und physiologisch nicht zu charakterisierende Abgrenzung.

Ich bleibe im folgenden bei der Abgrenzung einer Pars pelvina, auch im Wissen darum, daß die Grenze radiologisch nicht genau anzugeben ist und etwas höher als die Linea terminalis des Beckens liegt, links etwas stärker als rechts.

4.2.3 Verlauf der Pars abdominalis

Vom Nierenbecken erreicht der beim Erwachsenen etwa 25–35 cm lange Ureter in medialer Verlaufsrichtung den lateralen Rand des Musculus psoas, dem er sich, seine Richtung nach kaudal ändernd, für einige Zentimeter anschließt

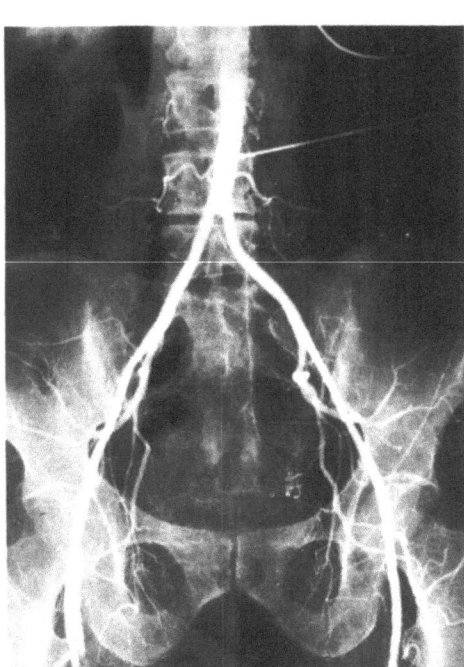

Abb. 8. Kontrastmitteldarstellung eines normalen Arterienverlaufs im Becken

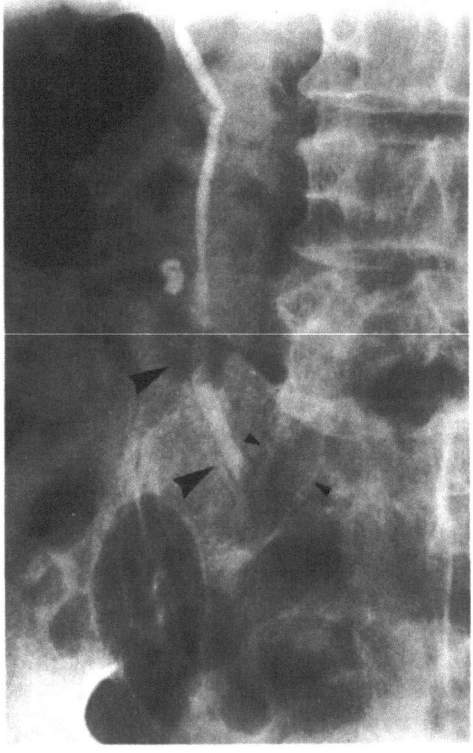

Abb. 9. Überkreuzung des Ureters *(dicke Pfeile)* mit einer erweiterten A. iliaca rechts, deren Wände verkalkt sind *(schmale Pfeile)*. Physiologische, prästenotische Dilatation des Ureters (Ausschnittvergrößerung)

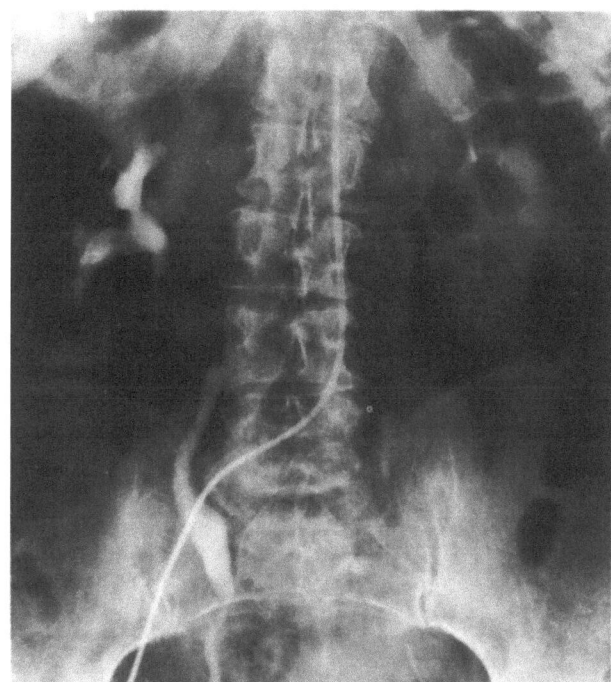

Abb. 10. Darstellung einer A. iliaca rechts durch den liegenden Gefäßkatheter einschließlich der Überkreuzungsstelle mit dem Ureter. Beachtenswert ist die Erweiterung des Ureters von der Linea terminalis des Beckens, nicht etwa von der Überkreuzungsstelle mit der Arterie ab

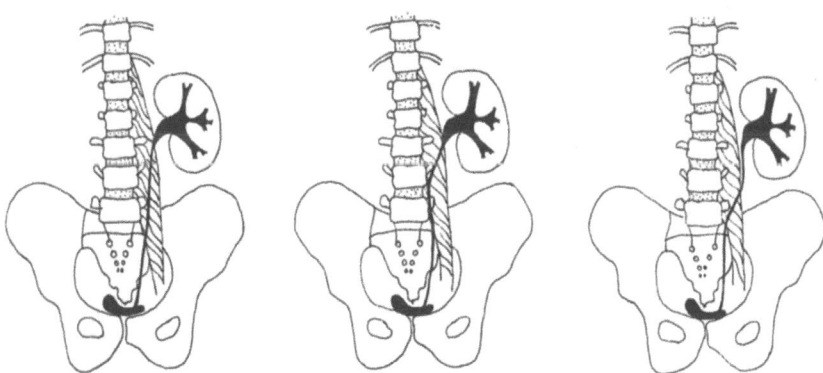

Abb. 11. Skizze verschiedener Übergangshöhen des Ureters auf die Facies ventralis des M. psoas

(Abb. 11 und 12). Wenn das Nierenbekken extrarenal liegt und bis zum seitlichen Psoasrand reicht, läßt sich der von Beginn wohl nach kaudal verlaufende Harnleiter auf der Röntgenaufnahme kaum abgrenzen. Zu den genannten prinzipiellen Schwierigkeiten kommt die Übereinanderprojektion von Nierenbekken und Ureter.

In der Norm liegt der Ureter unter dem Nierenhilus.

Auf die Besonderheiten, die durch eine mögliche akzessorische Arterie entstehen können, wird im Kapitel über die Nierenbeckenausgangsstenose berichtet.

Es besteht eine lose Verbindung mit dem Peritoneum in 4–5 cm Länge bei direkter Nachbarschaft des rechten Ureters zur Pars descendens duodeni und zur Appendix (DODSON, 1950).

Wenn der Harnleiter die Vorderfläche des Musculus psoas erreicht hat, kreuzt

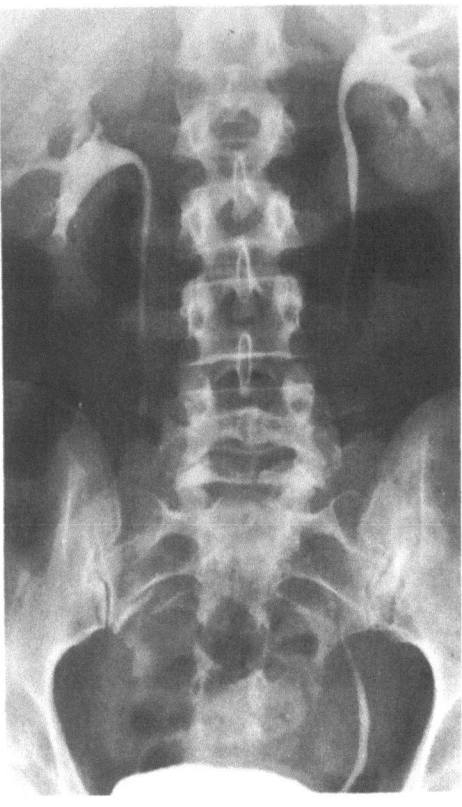

Abb. 12. Verschiedener Ureterverlauf zum M. psoas im Urogramm: rechts sofortiger Übertritt des Ureters vom Nierenbeckenausgang auf den M. psoas. Links begleitet der obere Ureteranteil in der Höhe zwischen dem Querfortsatz des LW 2 und des LW 3 den seitlichen Rand des Ureters, bevor er auf die Facies ventralis übertritt

er die Spermatikal- bzw. Ovarialgefäße in der Höhe von L4. Von der Bandscheibe L4/5 ab begleitet der Ureter in engem Kontakt mehrere (max. 7) Zentimeter lang den Nervus genito-femoralis. Bislang ist die Richtung des Harnleiters kaudal, leicht nach lateral und nach vorn. Es folgt in der Höhe der Iliakalgefäße der vorn beschriebene Knick nach dorsal, der die untere Grenze der Pars abdominalis darstellt.

4.2.4 Verlauf der Pars pelvina

Der Harnleiter nimmt spätestens von hier ab, manchmal auch schon in Höhe der unteren beiden Lendenwirbel, eine

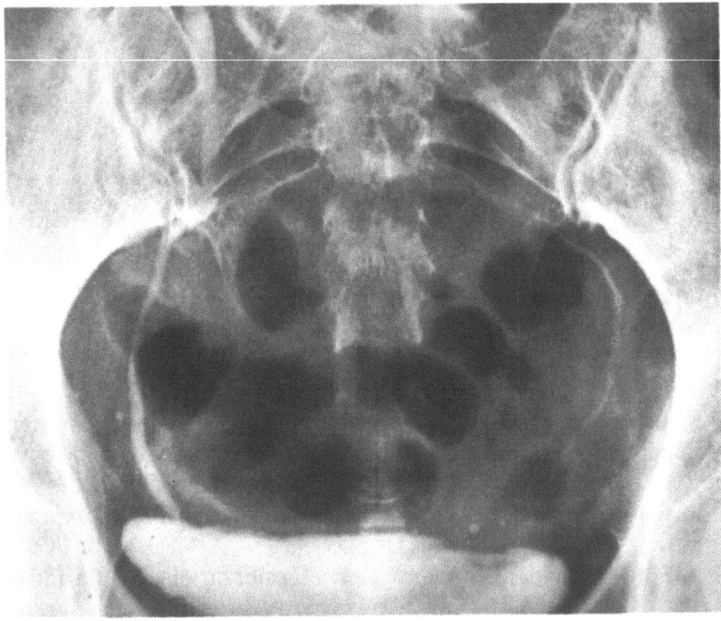

Abb. 13. Pars pelvina beiderseits im Urogramm

Verlaufsrichtung nach lateral ein, überquert beiderseits die Massa lateralis des 1. und 2. Sakralwirbels, zunächst etwa in der Höhe oder lateral der Teilung der großen Beckengefäße in Interna- und Externagefäße und erreicht in der Tiefe der A. obturatoria etwa den weitest lateral gelegenen Punkt seines nach lateral gerichteten Verlaufes (Abb. 13).

In einem ungefähr in der Höhe der Spina ischiadica beginnenden, verschieden stark ausgeprägten, lateralkonvexen Bogen bildet er dann seinen praevesikalen Anteil. Er liegt bei Männern unter dem Vas deferens und endet über den Samenbläschen (DODSON, 1950). In mediokaudaler Verlaufsrichtung tritt der Harnleiter dabei in die Harnblasenwand ein. Der intramurale Teil des Harnleiters führt von lateral nach medial, etwas von kranial nach kaudal und ist 1–1,5 cm lang.

4.2.5 Vesiko-ureteraler Übergang

Dem Übergang des Ureters in die Harnblase galt anatomisch das gleiche Interesse, das ihm der Kliniker noch heute entgegenbringt, da sein anatomischer Bau dazu dient, den für viele Kinder noch bei Dysplasien in dieser Gegend auftretenden, oft lebensgefährlichen vesiko-ureteralen Reflux zu verhindern. Der Harnleiter mündet schräg in die Blase. Weitere Einzelheiten sind dem Kapitel über die Anreicherung der Muskelfasern in diesem Bereich zu entnehmen.

4.3 Mikroskopische Anatomie

Selbstverständlich ist in diesem Kapitel eine Berücksichtigung radiologischer Befunde, die immer nur makroskopisch sein können, nicht möglich. Eine kurze Behandlung des Themas zum Verständnis der folgenden Ausführungen ist jedoch unerläßlich.

Innen findet man ein vier- bis sechsschichtiges Übergangsepithel, das Reservefalten besitzt und zweischichtig wird. NARATH (1954) nennt diese Schicht Urothel und nicht Mucosa, weil Schleimdrüsen fehlen. Diese Innenschicht dient nach BOYARSKY (1964) vorwiegend zur Verhütung einer Diffusion von Harnbestandteilen in das Interstitium und damit in den Körper. DUARTE-ESCALANTE erwähnt 1971 die Möglichkeit, daß von adrenergischen Mechanismen innervierte chromaffine Zellen an der Synthese von Substanzen teilnehmen, die das Urothel vor Noxen schützen oder in seiner Empfindlichkeit gegen Veränderungen der Urinzusammensetzung steigern.

Glatte Muskulatur wurde erstmals von KOELLIKER (1848, zitiert nach SCHNEIDER, 1939) nachgewiesen. Nach NARATH (1954) beginnt sie an der Papille. Die Bündel sind dem funktionellen Zweck in entsprechender Form angeordnet.

Entgegen einer 100 Jahre alten, übernommenen Ansicht, es liege eine innere Längs- und eine äußere Ringfaserschicht vor, wies SCHNEIDER (1939) nach, daß die einzelne Muskelfaser kranial in Längsrichtung außen beginnt, im Verlauf nach kaudal in der Mitte der Muskelschicht in eine zirkuläre Verlaufsrichtung übergeht und innen wieder mit kaudaler Längsrichtung endet, so daß man zwar von drei Muskelschichten, einer äußeren longitudinalen, einer mittleren zirkulären und einer inneren wieder longitudinalen sprechen kann, doch nimmt die einzelne Muskelfaser an sämtlichen Schichten teil. Diese Meinung wird heute im Lehrbuch vertreten (BENNINGHOFF-GOERTTLER, 1962; STÖHR et al., 1955). KIIL (1970) berichtete, daß im mittleren Anteil der Ureter die dickste Muskulaturschicht enthalte. Die longitudinalen Fasern dienen mehr dem Transport, die zirkulären dem Abschluß des Ureters.

TANAGHO gibt 1971 der Meinung Ausdruck, der Ureter besitze im Gegensatz zur glatten Muskulatur des Darmes nur eine einzige Muskelschicht.

Weitere Einzelheiten über Länge und Breite der einzelnen Muskelzellen, über ihren Aufbau und den Kontakt der Muskelzellen miteinander sind den elektronenmikroskopischen Untersuchungen von SCHULMAN (1974) zu entnehmen. BERGMAN (1958) hatte schon elektronenmikroskopisch Brücken von Muskelzelle zu Muskelzelle nachgewiesen.

Eine besondere Aufmerksamkeit gilt auch hier den Übergangsabschnitten vom Nierenbecken auf den Ureter und vom Ureter in die Harnblase.

Der pelvi-ureterale Übergang wird im Kapitel über die pathologische Anatomie ausführlicher besprochen.

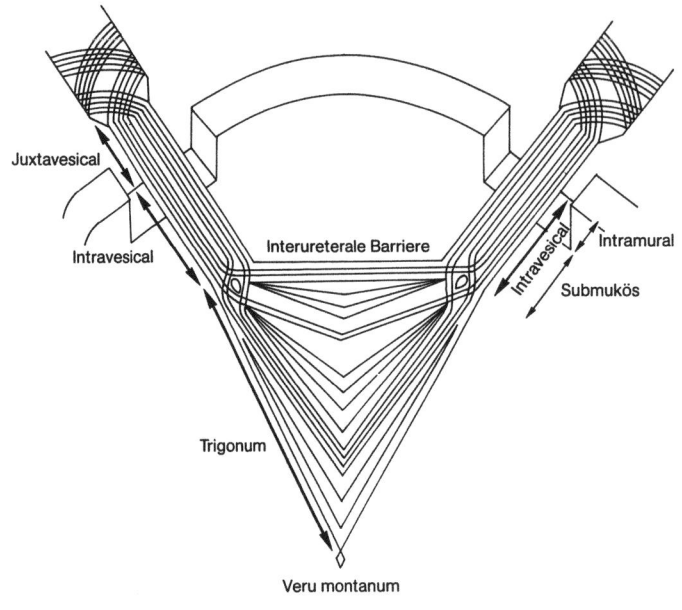

Juxtavesical

Intravesical

Interureterale Barriere

Intravesical

Intramural

Submukös

Trigonum

Veru montanum

Abb. 14. Die ureterotrigonale Muskulatur (nach W. Gregoir und G. Debled: Ätiologie des primären Megaureters. In W. Lutzeyer und H. Melchior: Ureterdynamik. Stuttgart: Georg Thieme 1971)

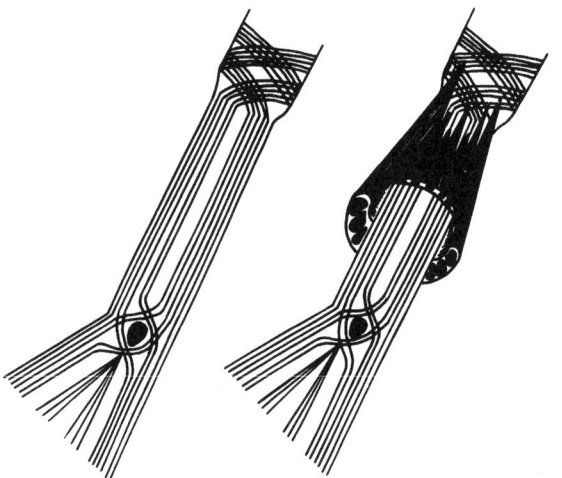

Abb. 15. Muskulatur des intramuralen Ureters, mit periureteraler Muskulatur rechts (nach W. Gregoir und G. Debled: Ätiologie des primären Megaureters. In: W. Lutzeyer und H. Melchior: Ureterdynamik. Stuttgart: Georg Thieme 1971)

Die Besonderheiten im komplizierten Aufbau des uretero-vesikalen Abschnittes darzulegen, würde über das Anliegen dieses Buches hinausgehen. Der Interessent sei auf die Veröffentlichung von Tanagho und Pugh (1963), Gil Vernet (1968–1973) sowie Gregoir und Debled (1971/1973) verwiesen. Hierbei spielt die seit Waldeyer (1892) bekannte fibro-muskuläre Scheide eine Rolle, durch die von der Adventitia des extraureteral gelegenen Ureters aus mit abnehmender Deutlichkeit Ureter- und Blasenmusku-

latur voneinander so getrennt werden, daß eine beschränkte Gegenbewegung der Strukturen möglich ist. In Zusammenfassung der von den genannten Autoren beschriebenen Untersuchungsergebnisse läßt sich lediglich feststellen, daß die Muskelschicht des terminalen Ureters aus longitudinalen Fasern besteht, die über der Mündung doppelt gekreuzt sind und im tiefer liegenden Trigonum vesicae auslaufen. Unterschiedliche Ansichten bestehen darüber, ob die Muskulatur von Ureter und Harnblase ineinander übergeht oder nur in einer allerdings dann sehr engen Verbindung miteinander steht (Abb. 14 und 15).

Die *Adventitia* umscheidet den Ureter, dessen Muskulatur – der Harnleiter ist primär ein Muskelrohr – sich in dieser Umkleidung der Adventitia frei bewegt. BOYARSKY (1964) zitiert LAPIDES und CAFFERY (1955) sowie WITHERINGTON (1961), wonach die Ureterwand über den Bolus schlüpfe wie Hosen über die Beine. Proximal besteht eine feste Verbindung der Adventitia mit der Nierenkapsel. Distal geht die Adventitia in das fibromuskuläre Bündel der Waldeyer-Scheide über.

4.4 Gefäßversorgung

Der Harnleiter wird von allen Gefäßen, die er kreuzt, versorgt (GISEL, 1969). Im oberen Anteil kommt eine A. ureterica aus der A. renalis (Abb. 16), direkten Ästen der Aorta oder der A. spermatica s. ovarica, der mittlere Abschnitt wird durch Rami der Aorta versorgt, während der distale Ureter von Ästen der A. hypogastrica seine Blutzufuhr erhält

(INGIUL-LA und MANGIONE, 1955; CUNNINGHAM, 1922).

KULOV et al. (1973) haben festgestellt, daß die Unterbindung der A. renalis zu den deutlichsten Minderungen der bioelektrischen Aktivität führt, wenn auch die Hauptmenge des den Ureter versorgenden Blutes aus der A. iliaca externa komme.

Nach GISEL beteiligen sich Äste der A. iliaca communis und der Arterien des kleinen Beckens, besonders der A. uterina, an der Blutversorgung. Auch die Aa. vesicales superiores und inferiores sind an der Durchblutung des terminalen Ureterabschnittes beteiligt.

THIEL (im Lehrbuch von VOGLER, 1974) bezeichnet als A. ureterica einen der stärksten Äste aus der A. iliaca communis bzw. der A. iliaca interna.

Nach LUDWIG (1971) teilen sich die Arterien in der Adventitia jeweils in einen auf- und absteigenden Ast. Die zwischen Adventitia und Muscularis liegenden Äste sind durch Anastomosen zu einem longitudinal sich hinziehenden Geflecht verbunden. Von hier bilden Äste niedriger Ordnung ein Netz in

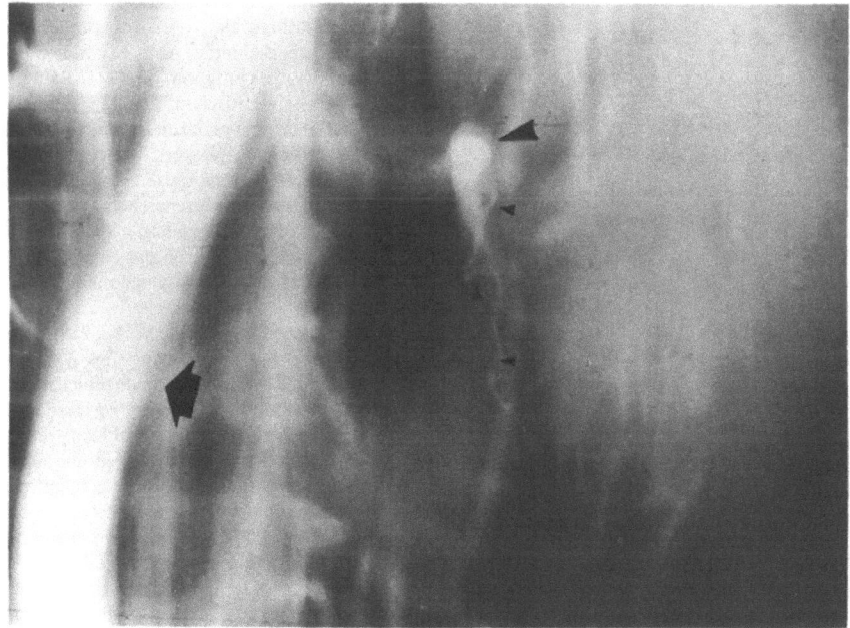

Abb. 16. Angiotomographie im sagittalen Strahlengang. Darstellung der den Ureter versorgenden A. ureteralis *(kleine Pfeile)*, die aus der A. renalis *(mittelgroßer Pfeil)* entspringt. Aorta abdominalis *(dicker Pfeil)* (Ausschnittvergrößerung) (aus H. SCHMIDT: Radiotomographischer anatomischer Atlas. Stuttgart: Gustav Fischer 1971)

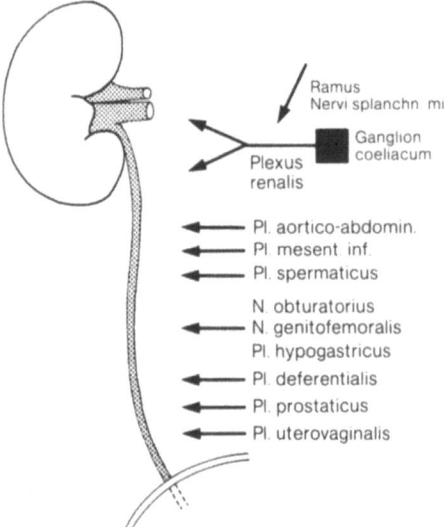

Abb. 17. Ureter und Sympathicus (aus K. S. Die-
mer: Autonomes Nervensystem und Ureter. In:
W. Lutzeyer und H. Melchior: Ureterdynamik.
Stuttgart: Georg Thieme 1971)

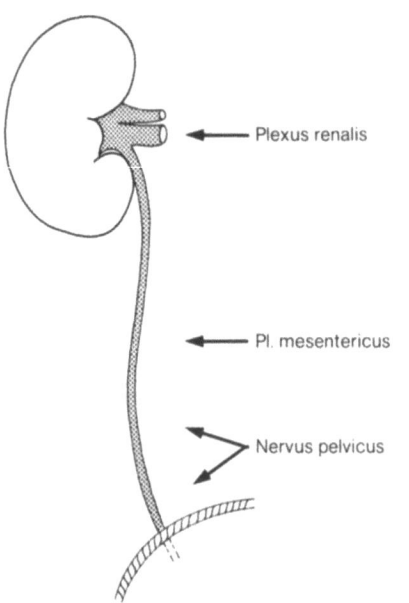

Abb. 18. Ureter und Parasympathicus (aus K. S.
Diemer: Autonomes Nervensystem und Ureter. In:
W. Lutzeyer und H. Melchior: Ureterdynamik.
Stuttgart: Georg Thieme 1971)

der Tunica muscularis mit Zweigen zur Tunica
muscosa.
Der venöse Abfluß erfolgt in Bahnen, die den arte-
riellen Zweigen parallel verlaufen.

4.5 Innervation

In einem Buch, das über funktionelle
Vorgänge berichtet, läßt es sich nicht umgehen, auf die Innervation in einem etwas breiteren Rahmen einzugehen. Eine
sehr gründliche Studie über die Innervation des gesamten Urogenitaltraktes
stammt von Gruber (1933).
Die folgenden Ausführungen über die
nervale Versorgung des Harnleiters stützen sich vorwiegend auf eine kurze, sehr
prägnante und für unsere Zwecke genügend detaillierte Darstellung der Anatomie des den Ureter versorgenden autonomen Nervensystems durch Diemer
(1971).

Die praeganglionären Fasern des *Symphaticus* aus
den Thorakalsegmenten 10–12 für den oberen, der
Lumbalsegmente 1 und 2 für den unteren Ureter
(nach Schreyer (1974) Th 6 − L2), werden zum
größten Teil in den paravertebralen, akzessorischen
und kollateralen (den sog. prävertebralen) Ganglien umgeschaltet (Abb. 17). Selten erfolgt die Um-
stellung präganglionärer Fasern auch in terminalen
(parasymphatischen, s. unten) Ganglien. Akzessorische oder aberrierende Ganglien können den Ner-
vensträngen anliegen, wobei präganglionäre, sym-
phatische Fasern diese Ganglien, ohne umgeschaltet zu werden, durchziehen.
Die größte *prävertebrale Schaltstelle* für Niere und
oberen Harnleiter ist das Ganglion coeliacum. Von
hier aus gehen postganglionäre Fasern zum Plexus
renalis.
An dieser Schaltstelle vorbei ziehen präganglionäre
Fasern in einem Ramus des Nervus splanchnicus
minor. Ein Teil der Splanchnicusfasern durchzieht
auch, ohne umgeschaltet zu werden, das Ganglion
coeliacum und zieht zum Plexus renalis.
Weitere Schaltstellen bilden das im kaudalen Abschnitt des Plexus coeliacus gelegene Ganglion mes-
entericum superius sowie die Ganglia renalia. Die
an den Abgängen der Nierenarterien gelegenen
Ganglien setzen sich meist aus je drei Schaltstellen
zusammen, den Ganglia aortico-renalia sowie je einem anterioren posterioren Renalganglion beiderseits. Von hier und aus den kaudal sich anschließenden Plexus aortico-abdominalis, mesentericus inferior und hypogastricus geht der überwiegende Anteil postganglionärer sympathischer Fasern für den
Ureter aus.

Weiter kaudal dienen in absteigender Reihenfolge der Plexus spermaticus und der Plexus iliacus als Ausgangsorte postganglionärer sympathischer Fasern für den Ureter. Feine Fäden kommen aus dem Nervus obturatorius und dem Nervus genito-femoralis, dem der Ureter, wie zuvor schon angeführt, von der Höhe der Bandscheibe L4/5 in einer Länge bis zu 7 cm im Kontakt benachbart verläuft, um dann vom Geflecht des Plexus hypogastricus (sowie seiner Teilgeflechte: Plexus deferentialis, prostaticus bzw. uterovaginalis) umsponnen zu werden.

Die *parasympathische* Komponente stammt vom dorsalen motorischen Kern des Vagus und den spinalen, chordalen Segmenten (Abb. 18).

Nach TORBEY und LEADBETTER (1963) besitzen die Nervi pelvici Fasern von S2 und S3, ausnahmsweise von S1, nie von S4. SCHREYER (1974) bezieht auch S4 in die parasympathische Innervation mit ein. Vorn teilt sich der Nervus pelvicus in 3 Äste und bildet 3 Plexus. Der erste und am weitesten kranial gelegene versorgt auch das untere Ureterende. Nach MITSCHELL (1953) (zitiert nach DIEMER, 1971) reichen die Nervenenden bis zum oberen Ureter und bis zum Nierenbecken. Der intravesikal intramurale Anteil des Ureters wird vom mittleren Plexus versorgt.

Im Gegensatz zum Sympathicus werden die parasympathischen Nervenfasern nur zum kleinen Teil im Ganglion coeliacum und in den renalen Plexus umgeschaltet, laufen größtenteils durch diese lediglich hindurch und erfahren erst in den Ganglien der Ureterwand ihre Umschaltung.

Um die nervale Steuerung der Uretermotilität zu verstehen, ist es notwendig, Sympathicus und Parasympathicus *gemeinsam* zu betrachten (Abb. 19). Hier liegt eine größere Anzahl von Untersuchungsergebnissen aus den letzten Jahren vor, insbesondere nach Einführung histo-

chemischer Methoden mit Nachweis des Vorkommens und der Verteilung cholinergischer bzw. adrenalinergischer Nerven, also des Parasympathicus bzw. Sympathicus. Da es hier zu weit führen würde, auf Einzelheiten einzugehen, sei hier lediglich auf die Arbeiten von SCHULMAN et al. (1972/73) und SCHULMAN et al. (1973) hingewiesen. Elektronenmikroskopische Untersuchungen (SCHULMAN, 1974) führten zu weiteren wesentlichen Erkenntnissen der nervalen Verzweigungen untereinander und zu den Muskelzellen bzw. Blutgefäßen.

Schon RUHLAND hatte 1956 festgestellt, daß die Neurofibrillen des Terminalreticulum extra- und intraplasmodisch verlaufen und alle Zellen synzytial zu einer funktionellen und damit auch biologischen Einheit verbinden.

Das Nervenmuskelverhältnis für parasympatische und sympathische Komponenten ist im Ureter mit 1/50 relativ gering. In der Harnblase beträgt das Verhältnis 1/1 für den parasympathischen Anteil und ist für sympathische Elemente etwas niedriger. Der Sympathicus ist geringer bei der Innervation des Blasenscheitels und mehr des Blasengrundes beteiligt (DUARTE-ESCALANTE, 1971).

Über das Vorkommen von *Ganglienzellen* finden sich im Schrifttum, seitdem ENGELMANN (1869) Gangliongewebe im Winkel zwischen Ureter und Blase fand

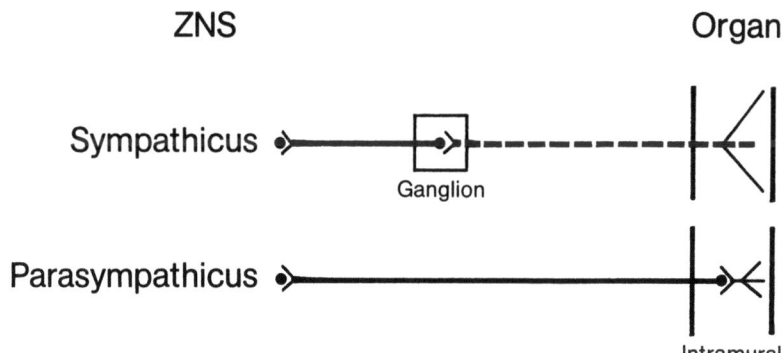

ZNS   Organ

Sympathicus

Ganglion

Parasympathicus

Intramural

Abb. 19. Neuronenanordnung zwischen dem zentralen Nervensystem und dem Ureter bei Sympathicus und Parasympathicus (—— 1. Neuron, - - - 2. Neuron) (aus K. S. DIEMER: Autonomes Nervensystem und Ureter. In: W. LUTZEYER und H. MELCHIOR: Ureterdynamik. Stuttgart: Georg Thieme 1971)

— der Befund wurde in seiner Konstanz unwidersprochen bis heute bestätigt — sonst einander bis heute widersprechende Meinungen.

SCHULMAN et al. (1973) beschreiben das allerdings extrem seltene Vorkommen von Ganglien im mittleren und oberen Ureter und führen dann aus, daß das uretero-vesikale Gangliengewebe Teil des pelvinen Plexus sei, in den aufgrund der Untersuchungen von KUNTZ und MOSELY (1936) Zweige der pelvinen und hypogastrischen Nerven vorkämen. Die Ganglien seien vorwiegend parasympathisch (cholinergisch), würden jedoch auch sympathische Elemente enthalten. Adrenergische Axonfortsätze von Neuronen seien ebenso nachweisbar wie Endfasern. Manche Ganglien seien korbförmig von terminals umgeben (HAMBERGER und NORBERG, 1965; HAMBERGER et al., 1964).

Der Nachweis von sympathischen Anteilen in parasympathischen Ganglien legt die Annahme einer adrenergischen Beeinflussung nahe. Diese adrenergischen Ganglienanteile sind als *kurze, adrenergische Neurone* anzusehen, die sich also in Organnähe befinden (OWMAN und SJÖSTRAND, 1965).

Das Vorhandensein eines kurzen Neuronsystems bedeutet eine fundamentale Erkenntnis über die periphere autonome Innervation (NORBERG und SJÖQVIST, 1964). Es scheint sich auch nach diesen Untersuchungen um *ein* System zur gegenseitigen Integrierung und Modulation der Aktivität von Ureter und Blase zu handeln.

Die Untersuchungen sind noch im Fluß. Ein Teil der oben zitierten Autoren stützt sich auf Beobachtungen bei Tieren, besonders bei Katzen. Auch hier gelten die eingangs erwähnten Vorbehalte des Analogieschlusses von Verhältnissen beim Tier auf die des Menschen.

In einer Diskussionsbemerkung (*Urodynamics*, 1971, S. 68) weist EL BADAWI auf die Unterschiede bei verschiedenen Species hin. Während beim Hund im Nierenbecken, im Übergang zum Ureter, im Ureter und in der uretero-vesikalen Verbindung keinerlei Innervation vorkomme, seien die Ureteren von Kaninchen und Katzen reich innerviert. Nach MALIN (1971) sind *beim Menschen* Alpharezeptoren in ganzer Länge, Betarezeptoren nur im unteren Ureter nachweisbar. Schlüsse auf das Vorhandensein oder Nichtbestehen cholinergischer Rezeptoren seien beim Menschen nicht möglich. NOTLEY hält zwar die Theorie von SCHULMAN und Mitarbeitern generell für richtig, bezweifelt aber aufgrund seiner elektronenmikroskopischen Untersuchungen die Deutung der von diesen Autoren als Ganglienzellen bezeichneten Strukturelemente.

Für NOTLEY ist der Ureter *mysterious*: „There are so many nerve fibers that besides the myogenic peristaltic contractions there must surely be some nervous influence on ureteric behavior" (*Urodynamics*, 1973, S. 97).

Nach RAY und NEILL (1947) (zitiert nach KIIL, 1957) können *sensitive* Impulse von Nierenbecken und Ureter durch die Nervi splanchnici und das Ganglion coeliacum zu den sympathischen Ganglien D 11 und D 12 führen.

Schon BOEMINGHAUS hatte 1923 im Plexus renalis sekretorische Fasern (epitheliale Ausbreitung), sensible Fasern (Bindegewebe, Kapsel, Nierenbecken), vasomotorische Fasern (Gefäße) und motorische Fasern (Muskulatur des Nierenbeckens und des oberen Ureters) unterschieden.

Daß auch parasympathische Fasern Schmerze leiten können, hat BRANDESKY 1934 nach erfolgreicher paravertebraler Anästhesie bei Nierensteinkoliken angenommen (Literatur s. THELEN).

5 Physiologie
(mit besonderer Berücksichtigung der radiologischen Physiologie)

5.1 Definition des Begriffes „Norm"

Bei der Definition des Begriffes *Norm* werden kaum Probleme gesehen, solange man sich im Rahmen morphologisch bekannter Befunde befindet. Es ist bezeichnend, daß dieser aus dem Griechischen abgeleitete Begriff leicht zu definieren ist, solange er sich an abstrakten Zahlen nach Maßeinheiten orientiert, wie es vor allem in der Technik möglich ist. In der Biologie bezieht sich im allgemeinen dieser Begriff auf andere, noch weniger deutlich definierte Ausdrücke, wie z. B. *Regel* oder *üblich*. Die Definitionen des Wörterbuches lassen hier den Mediziner im Stich.

Trotzdem wird auch in der Medizin und in der Biologie allgemein von *Norm* gesprochen. In der Praxis bestehen auch keine großen Schwierigkeiten, weil man hier von Erfahrungswerten ausgeht und in der *Norm* morphologisch oder auch funktionell Befunde bzw. Vorgänge sieht, die von dem gewohnten Bild nicht abweichen. Sehr viel schwieriger wird es, wenn man bei der notwendigen Abgrenzung einer Norm *zu wenig Erfahrungen* hat.

Das Radiogramm der Ausscheidungsurographie ist seit Jahrzehnten so hinlänglich bekannt, daß man von einer Norm sprechen kann und Abweichungen hiervon in genügender Genauigkeit beschreiben darf. Bei der Schilderung der Motilität wird die Definition des Begriffes *Norm* schwieriger.

Schon in der Einleitung wurde darauf hingewiesen, daß *normalerweise* nur kranke Menschen untersucht werden. Insofern bedeuten die von den wenigen Autoren aufgestellten *Normen* lediglich die als normal erscheinenden Befunde innerhalb eines ausgewählten Personenkreises.

Daß es sich hierbei um keine Haarspalterei handelt, dürfte schon durch die Unsicherheit deutlich werden, unter der die ampullären Formen des Nierenbeckens betrachtet werden. Diese nach MURNAGHAN (1958) und HANLEY (1959) in etwa 15–20% vorkommende Form ist, wie bei dem Kapitel über die Nierenbeckenausgangsstenose noch zu besprechen ist, evtl. schon ein Übergangsstadium bzw. der Beginn eines pathologisch zu bewertenden Befundes. Besonders bei diesem *closed type* ist, wie ebenfalls noch auszuführen ist, die Initialkontraktion der ablaufenden Welle nicht nur im Nierenbecken häufig, sondern sogar, wenn Kontrastharn in den Harnleiter transportiert werden soll, nötig.

Die Widersprüchlichkeit der Ansichten über die Motilität im Nierenhohlraumsystem wird deutlich in der folgenden Zusammenfassung über das Vorkommen von Motilität bzw. Nichtmotilität im Nierenhohlraumsystem:

Kelchbewegungen

NARATH, 1954	Alternierende *Kelch*kontraktionen
ONO, 1941	Bewegungen in der oberen Kelchgruppe
REBOUL, 1963	Initiale Kelchperistaltik
BARILLA et al. 1963	Initiale Kelchperistaltik
MITSUYA et al., 1962	Kelchbewegung
KIIL, 1973	*Keine* wesentliche Bedeutung der Kelchmuskulatur

Bewegungen des Nierenbeckens

NOIX et al., 1956–1960	Nieren*becken*-Peristaltik
CAMPBELL, 1966	*24% Nierenbecken*motilität, sonst nicht
SCHMIDT et al., 1969a	Motilität im Nierenbeckenkelchsystem extrem seltene *Ausnahme*
CATEL und GARSCHE, 1957	*Keine* Motilität im Nierenhohlraumsystem

BOYARSKY, 1964   Im allgemeinen *keine* Beckenmotilität

BENJAMIN, 1959   Passive Funktion des Nierenbeckens als Reservoir

Verschiedene Untersuchungsweisen und individuelle Unterschiede der Patienten dürften die sich scheinbar widersprechenden Ergebnisse erklären.

TRATTNER nennt 1932 folgende Varianzmöglichkeiten: Alter, Geschlecht, Ernährung, Blutdruck, O_2-Sättigung, Diurese, H_2-Ionenkonzentration des Urins, Stimulation der Nerven des Nierenbeckens und des Harnleiters, Lagewechsel, intraabdomineller und Blasendruck, Nierenfiltrationsdruck, Veränderungen des interureteralen Druckes (z. B. durch retrograde Injektion), Sympathico- und Parasympathicomimetica, Bakterientoxine u. v. a.

Was ist Norm? Es sei hier auf die Bemerkung HANLEYS (1959) verwiesen, daß unter 500 aufgezeichneten Bewegungsvorgängen am Ureter nicht zwei gleiche festzustellen waren. Wir können die Richtigkeit dieser Feststellung uneingeschränkt bestätigen.

Aus diesen Überlegungen soll nicht eine allgemeine Unsicherheit entstehen, sondern nur die trügerische Sicherheit, die das Wort *Norm* in sich birgt, aufgedeckt werden. Mit zunehmender Erfahrung wird auch der Begriff des *Normalen* deutlichere Konturen gewinnen. Ich bin jedenfalls bis heute nicht in der Lage zu entscheiden, ob Kontraktionen, die im Nierenhohlraumsystem auftreten, als normale Erscheinung aufzufassen sind oder nicht.

5.2 Erregung der Harnleitermuskulatur

5.2.1 Muskuläre und nervale Theorie

Gut 100 Jahre dauerte die Auseinandersetzung darüber, ob die Uretermotilität rein muskulär oder nerval ausgelöst sei, ob die Reizweitergabe, die zur peristaltischen Welle führt, lediglich von einer Muskelzelle zur anderen erfolge (*muskuläre* Theorie) oder ob die Weitergabe des Kontraktionsreizes vom autonomen Nervensystem gesteuert werde (*nervale* Theorie).

Im Rahmen dieser Diskussion haben sich einige Aspekte ergeben, die — losgelöst von der allgemeinen Fragestellung — ihre spezielle Bedeutung für unser Thema haben und deswegen im Anschluß an dieses Kapitel eigens besprochen werden.

Daß der Ureter unabhängig vom Vegetativum funktionieren kann, ist seit ENGELMANN (1869) bekannt. LAPIDES stellte 1948 fest: bei der Dehnung einer Muskelzelle auf mehr als das Doppelte ihrer Länge wird ein Reiz zur Kontraktion ausgelöst. Ausschlaggebend für die Erregung eines Reizes sind der Sekretionsdruck aus der Niere und der Strömungswiderstand in der Peripherie (MELCHIOR und RATHERT, 1971). Hinzu kommt die Auswirkung der Gravitation. Unter vielen anderen Autoren seien KIIL (1959, 1973), BUTCHER et al. (1957) sowie MELICK et al. (1961) hervorgehoben.

Andererseits läßt sich eine Beteiligung des Vegetativum bei der Reizauslösung und Steuerung der Dynamik an den ableitenden Harnwegen prinzipiell nicht bezweifeln. Wer dies ablehnt, hätte zu erklären, wie durch muskuläre Reaktionen allein Angstmiktionen entstehen.

Es gibt auch wissenschaftlich belegte Hinweise, vor allem in der pädiatrischen Literatur, die im physiologischen und urologischen Schrifttum kaum bekannt sind. BUCHANEC zitierte 1972 einige einschlägige Veröffentlichungen und fand bei eigenen Untersuchungen den Anstieg einer radionephrographischen Kurve bei seelischen Emotionen von Kindern (z. B. Trennung von der Mutter). Bei Erwachsenen spielt der sexuelle Faktor eine vergleichsweise Rolle.

Die Annahme einer Abhängigkeit der Uretermotilität vom Vegetativum hat eine lange Vorgeschichte. Sie geht mindestens bis auf PROTOPOPOW (1897), FAGGE (1902), MACHT (1916) und SATANI (1919 b) zurück. FAGGE (1902) sowie DURAND und DESCOTES (1952) wiesen die stimulierende Wirkung über den Nervus hypogastricus und die Nervi splanchnici nach.

Heute ist man wohl der übereinstimmenden Ansicht, daß myogene und neurogene Theorie sich nicht alternativ gegenüberstehen.

BOYARSKY und Mitarb., die mit histochemischen Methoden seit Anfang der 60er Jahre nicht nur das häufige Vorkommen neuraler Substanz in der glatten Muskulatur der oberen Harnwege nachgewiesen haben, sondern auch auf die besondere Rolle aufmerksam gemacht haben, die das vegetative System bei der Steuerung der Bewegungsvorgänge spielt, sprachen sich zwar (BOYARSKY et al., 1968) noch einmal für die direkte nervale Wirkung aus und setzten sich mit der Kritik darüber auseinander, räumten jedoch ein, daß *sowohl* die myogene *als auch* die neurogene Theorie über die Wirkung auf die Ureterperistaltik richtig sein mögen.

In einem Übersichtsreferat faßt MELCHIOR (1975) die auch heute noch *teilweise sehr divergierenden Ansichten* über Ursprung und Steuerung der Ureterperistaltik in drei Theorien zusammen:

1. Theorie der myogenen-mechanischen Erregungsbildung und Erregungsleitung. Hierauf ist zuvor schon eingegangen.
2. Theorie der myogenen Automatik. Im Hinweis auf die im anatomischen Teil beschriebenen Untersuchungen von SCHULMAN (1974) unterliegen Erregungsbildung und Erregungsleitung einer myogenen Automatik. Die einzelnen Erregungspotentiale werden in einem Schrittmacherzentrum gebildet (s. unten) und myogen von Muskelzelle zu Muskelzelle fortgeleitet.
3. Theorie der neurogenen Erregungsbildung und Erregungsleitung: unter dem Einfluß des vegetativen Nervensystems werden Erregungspotentiale gebildet, welche über einen intramuralen Nervenplexus fortgeleitet werden.

Erst mit Hilfe der elektrophysiologischen und elektronenmikroskopischen Untersuchungstechniken sowie simultaner Druck- und Strömungsmessungen in situ hätten die Widersprüche morphologisch und funktionell in Einklang gebracht werden können.

Abschließend zu diesem Kapitel ist die Feststellung von GOLENHOFEN (1971) zu wiederholen, daß niemand von einer neurogenen Theorie der Herztätigkeit spreche.

5.2.2 Schrittmacherfunktion

Die Annahme eines Schrittmachers, die bislang nur am Herzen bekannt ist, geht für die oberen Harnwege mindestens auf GRUBER (1933) zurück. Der Autor erwähnt in diesem Zusammenhang schon ENGELMANN (1869).

Jedem mechanischen Ereignis der Peristaltik, so auch der Initialkontraktion, geht ein elektrischer Vorgang voraus (WEISS, 1971). Bei graphischer Aufzeichnung der gemessenen Aktionspotentiale sieht man *Spikes*, die durch plötzliche Depolarisation der Aktionspotentiale an den Zellmembranen hervorgerufen sind und am Ureter von BOZLER (1942 b) aufgezeichnet wurden.

Es würde im Rahmen dieses Buches zu weit führen, die vielfachen Angaben im Schrifttum über Art und Weise der Schrittmacherfunktion sowie über die Frage nach dem Sitz dieses Zentrums einzugehen, zumal nicht nur, besonders in den letzten Jahren, hierüber eine sehr lebhafte Diskussion geführt wurde und noch im Fluß ist, sondern weil sogar neuerdings Zweifel an der Richtigkeit der Schrittmachertheorie überhaupt geäußert wurden (SCHREITER et al., 1973; NOTLEY, 1973).

[Das sehr ausführliche Schrifttum über Funktionsart der Schrittmacherfunktion und über den Ort der Schrittmacherzentren kann beim Verfasser angefordert werden. Eine erschöpfende Zusammenfassung des Schrifttums über den *noeud-sinusal* findet sich auch bei VEREECKEN (1975)].

Die weitaus größte Reihe der Autoren legt jedoch sehr detaillierte Untersuchungen vor, die für das Vorhandensein eines Schrittmacherzentrums oder wahrscheinlich sogar mehrerer derartiger Zentren sprechen, wobei allerdings nach Art und Lokalisation im Tierversuch speziesabhängige Differenzen bestehen.

Für den Radiologen scheint mir die Feststellung VEREECKENS (1975) sehr wichtig zu sein, daß die oft als selbstverständlich vorausgesetzte Identität von radioskopisch beobachteter Initialkontraktion mit dem Sitz des Schrittmachers keineswegs vorzuliegen braucht.

Zusammenfassend ist festzustellen, daß die Ansichten über das Vorhandensein und das Fehlen eines Schrittmacherzentrums unterschiedlich sind. Anders als beim Herzen scheint es möglich zu sein, daß jeder Muskelzelle des Ureters eine nerval nicht direkt abhängige Schrittmacherfunktion zukommt (MELICK, 1971), wobei die Regionen im pelvi-ureteralen Bereich besonders empfindlich sind.

Ungeklärt bleibt es dem Verfasser, wie bei der fehlenden Annahme eines Schrittmachers die *Richtung* der Welle, nämlich antegrad oder retrograd, bestimmt wird. Auch bei Reizung des Ureters in

Harnblasennähe – hierüber berichtete MELICK (1971) beim Megaureter – müßte eine Welle ausgelöst werden, die antegrad zum Trigonum hin verläuft. Im Kapitel über die Motilitätsstörungen wird auf die gerade in dieser Gegend auslösbaren retrograden Wellenbewegungen eingegangen.

5.2.3 Ergebnisse von Druckmessungen

Für die Erklärung der physiologischen Zusammenhänge bedeutet die Kenntnis des Uretertonus ein zentrales Anliegen. Deswegen sind auch in diesem Buche wenige übersichtliche Angaben über die Tonusverhältnisse notwendig. Im Teil über die Pathologie werden die Zusammenhänge zwischen Tonus und radiologischer Lumendarstellung des Ureters abgehandelt. Deshalb ist hierauf in diesem Kapitel jetzt nicht einzugehen.

Zur Klärung des Wortes *Tonus*: im Lumen lassen sich Ruhedruck, Strömungsdruck und Kontraktionsdruck messen. Den Spannungszustand in der Muskelzelle würde man besser mit KIIL (1970) als *distention* oder mit VEREECKEN als *distension* bezeichnen, doch will ich nun bei der eingeführten Bezeichnungsweise des *Tonus* auch bleiben, wenn der Spannungszustand der Muskelzelle gemeint ist.

Die Beziehung zwischen Tonus und Peristaltik ist aus den bisherigen Ausführungen schon zu entnehmen. Ich wiederhole: LAPIDES (1948) nahm an, daß eine Initialkontraktion, die zum Ablauf einer Welle führt, dann eintritt, wenn eine Muskelzelle über das Doppelte ihres ursprünglichen Ausmaßes gedehnt wird.

Dieser Druck wird beim Zweibeiner durch die Gravitation verstärkt.

Über Druckmessungen *bei Tieren* gibt es eine Reihe von Arbeiten, besonders, nachdem SATANI (1919 a) darauf hingewiesen hatte, daß die Physiologie von Ureter und Harnblase bei Mensch und Schwein sehr ähnlich sei. 1973 wies ROBERTS darauf hin, daß die am meisten vergleichbaren Meßwerte bei Primaten zu erhalten seien. Nachdem Untersuchungen hierüber am Menschen bekannt sind, ist es hier nicht nötig, auf die Ergebnisse der Tierversuche weiter einzugehen; außer den oben zitierten Lehrbuchangaben sei lediglich auf die Arbeiten von MELICK et al. (1961) verwiesen.

5.2.3.1 Basaldruck

Der Basaldruck im Nierenbecken wird von einzelnen Autoren etwas unterschiedlich angegeben:

KIIL, 1957	3–4 mm Hg
WEINBERG und MALETTA, 1961	1–6 mm Hg
RATTNER et al., 1957	10 mm Hg
SÖKELAND und MAY, 1966	6,2 mm Hg
BOYARSKY and WEINBERG, 1973	5–10 mm Hg

(Jeweils elektromanometrisch gemessen.)

Nach RATTNER et al. (1957) beträgt der Basaldruck im mittleren Ureter 13,5, im unteren Harnleiter 13 cm H_2O, umgerechnet also *rund 10 mm Hg*. Dieser Wert wird als oberer Grenzwert für den normalen Druck im Nierenbecken angegeben. Dementsprechend fanden MELCHIOR et al. (1971) eine Druckzunahme im Ureter von kranial nach kaudal.

Nach vielen Untersuchungsergebnissen unterliegt es wohl keinem Zweifel, daß der Druck im Ureter vom Blasendruck abhängt (KREUTZMANN, 1928; WÜLLENWEBER, 1929; in neuerer Zeit DAVIS und ZIMSKIND, 1962; ZIMSKIND et al., 1969; ROSEN et al., 1971; MELCHIOR et al., 1971; RUBI et al., 1972). Nach ZIMSKIND (1971 b) steigt der Ureterdruck an, wenn der Blaseninnendruck 8 mm Hg übersteigt. BOYARSKY und WEINBERG sahen allerdings 1973 eine Abhängigkeit des Harnleiters vom Blasendruck erst dann als gegeben an, wenn der Blasendruck 25 mm Hg übersteigt, vorher nicht.

5.2.3.2 Strömungsdruck

SÖKELAND und MAY fanden 1966 bei Oligurie (0,1 bis 0,25 ml/min) einen Basisdruck von 6,2 mm Hg, bei mittlerer Hydration (0,5–1 ml/min) stellten die Autoren einen Anstieg auf 8–10 mm Hg fest, bei maximaler Diurese (nach Applikation von 250 ml 10%igen Mannitols) wurden 10 ml/min befördert, während der Druck auf Werte von max. 20 mm Hg anstieg.

5.2.3.3 Gravitation

BOEMINGHAUS (1923) nahm noch an, daß die Schwerkraft keine Rolle spiele, da sie beim Tier fortfalle. Selbst heute zitieren erfahrene Autoren, die zugleich den Beweis für die Richtigkeit des Gegenteils liefern (SCHICK und TANAGHO, 1973) als allgemeine Ansicht: „it is generally accepted that gravity does not influence ureteral peristaltic activity".

MITSUYA et al. (1962) stellten fest, daß sich das Nierenbecken im Stehen schneller entleere als im Liegen. Die Erwähnung NARATHS (1954), der Tonus des Ureters hänge vom Abdominaldruck ab, ist insofern interessant, als der Autor den geringsten Tonus in Kopftieflage beschreibt, während in seitlicher Horizontallage der Tonus der anliegenden Seite größer sei als auf der Gegenseite. DAVIS et al. erwähnen 1963, der Ruhedruck im Nierenbecken entspreche dem Abdominaldruck.

Zur Klärung dieser Frage kann das radiologische Verfahren seinen besonderen Beitrag liefern. Wie schon erwähnt, hatte KIIL schon 1957 intraluminale Druckmessungen mit retrograden Pyelogrammen kombiniert, ausgewertet. Neueste Untersuchungen dieser Art liegen von ULMSTEN und DIEHL (1975) vor. Diesen Untersuchungen kommt zwar ein großer, wegen der ebenfalls anfangs erwähnten gestörten Ostiumfunktion jedoch bei der Druckmessung nur ein bedingter Wert zu. Eigene Untersuchungen an Ausscheidungsurogrammen (DOERTELMANN, 1978) ergaben, daß mit aufrechter Körperlage nicht nur vorübergehend, wie CAMPBELL (1966) berichtet hatte, eine Frequenzzunahme der Wellen eintrat, sondern daß im Liegen bestehende durchgehende Kontrastmittelfüllungen der Ureteren nach Aufrichtung sofort unterbrochen wurden. Es entwickelte sich eine regelmäßig ablaufende peristaltische Wellenbewegung.

Nach den Untersuchungen von DOERTELMANN bei 73 Patienten wurde nach Kontrastmittelinfusion im Liegen in 87% der Patienten eine Frequenz zwischen 0 und 2 Wellen pro Minute, bei 94% der Patienten im Stehen eine Frequenz von mehr als 3 Wellen pro Minute nachgewiesen. In 45 Grad Schräglage waren alle Frequenzen zwischen einer und 4 Wellen pro Minute in gleichmäßiger Verteilung zu beobachten. Der von CAMPBELL (1966) beschriebene vorübergehende Anstieg der Frequenz der Peristaltik des menschlichen Ureters im Stehen wird durch die nachlassende Kontrastmittelanreicherung und damit des diuretischen Druckes erklärt, der durch die gegenüber der Infusion wesentlich geringeren i. v. injizierten Kontrastmittelmenge bedingt ist.

5.2.3.4 Kontraktionsdruck

Bei der Kontraktion stellten RATTNER et al. (1957) einen Anstieg auf 14 mm Hg

im Ureter fest (bei einem Basaldruck von 10 mm Hg, s. voriges Kap.).

KIIL fand 1957 eine Abhängigkeit zwischen dem Kontraktionsdruck und der Menge der zu transportierenden Flüssigkeit, wobei der Autor Werte zwischen 25 und 60 mm Hg Kontraktionsdruck verzeichnen konnte. Mit Vermehrung des Flüssigkeitsangebotes wurde die Amplitude höher und länger. SÖKELAND und MAY gaben 1966 an, daß sich der Kontraktionsdruck auf 18 mm Hg erhöhe und den Maximalwert von 40 mm Hg erreiche.

Die ebenfalls schon im vorigen Kapitel erwähnten Autoren ULMSTEN und DIEHL (1975) registrierten bei Kontraktionen im oberen Ureter einen Druck von 14 cm H_2O, im mittleren Ureterabschnitt von 19 cm H_2O und im untersten Abschnitt von ungefähr 26 cm H_2O, also eine deutliche Zunahme von kranial nach kaudal, wie auch schon bei den Messungen des Ruhedruckes festgestellt war.

Die Unterschiede in den absoluten Maßangaben für die Druckwerte, wie sie von den einzelnen Autoren erhoben wurden, hängen wahrscheinlich von den sehr unterschiedlichen Meßweisen ab.

Hinzuzufügen ist, daß auch die Höhe des Kontraktionsdruckes vom Harnblasendruck abhängt.

HOMSY (1967) hebt hervor, daß der Druckanstieg im Ureter bei der Miktion durch den Widerstand bedingt sei, den die kontrahierte Blasenmuskulatur dem Ureter biete, nicht durch die Erhöhung des Blasendrucks. Nach SHALIT und MORALES (1966) steigt der Druck im mittleren und unteren Ureterdrittel bei Blasenfüllung, übersteigt jedoch nicht den Kontraktionsdruck in der widerstandslosen Füllungsphase sowie in der Phase wachsenden Widerstandes bei weiterer Blasenfüllung. Der intravesikale Druck überwindet den intraureteralen Kontraktionsdruck nur bei Miktion.

5.2.3.5 Zusammenfassende Betrachtung der Tonusmessungen (Abb. 20)

Übereinstimmend ist trotz der verschiedenen absoluten Meßergebnisse festzustellen, daß Basal- und Kontraktionsdruck im Nierenbecken relativ am geringsten sind, im Harnleiter von kranial nach kaudal zunehmen.

KIIL (1957) sah bei *langsamer* Erhöhung des intravesikalen Druckes solange keine Veränderung des intraureteralen Druckes (und der ureteralen Peristaltik), wie der Druck in der Harnblase den Kontraktionsdruck des Harnleiters nicht übersteigt. Darüber (etwa 30 mm Hg)

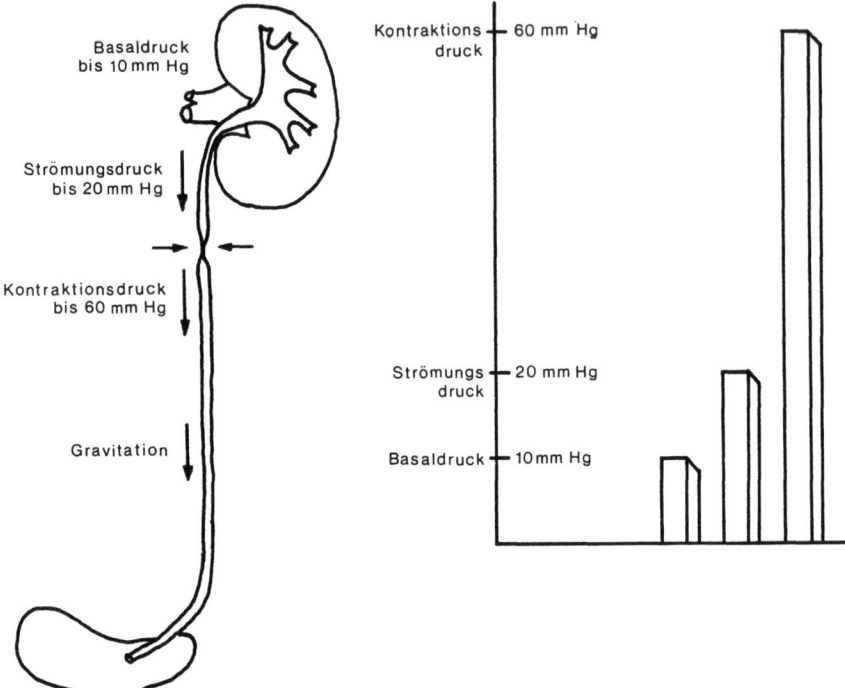

Abb. 20. Graphische Darstellung der Maximalwerte von Basal-, Strömungs- und Kontraktionsdruck mit Skizze zur Verdeutlichung dieser Begriffe

werden die Kontraktionskomplexe länger und durch Spikes unterbrochen. Der Basisdruck wird größer, die Wellenfrequenz nimmt zu. Mit der Anhebung des Basisdruckes wird die Kontraktionsamplitude niedriger. Für Aktivitätsänderungen des Ureters ist der intraluminäre Harnblasentonus wesentlicher als die Flüssigkeitsmenge in der Harnblase. Bei der Miktion ändern sich diese Verhältnisse kaum.

Für den Radiologen ergibt sich aus dem Zusammenhang zwischen Blasen- und Ureterdruck eine praktische Konsequenz:
Im allgemeinen gilt die Regel, vor einer Ausscheidungsurographie die Harnblase entleeren zu lassen. PAJEWSKI und MANOR wiesen 1977 in einem Vortrag mit überzeugenden Beispielen darauf hin, daß sich die Ureteren wesentlich besser — in ganzer Länge, breiter und kontrastreicher — bei gefüllter Harnblase darstellen lassen.

5.3 Art des Harntransportes zwischen Niere und Harnblase in der radiologischen Darstellung

5.3.1 Problemstellung

Die Druckmessung ist zur Erklärung der ablaufenden Bewegungen am oberen Harntrakt notwendig. Ihre Aufzeichnung bedeutet eine mögliche Objektivierung in Kurvenform. Bei solchen Aufzeichnungen, die übrigens unterschiedlich gedeutet werden können, handelt es sich nicht um die Abbildung des Vorgangs, sondern um eine indirekte Darstellung. Der Vorgang selbst ist röntgenologisch wesentlich direkter und damit plastischer abzubilden, doch läßt sich diese Abbildung nicht objektivieren (s. Einleitende Bemerkungen). Trotzdem werden seit Einführung des Röntgenverfahrens in verschiedenen Hypothesen zur Erklärung der Art des Harntransportes im

Ureter Röntgenaufnahmen, sozusagen als *Indizienbeweise* unterlegt. Es wird Gelegenheit sein, im Rahmen der einzelnen Abschnitte über die Beschreibung des Harntransportes auf einzelne Gesichtspunkte dieser Hypothesen einzugehen, wobei die Zystoidtheorie einen besonders breiten Rahmen in der Literatur einnimmt.

Diese Hypothese, einst von FUCHS in den Jahren 1927 bis 1933, von PFLAUMER und HÖCKER 1930 sowie von HECKENBACH 1932 aufgestellt und vertreten, wurde nicht nur noch einmal 1946 von BEGG unterstützt und von FEY, TRUCHOT, NOIX und NOIX 1956 bis 1977 auch nach Einführung des kinematographischen radiologischen Verfahrens übernommen, sondern wird auch heute noch lehrbuchmäßig unwidersprochen aufgeführt (KIIL,1970; VEREEKEN, 1975).
CAMPBELL hatte allerdings 1966 nach ausführlichen kinematographischen Studien die Zystoidtheorie als *incomplete and poorly documented* bezeichnet.

Die modernen radiologischen Möglichkeiten der Bewegungsaufzeichnung besitzen gegenüber den wenigen radiologischen Funktionsuntersuchungen der 40er und 50er Jahre Vorzüge, aber auch Nachteile.

Vorzüge. Der Nachteil der sonst notwendigen Kathetereinführung entfällt. KIIL hielt in seinem Lehrbuchartikel die Kontrastmitteldarstellung der Ureteren nach intravenöser Injektion noch für ungenügend. Dieser Mangel ist nach Einführung der Infusionsurographie mit wenigen Ausnahmen (sehr korpulente Personen, mangelnde Nierenausscheidung) behoben. KIIL beurteilte 1970 die normale Funktion noch nach den unphysiologischen Untersuchungsmethoden der retrograden Kontrastmittelinjektion und beschrieb Bewegungsvorgänge im Nierenhohlraumsystem, die sicherlich vorkommen, wahrscheinlich aber nur unter unnatürlichen Voraussetzungen und nicht als die von KIIL angenommene Norm.
Als weiterer Vorzug der Methode ist die dynamische Betrachtung anzusehen: man verfolgt im Bild den Ablauf der Kontraktion.

Dabei ergibt sich eine ziemlich klare Übereinstimmung anatomischer makro- und mikroskopischer Beobachtungen, physiologischer Druckaufzeichnungen und nun der radiologischen Darstellung: die einzelne Muskelfaser (Abb. 21), im Anfangsteil zirkulär angeordnet, trägt zur Abschnürung des betroffenen Abschnittes bei, während der mehr lineare Endteil dieser Muskelfaser mit seiner Kontraktion den Fluß des Kontrastharns von der Niere zur Harnblase bewirkt.

Nachteil. Im Gegensatz zu früheren Untersuchungen konventioneller Art am großen Leuchtschirm oder auch der bildlichen Darstellung auf einem großen Format ist das zur Verfügung stehende Blickfeld heute begrenzt, und zwar meistens maximal auf 10 Zoll = 26 cm im Durchmesser. Bei dieser Art der Beobachtung sieht man nur den Kontraktionsablauf, ist aber nicht in der Lage, sich ein Urteil über die erneute Wiederauffüllung

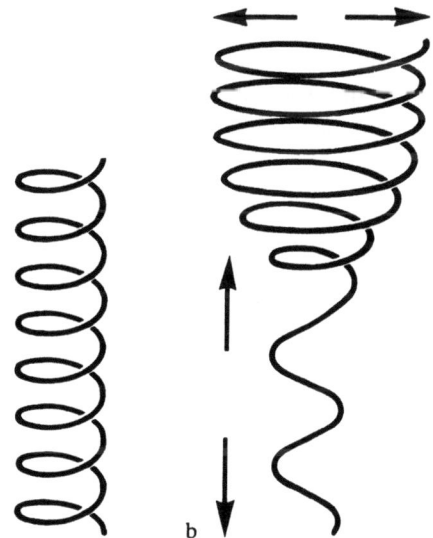

Abb. 21. Anordnung der Muskelfasern als Ergebnis der Kombination einer Verbreiterung und Verlängerung (a). Zirkuläre Anordnung um eine Röhre (b), Verbreiterung in der oberen Hälfte und Verlagerung in der unteren Hälfte (aus E. A. TANAGHO: Ureteral embryology, developmental anatomy, and myology. In: S. BOYARSKY et al.: Urodynamics. New York – London: Academic Press 1971)

des Ureters hinter der ablaufenden Kontraktionswelle zu bilden. Solange hierüber keine Klarheit besteht, fehlt eine wesentliche Voraussetzung zur Erklärung des Transportmechanismus des Urins zwischen Niere und Harnblase. Hier bestehen auch noch unterschiedliche physiologische und manometrische Untersuchungsergebnisse.

BOZLER (1942) stellte nach Ablauf der Kontraktionswelle hinter ihr einen Druckabfall fest. SLEATOR und BUTCHER (1955) fanden sogar hinter der abgelaufenen Welle einen Abfall des Basaldruckes um 10–20 cm H_2O.

Damit entstünde nach KIIL eine Relaxation (oder aktive Dilatation), eine Beobachtung, für die der Autor weder im Schrifttum ein Analogon noch bei eigenen Untersuchungen eine Bestätigung fand.

Da ich selbst bei der Durchleuchtung häufig erstaunt war über die Geschwindigkeit des Einschießens von Kontrastmittel in den nach Ablauf einer Kontraktionswelle hinter ihr sich wieder öffnenden Ureter, erschien es notwendig, zur weiteren Klärung dieser Frage mit den Mitteln der Radiologie, die bislang hierfür nicht ausgenutzt wurden, diesen Problemen nachzugehen.

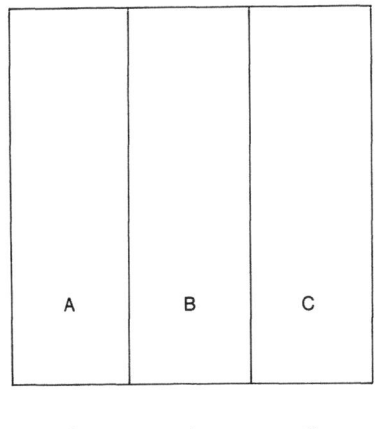

Abb. 22. Schematische Skizze über Anordnung und zeitliche Folge der Zielschüsse auf ein dreigeteiltes Format 35/35 cm am Zielgerät bei der Durchleuchtung

Im folgenden Kapitel werden nun zunächst auszugsweise die aus einer entsprechenden Arbeit von LEIDIG (1977) entnommenen Ausführungen über die Methode angegeben, um in den anschließenden Kapiteln die Art des Harntransportes zwischen Niere und Harnblase aufgrund der Ergebnisse dieser unserer Untersuchungen zu diskutieren.

5.3.2 Eigene Untersuchungen

Während die übrigen Einzelheiten der Veröffentlichung von LEIDIG (1977) zu entnehmen sind, soll hier nur kurz das Wesentliche über das methodische Vorgehen und über die Zusammensetzung der untersuchten Patienten berichtet werden, um im Anschluß daran die Untersuchungsergebnisse zu schildern und zu diskutieren.

Unter Durchleuchtung wurde am Zielgerät zu einem Zeitpunkt, an dem man den Eindruck des Entstehens der Initialphase zu einer dann ablaufenden Kontraktionswelle hatte, die erste Aufnahme einer Dreierserie auf einem 35 × 35 cm großen Film angefertigt. Die nächsten beiden Aufnahmen wurden, so schnell wie es die Apparatur erlaubte, anschließend belichtet, und zwar von links nach rechts (Abb. 22), so daß die Aufnahme A (etwa in einer Größe von 11 × 33 cm) zeitlich zuerst angefertigt ist. Hierdurch war es möglich, aus den einzelnen Serien bei versetztem Aufnahmezeitpunkt einen nahezu kontinuierlichen Bewegungsablauf zu erfassen.

150 Dreierserien wurden angefertigt, davon 50 links und 50 rechts (insgesamt also 100). Außerdem wurde bei 25 Patienten im gleichen Untersuchungsgang und kurze Zeit nach Anfertigung der ersten Serie eine zweite, gleiche Serie belichtet, um zu prüfen, inwieweit die zuvor erhobenen Befunde konstant waren.

Die Untersuchungen erfolgten teils am stehenden, teils am liegenden (Rückenlage) Patienten oder während des Aufrichtens aus der Rückenlage, dann meist in 45 Grad Schräglage.

Als Auswahlkriterien, um — soweit es im Krankenhaus möglich ist — wenigstens die gröbsten Erfordernisse für eine *Norm* zu erfüllen, wurden nur die Untersuchungsergebnisse von Patienten mit einem Serum-Kreatinin von unter 1,3 mg%, unauffälligem Urin-Laborbefund und einer bei der Durchleuchtung normal erscheinenden Motilität der ableitenden Harnwege ausgewählt.

Patienten mit durchgehend gefülltem Ureter zwischen Nierenbecken und Harnblase, meist wohl infolge starken diuretischen Drucks mit Einstellung des Kontraktionsdruckes, also sog. *Diurese-Ureter*, wurden nicht in die Betrachtung einbezogen.

Gestützt auf die Ergebnisse dieser Untersuchungen, die in der nun folgenden Beschreibung des Harntransportes zwischen Nierenbecken und Harnblase aufgeführt werden, ist es möglich, kritisch zu den bislang hierüber bestehenden Hypothesen Stellung zu nehmen.

5.3.3 Initialkontraktion

Wie schon in den vorherigen Kapiteln ausgeführt wurde, besitzt das Nierenbekken bei offener Verbindung und in funktioneller Einheit mit dem Anfangsteil der Ureters, dem Conus ureteralis, eine Reservoir-Funktion. Hier sammelt sich der diuretisch ausgeschiedene Kontrastharn. Nach Überschreiten eines kritischen Druckwertes wird der Reiz zu einer Kontraktion ausgelöst.

Normalerweise wird eine gewisse Kontrastharnportion nach Initialkontraktion abgeschnürt und von der ablaufenden Kontraktionswelle in die Harnblase befördert. Es handelt sich dabei im allgemeinen nur um einen Teil des im Nierenbecken und Anfangskonus gesammelten Kontrastharns.

Nach unseren Untersuchungen zeigte sich die Richtigkeit der Annahme dieser Gegend als funktionelle Einheit in bemerkenswert deutlicher Weise:

In gut 50% war schon auf der dritten Aufnahme, also 8 Sekunden nach Auslösung der ersten Aufnahme, die distale Grenze des Anfangskonus an gleicher Stelle, an der sie auf der ersten Aufnahme zu sehen war (Abb. 23). Dazwischen lag das Stadium der Kontraktion, die meist auf der Aufnahme B erfaßt wurde.

In den übrigen knapp 50% war die ursprüngliche Länge des Konus auf der ersten Aufnahme infolge der eingetretenen Kontraktion nicht zu erkennen. Er bildete sich auf der zweiten Aufnahme und war auf der dritten Aufnahme in noch größerer Länge zu sehen. Danach ließ sich also nicht feststellen, ob damit die endgültige distale Grenze des Konus erreicht war oder nicht.

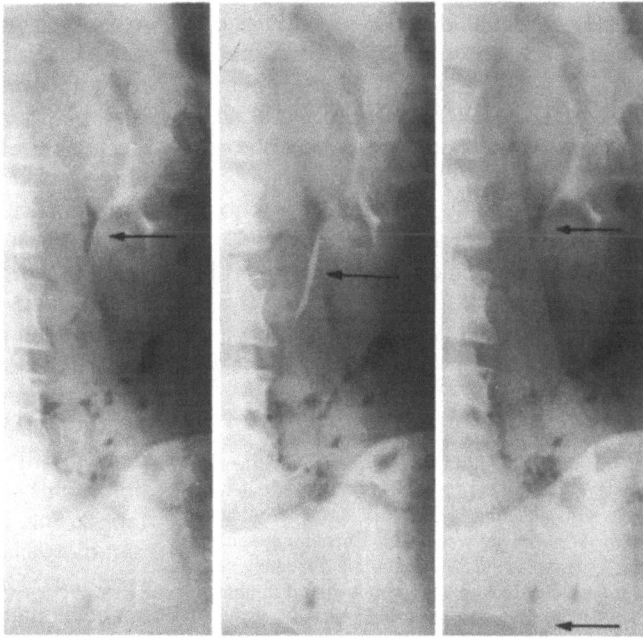

Abb. 23. Dreier-Serie am Zielgerät: auf der 1. Aufnahme links Ruhestadium, 4 Sekunden später (Aufnahme in der Mitte) Initialkontraktion mit Abtrennung einer Kontrastmittelsäule vom Nierenbecken, 8 Sekunden später (Aufnahme rechts) in Nierenbeckennähe ist das Ruhestadium wieder erreicht. Der Pfeil am unteren Bildrand zeigt auf einen in der Reproduktion kaum noch wiederzugebenden Rest der zur Harnblase abgewanderten abgeschnürten Kontrastmittelsäule

Bei fester Grenze lag diese in etwa 40% 1–4 cm distal der UPJ, in den übrigen 14% mehr als 10 cm distal dieser Stelle. Interessant war, daß diese festen Grenzen bei Untersuchung im Stehen und im Liegen gleich blieben.

FUCHS (1927) fand bei anatomischen Untersuchungen, daß das Nierenbecken in den meisten Fällen ohne exakte Abgrenzung in den Ureter übergeht, eine Feststellung, die den normalen Verhältnissen am Lebenden entspricht, nur sieht man hier mit einer, wie oben erwähnt, oft konstanten Abgrenzung dieser funktionellen Einheit, die FUCHS als Zystoid auffaßte, eine feste Grenze blasenwärts.

Es genügt an dieser Stelle der Hinweis, daß die früher ausgesprochene Annahme eines Sphinkters zwischen Nierenbecken und Harnleiter (LEGUEU, 1927; OECONOMOS, 1937) anatomisch nicht zu bestätigen war. BEGG kam nach seiner pyelographischen Studie zu demselben Ergebnis wie NARATH und deutete die auf den Aufnahmen oftmals offene Verbindung von Nierenbecken zum *ersten Harnleiterzystoid* als Übertreten von Inhalt zwischen zwei Segmenten. Die letztgenannten beiden Autoren sahen also je ein Zystoid im Nierenhohlraumsystem und im oberen Ureter, getrennt durch eine funktionelle Enge. Nach unseren Ergebnissen gibt es auch bei einem funnel-type bzw. linearen Nierenbecken keine funktionelle Abgrenzung zwischen Nierenbecken und oberem Ureter. Man sieht nur relativ häufig hier den Beginn der Kontraktionsphase, wobei diese initiale Kontraktion im Standbild einen Sphinkter vortäuschen kann.

KIIL (1957) wandte Druckmessungen an, um die Frage nach der Füllung des Konus zu klären. Der Autor kam zu dem Schluß, daß während der Füllungsphase im Nierenbecken und im Anfangskonus ein gleicher, geringer Druck herrscht, beide also als eine Einheit gefüllt werden. Weitere Druckmessungen und die Ableitung von Aktionspotentialen ließen KIIL annehmen, daß sich das Nierenbecken dann kontrahiert, wenn vom Entstehungszentrum der peristaltischen Welle aus die Erregung *retrograd* auf das Becken übergeht, während in *antegrader* Richtung die Kontraktionswelle den cone-Inhalt transportiert.

Diese Beobachtung, lediglich nach Druckmessungen erhoben, entspricht dem von uns unter direkter radiologischer Sicht beschriebenen Vorgang. Damit hat sich auch die Annahme von FUCHS (1927) insofern als richtig erwiesen, daß Nierenbecken und oberes Ureterende normalerweise *eine* funktionelle Reservoireinheit bilden.

Interessant und neu ist die Beobachtung, daß bei unseren Patienten zwar der Prozentsatz zwischen *open* und *closed* type des Nierenbeckens mit 80/20 etwa gleich war, wie er von MURNAGHAN (1958) und HANLEY (1959) angegeben wird, daß aber bei fast der Hälfte dieser Patienten mit einem closed type oder ampullären Nierenbecken Kontrastmittel im oberen Ureterende stand, offenbar in Verbindung mit dem Nierenbecken. Damit fehlt zwar die Form des Trichters, funktionell besteht jedoch ein Conus ureteralis, wenn er auch wenig konusförmig und vielmehr fadenförmig aussieht (Abb. 4). Diese Feststellung hat aus folgendem Grund besondere Bedeutung: solange es einen Conus ureteralis gibt, liegt ein Kontrastharndepot vor, das aus dem Ureter nach Abschnürung gegen das Nierenbecken zur Harnblase transportiert werden kann.

Insofern wäre der Transportmechanismus bei der Hälfte eines closed-type-Beckens noch normal. Bei den Patienten ohne Kontrastharn im Ureter ist ein Transport in die Harnblase ohne initiale Kontraktion innerhalb des Nierenhohlraumsystems gar nicht möglich. Wenn MURNAGHAN von der Möglichkeit spricht, daß das ampulläre Nierenbecken eventuell als Übergangsstadium zu pathologischen Formen betrachtet werden könne, müßte konsequenterweise erwogen werden, auch jede Kontraktion des Nierenhohlraumsystems bei fehlendem Anfangskonus als Übergangsform zu einer pathologischen Funktion zu sehen. Es wird noch Gelegenheit sein, bei den Nierenbeckenausgangsstenosen hierauf zurückzukommen.

Ohne Kenntnis des Bewegungsvorganges muß man sich hüten, Kontraktionen des Nierenhohlraumsystems, die man auf Starraufnahmen als solche erkennt (Abb. 24) etwa auf einen pathologischen

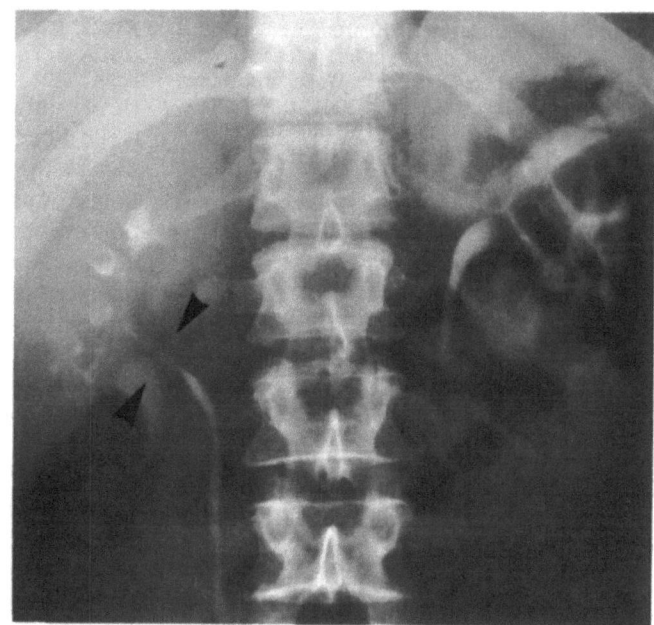

Abb. 24. Initialkontraktion
rechts *(Pfeile)* mit Transport
der Hauptmenge des Kontrastmittels in den Ureter und geringem Rücktransport unter
der Kontraktion in die Nierenkelche

Vorgang zu beziehen. Wie vorher zitiert, konnte
CAMPBELL während der Initialkontraktion eine retrograde Druckwelle verzeichnen. Dies entspricht
schon früher von uns mitgeteilten eigenen Beobachtungen (SCHMIDT et al., 1969 a), die wir auch bei
der jetzigen Untersuchungsserie wieder bestätigen
konnten: unter der Initialkontraktion kann es zu
einer kräftigen rückläufigen Kontraktion des Nierenhohlraumsystems kommen, allerdings als Ausnahme und nicht als Regel (Abb. 25).
Als seltene Ausnahme konnten auch wir 1969 und
jüngst bei linearem Nierenbecken die Initialkontraktion im obersten Kelch sehen, ablaufend über
das Nierenbecken und den Ureter, fanden diese Beobachtung sonst im allerdings sehr spärlichen
Schrifttum nicht bestätigt. Zur Deutung wäre unbedingt die gleichzeitige Kenntnis der Druckverhältnisse erforderlich.

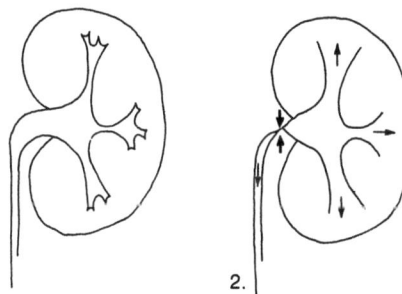

Abb. 25. Schematisierte Skizze des Vorgangs der
Initialkontraktion: 1. im Ruhestand, 2. Initialkontraktion mit Retropulsation im Nierenhohlraumsystem (Ausnahme, nicht Regel)

HANLEY beobachtete 1960, wie bei linearem Nierenbecken *(funnel-type)* jede ge-
ringe Diurese sofort eine Entleerung her-
vorrief, während bei der ampullären
Form *(closed-type)* eine gewisse Retention zu vermerken war.

Schließlich ist darauf hinzuweisen, daß die initiale
Kontraktion in Bruchteilen von Sekunden erfolgt,
so daß der Anfangsort, kinematographisch objektiviert, bei langsamer Bildfolge evtl. gar nicht erfaßt
ist. Bei einer geringeren Folge als 24 Aufnahmen
pro Sekunde gerät man in die Gefahr, eine Kontraktion im Nierenbecken für primär zu halten, die
in Wirklichkeit erst rückläufig eingetreten ist. Es ist

anzunehmen, daß manche der Phänomene, die
NARATH in seiner grundlegenden Monographie
1951 auf S. 243/244 nicht erklären kann, ihre Deutung gefunden hätten, wenn der Autor damals
schon statt des ihm zur Verfügung stehenden Berg-
schen Wechselrahmens über die heutigen techni-
schen Möglichkeiten der Kinematographie verfügt
hätte.
Abschließend zu diesem Kapitel sei auf ein besonderes Phänomen hinzuweisen, das bislang nicht erwähnt wurde: den ruckartigen Beginn der Anfangs-
kontraktionen. Genauso plötzlich wie der Detrusor
der Harnblase im Beginn der Miktion direkt an-
springt, erfolgt auch eine ruckartige Formänderung
des von der Initialkontraktion betroffenen Ureter-
abschnitts bzw. der Nierenbecken- oder Kelchmus-

kel-Partien. Bei längerer Erfahrung weiß man bei der Durchleuchtung direkt vorher, daß und wo sich im nächsten Augenblick eine Welle abschnüren wird. WEINBERG und MALETTA (1961) zitieren DRAPER und ZORGNIOTTI. Diese Autoren stellten mit sehr empfindlichen Meßmethoden fest, daß der peristaltischen Kontraktion ein Aktionspotential direkt vorangeht. HAUBENSAK und MÜLLER (1973) bestätigen diese Beobachtung am menschlichen Ureter.

ISRAEL konnte 1923 eine Latenzzeit bei Anspannung am Ureter von 0,4 Sekunden, am Nierenbecken von 2–3 Sekunden messen, wobei zu betonen ist, daß sehr unphysiologische Untersuchungsbedingungen vorlagen.

Die plötzliche Formänderung der Harnblase vor Miktionsbeginn und am Ort der Initialphase vor Ablauf einer Welle am Ureter ähneln sich bei radiologischer Durchleuchtung in Zeit und Art.

In diesem Zusammenhang ist eine Beobachtung von SHALIT und MORALES (1966) interessant: die Autoren stellten bei Miktionsbeginn plötzlich Druckzunahmen von 0–3 cm (Ruhedruck) auf 35 cm H_2O im mittleren Ureter fest (als Kontraktionsdruck maßen SHALIT und MORALES hier 40–45 cm H_2O).

Beim Durchlesen dieses Buches hat der Leser in Betrachtung der Abbildung 23 mit Darstellung der *Ruhephase* auf den ersten Blick links sich vielleicht die Frage gestellt, warum diese überhaupt abgebildet wurde. Nach der Durchleuchtung hatte man in diesem Augenblick den Eindruck der sich auf dem Bild noch nicht manifestierenden anspringenden Initialkontraktion, ein Eindruck der, wie die beiden nächsten Stadien der Abbildung 23 zeigen, auch richtig war.

Zusammengefaßt läßt sich sagen, daß das Nierenhohlraumsystem und der Conus ureteralis ein Reservoir bilden, aus dem die Initialkontraktion ein gewisses Depot abnimmt und zur Harnblase transportiert. Dieses Reservoir hat nicht die Funktion eines zusammenhängenden Zystoids. Dann müßte es sich insgesamt kontrahieren und Kontrastmittel durch eine Enge in den Ureter schleudern. Das Gegenteil ist normalerweise der Fall: eine kleine Portion Harn wird abgeschnürt und zur Harnblase transportiert, während im Augenblick dieser Abschnürung eine Repulsation des Kontrastmittels in das Nierenhohlraumsystem erfolgt.

5.3.4 Kontraktionsablauf

Bevor auf den Ablauf der Kontraktionswelle über den Ureter gesprochen werden kann, ist noch einmal auf den Anfangskonus, dessen Inhalt der zu transportierende Bolus normalerweise bildet, einzugehen. Das Volumen dieses Konus hängt vorwiegend vom diuretischen Druck aus der Niere ab. Mit zunehmendem diuretischen Druck wird der Konus länger (MURNAGHAN, 1958) und kann nach CAMPBELL (1966) bis in die Nähe der Harnblase reichen. Bei weiterer Zunahme vergrößert sich die Reservoirfunktion des Ureters durch eine mäßige Erweiterung, der durch die Initialkontraktion abgeschnürte Bolus wird immer voluminöser, die zur Harnblase transportierte Kontrastmittelsäule länger.

An dieser Stelle ist auf einen Sonderzustand einzugehen, der dann eintritt, wenn der diuretische Druck so groß wird, daß das Kontraktionsvermögen der Harnleitermuskulatur hiergegen nicht mehr ankommt. In diesem Falle einer vom Nierenbecken bis zur Harnblase reichenden Kontrastmittelsäule, die seit SATANI (1919 b) bekannt ist und im Schrifttum den Zustand des sog. Diureseureters wiedergibt, können durchaus noch in regelmäßigem Rhythmus Aktionspotentiale über die Uretermuskulatur ablaufen, die sich jedoch nicht mehr kontrahiert, so daß der Radiologe nicht imstande ist, zu unterscheiden, ob in einem solchen Diureseureter der Kontrastharn steht oder fließt.

Die vorn mitgeteilte Beobachtung, daß bei Aufrichten des Untersuchten aus Rückenlage in die Vertikale die Kontrastmittelsäule des Diureseureters abreißt, wonach sich eine regelmäßige Peristaltik einstellt, ist wohl nur durch die Gravitation und den hiermit veränderten Druck auf die Blasenostien zu erklären. Bei dieser Annahme wird deutlich, in welch erheblichem Ausmaß ein durch das Ostium gesteckter Ureterkatheter die physiologischen Verhältnisse verändert: aus den vorher gegeneinander abgeschlossenen Drucksystemen der Harnblase und des Ureters wird ein einheitliches, offenes Drucksystem.

Die Beobachtung andererseits, daß der Anfangskonus im Stehen und Liegen gleich bleibt, solange die Kontrastmittelfüllung die Harnblase noch nicht erreicht hat, spricht dafür, daß die Gravitation, solange die Ostien nicht erreicht sind,

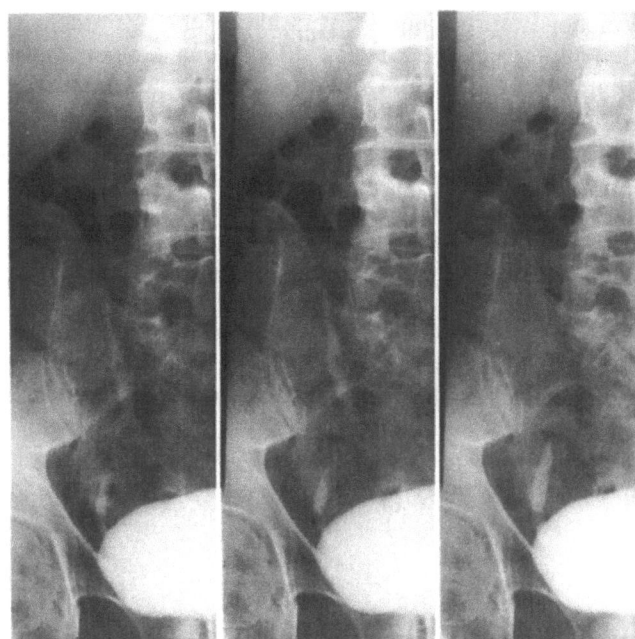

Abb. 26. Konstante (physiologische?) Kontrastmitteldepots, unabhängig vom Kontraktionsablauf, prävesikal

keinen wesentlichen Einfluß auf die Länge des Konus hat.

Normalerweise schnürt die Kontraktion den Ureter so stark durch, daß sie den Kontrastharn insgesamt vor sich hertreibt und keine sichtbaren Reste hinter sich läßt.

Im Gegensatz zur Funktionseinheit des Nierenbeckens und des Anfangskonus, der durch die sich abschnürende Welle nur *angezapft* wird, so daß in diesem Reservoir verbleibender Restharn als physiologisch zu bezeichnen ist, wird man nach Ablaufen der Kontraktionswelle im Ureter zurückbleibende Kontrastmitteldepots als unphysiologischen Restharn bezeichnen müssen.

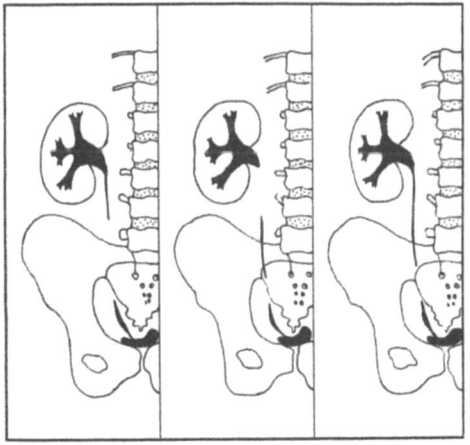

Abb. 27. Schematisierte Darstellung eines solchen prävesikalen Depots nach Abbildung 26

TANAGHO und MEYERS berichten 1973, daß bei Oligurie ein kleiner Bolus vorübergehend im mittleren Ureter verweilen könne. Er durchlaufe den oberen Ureter ohne Kontraktion. Über entsprechende Erfahrungen können wir nicht berichten, da wir nie bei Oligurie untersucht haben.

Weiterhin kommen offenbar auch in Harnblasennähe Kontrastmitteldepots vor, die als normale Retentionen aufzufassen sind. Wir konnten sie früher (SCHMIDT et al., 1969 a) schon beobachten und darüber berichten. In unseren obengenannten Unter-

suchungsergebnissen (LEIDIG) waren drei Beobachtungen von prävesikalen Restharndepots unter den 13 aufgeführten Fällen. Hier wie auch früher schon waren die Kontrastmitteldepots inkonstant. Sie bleiben meist während des ersten Kontraktionsablaufes zurück, werden vom nächsten jedoch mit erfaßt und in die Harnblase transportiert. Es handelte sich offenbar um einen sehr typischen Normalbefund prävesikaler Retention, der lehrbuchmäßig (SCHREYER, 1974) mit mehreren Schrifttumszitaten erwähnt wird (Abb. 26 und 27).

Vor der Besprechung der verschiedenen Bedeutung von Kontrastharndepots im Ureter sind einige Definitionen notwendig.

Der Radiologe spricht häufig von einer Kontrastmittel*spindel* im Ureter. Diese Bezeichnung *Spindel* hat bei den einzelnen Autoren eine unterschiedliche Bedeutung. SCHREYER hält die Spindelbildung für ein Charakteristikum der Ureterfunktion. Eine Spindel entstehe, wenn der Ureter durch zwei hintereinander ablaufende peristaltische Kontraktionen eingeschnürt werde. Dieser Definition, der auch wir uns früher angeschlossen hatten (SCHMIDT et al., 1969 a) ist mit

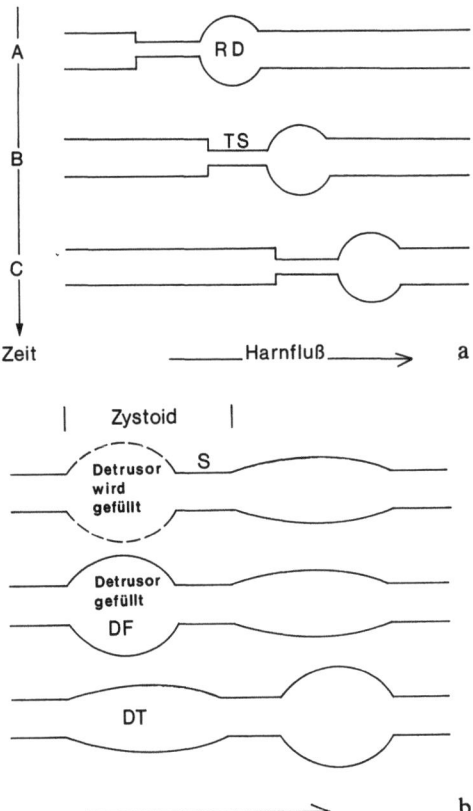

Zurückhaltung zu begegnen, da zwei auf einer Aufnahme gleichzeitig getroffene Kontraktionsabläufe unter Berücksichtigung einer normalen Frequenz zwischen 1 und 6 Abläufen pro Minute das Zeichen einer ganz ungewöhnlich frequenten Peristaltik sein muß. Mit Wahrscheinlichkeit handelt es sich um die Fehldeutung einer Engstellung des Ureters auf dem Standbild mit einer Kontraktion.

Zur weiteren Erklärung und zur Vermeidung weiterer Mißverständnisse ist es notwendig, in die Historie zurückzugehen und die Entstehung wie die Propagation der Zystoidtheorie als einzige der Theorien über den Harntransport im Ureter zu diskutieren; auf die übrigen Hypothesen, die in der Vergangenheit aufgestellt wurden, läßt sich nebenbei eingehen.

Zystoidtheorie

Im Beginn der Zystoidtheorie finden wir den Begriff *Spindel*. Nach FUCHS (1927, 1931) unterteilt sich der Ureter des Erwachsenen — individuell verschieden — in ein bis vier *Spindeln*. Diese Beschreibung stammt aus postmortalen Weitenmessungen von Ureteren unterschiedlicher Füllungsgrade, also aus *morphologischen* Beobachtungen. Man verglich diese Befunde mit Röntgenaufnahmen und sah auf den Starrbildern der Urogramme damals ebenfalls eine Kontrastmitteldarstellung der Ureteren, die auf Weiten und Engen bezogen wurde. Aus diesen morphologischen Beobachtungen wurde die dynamische Zystoidtheorie abgeleitet.

Die Berechtigung für eine dynamische Betrachtung entnahm FUCHS Untersuchungsergebnissen, die er am Kaninchen für den Harnleitertransport im Ureter gewonnen hatte. Dabei sah FUCHS im Zystoidmechanismus einen Ausnahmezustand. Der Autor unterschied zwischen zwei physiologischen Zuständen, die für einen unterschiedlichen Harntransport zutreffen würden, nämlich bei Engstellung und bei Weitstellung des Ureters. Die Engstellung liege bei geringer Diurese und geringer Blasenfüllung vor, Nierenbecken und Ureter seien leer, kontrahiert. Der Harntransport erfolge durch peristaltisches Vortreiben eines kleinen Harnquantums, das kontinuierlich den Ureter vom Nierenbecken bis zur Harnblase durchwandere. Im Gegensatz dazu trete bei stärkerer Diurese und zunehmender Blasenfüllung eine Weitstellung des Ureters und damit eine andere Form des Harntransportes auf. Der Ureter sei in längere Abschnitte segmentiert. Diese Ab-

Abb. 28. Schematisierte Darstellung des Harntransports bei Engstellung *(oben)* und Weitstellung *(unten)* des Ureters nach der *Zystoid-Theorie*
R, D Retentionsphase, Detrus.; D Detrusor, S Sphinkter, T,S Transportphase, Sphinkter; DF Detrusor in Füllphase, DT Detrusor nach Transportphase

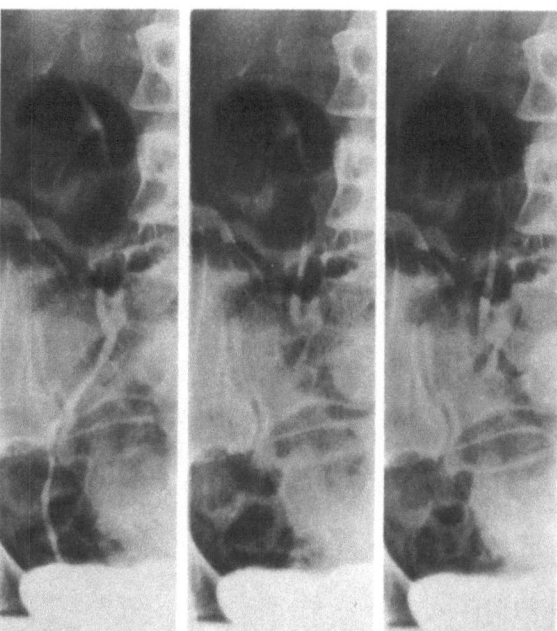

Abb. 29

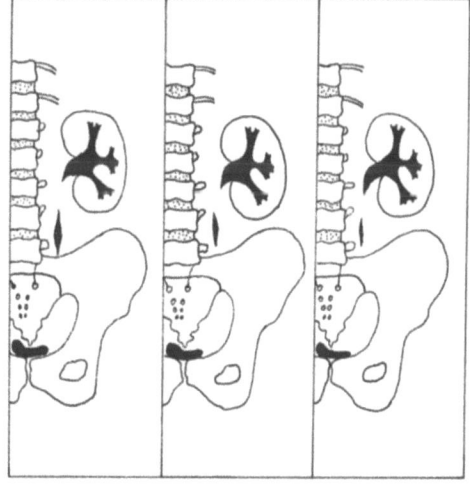

Abb. 30. Skizzierte Darstellung einer anderen Beobachtung mit Restdepot in der Pars abdomin. des linken Ureters

schnitte seien durch funktionelle Detrusoreigenschaften (niedriger Tonus, Weiten) charakterisiert und in kurze Abschnitte, welche funktionelle Sphinktereigenschaften (hoher Tonus, Engen) aufwiesen. Der Harntransport erfolge dadurch, daß größere Harnquanten durch Kontraktion der retinierenden Detrusorabschnitte in das darunter gelegene Segment und schließlich in die Harnblase gedrückt würden (s. Abb. 28). Die Kontraktion eines jeden Zystoids sei unvollständig. Es bleibe also Harn im Zystoid zurück.

Diesen Transportmechanismus hielt Fuchs noch für die Ausnahme, während Begg (1946) ihn als Regel für die durchgehende Peristaltik annahm.

Von der Tatsache des Bestehens von Restharndepots im Ureter konnten wir uns bei unseren eigenen Untersuchungen überzeugen. Wir fanden sie in einer Häufigkeit von 13% und kommen damit zu gleichen Prozentzahlen wie Campbell (1966) (12%). Auch die Unabhängigkeit von der Lage des Patienten stimmt mit Campbells Ergebnis überein. Man könnte eine solche Prozentzahl auch mit Kiil als *a rather common observation* ansehen. Es ist eine Sache des klinischen Befundes und der Wertung, ob man derartige Prozentzahlen, die ja auch z. B. beim ampullären Nierenbecken ohne Anfangskonus im Ureter vorkommen, als normal oder als pathologisch wertet. Murnaghan warf immerhin bei einer Häufigkeit von 15–20% sämtlicher ampullärer Beckenformen mit und ohne Anfangskonus im Ureter die Frage auf, ob es sich nicht um Übergänge zu pathologischen Zustände handele.

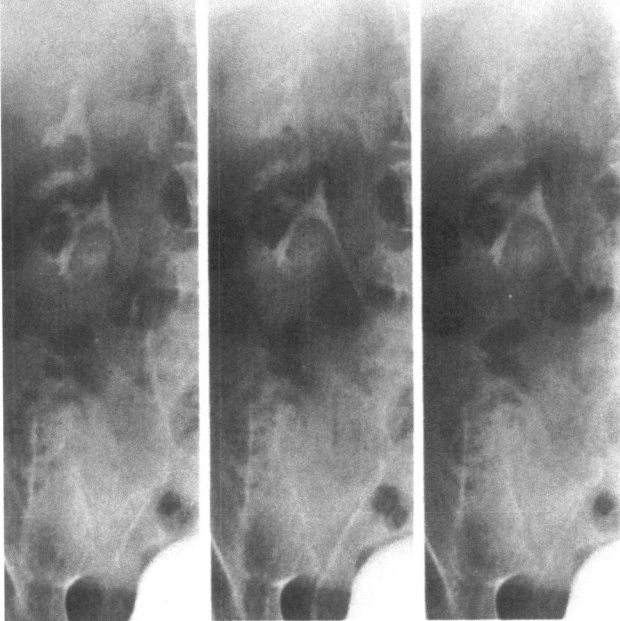

Abb. 31. Permanentes Kontrast-
mitteldepot in sakraler Höhe der
Pars pelvina des Ureters

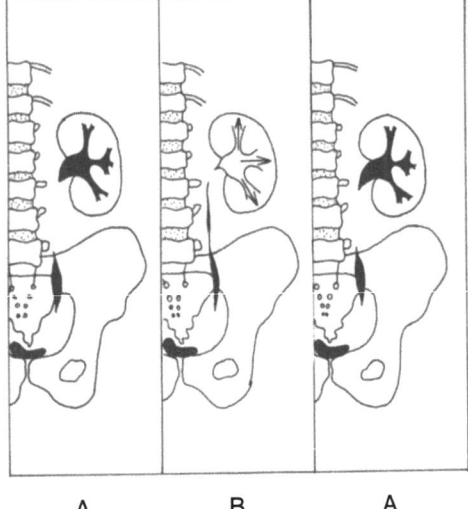

A   B   A

Abb. 32. Skizzierte Darstellung einer anderen Beobachtung mit Restdepot in sakraler Höhe der Pars
pelvina des linken Ureters

Nach unseren Beobachtungen können
wir uns jedenfalls der Annahme, daß es
sich bei diesen Kontrastharndepots im
Ureter um einen physiologischen Zustand des Transportes größerer Urinmengen durch den Ureter im Sinne der

Zystoidtheorie handelt, nicht anschließen.

BEGG erklärt die Restharnbildung zum Funktions-
prinzip (*residuum principle*) der Zystoidtheorie bei
starker Diurese. Die Retention sei die letzte Möglichkeit des exkretorischen Systems, sich ungewöhnlich hoher Urinmengen anzupassen. Diese
stresses sind u.a.: physiologische Polyurie bei
Wechsel von heißen zu kalten Temperaturen sowie
bei exzessivem Wasser- oder Biertrinken, Aus-
scheidung gegen die Schwerkraft (Artisten, Tieftau-
cher) oder Schwangerschaft.

Wir können uns deshalb mit der Deutung
der Restharndepots als Zeichen einer
Zystoidfunktion mit gleichmäßigem Zu-
sammenziehen dieser Zystoide und Her-
auspressen des Kontrastmittels in das
nächste Zystoid nicht einverstanden erklären, weil wir immer wieder gesehen
haben, daß die Kontraktionswelle über
diese Kontrastmitteldepots hinwegzieht,
indem sie den Kontrastharn in die Depots hineintreibt, über die Depots fort-
schreitet und ein Restdepot zurückläßt,
das etwa dem zuvor schon bestehenden
entspricht. Die Welle schreitet bei gleich-
bleibender Geschwindigkeit vom Nierenbecken zur Harnblase über etwa bestehende Kontrastmitteldepots weg. Es

kommt nicht zu einem schwankenden Transport von einem Depot zum anderen.

Vielmehr entsteht das Bild, wie man es bei kardiotonen Oesophagusdilatationen kennt: eine bestimmte Menge Kontrastmittels bleibt in den Anfangsstadien im unteren Oesophagus retiniert und zwar auch dann, wenn nach einem größeren Schluck Kontrastmittels die Hauptmenge den Oesophagus passiert hat.

Der Verdacht liegt nahe, daß es sich auch bei den Kontrastmitteldepots im Ureter um prästenotische Kontrastmittelretentionen handelt (Abb. 29–32).

An dieser Stelle ist noch auf eine andere Hypothese einzugehen, die auf NARATH (1951) zurückgeht und stark der Zystoidtheorie ähnelt, obwohl NARATH hierauf nicht eigens eingeht. Der Autor setzte sich kritisch mit der *Melktheorie* auseinander und unterteilte den Ureter in 2–4, meist jedoch 3 sog. *functional sections*. Vergleichbar mit den Zystoiden beschrieb er *dynamic units*, ebenfalls aufgebaut von je einem Detrusor und einem Sphinkter.

Die von NARATH als *staggered peristalsis* beschriebene Hypothese ist mit einer Aufnahmetechnik gewonnen, die (wie vorn erwähnt) unserer großformatigen Zielaufnahmetechnik ähnelt. Infolgedessen sind wir in der Lage, die vorgetäuschte *staggered peristalsis* anders zu erklären:

In Abbildung 33 A ist ein *open* pelvis mit Anfangskonus ausgebildet, wie dies in der Regel der Fall ist. Dieser Anfangskonus hat sich hinter der ablaufenden Welle rasch ausgebildet. Die Kontraktionswelle selbst treibt eine Kontrastharnsäule vor sich her. Abbildung 33 B stellt die Situation dar, wenn die in A sich befindliche Kontraktionswelle den transportierten Harn vor die Blase getrieben hat und den Inhalt des Anfangskonus gerade vor einer *neu* entstandenen Welle in distaler Richtung befördert wird. Auch hinter dieser ablaufenden Kontraktionswelle bildet sich ein gleich langer Anfangskonus aus (Abb. 33 A, rechts).

Zieht man von unseren 13 Beobachtungen mit Kontrastmitteldepots im Ureter die 3 Restharndepots ab, die prävesikal lagen und mit dem nächsten Schub der Peristaltik, wie dies normalerweise öfter vorkommt, in die Harnblase befördert werden, bleiben 10 Patienten mit Restdepots im Ureter.

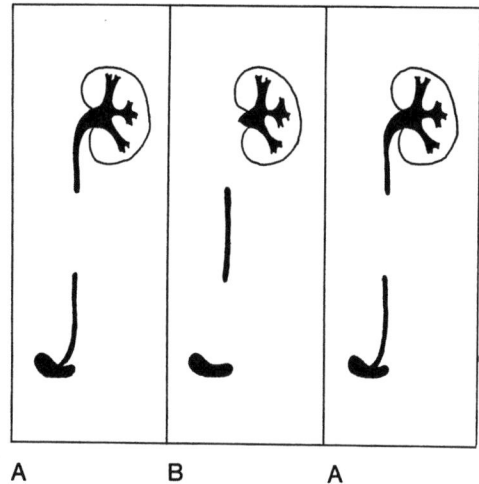

A   B   A

Abb. 33. *Staggered peristalsis* nach NARATH in skizzierter Darstellung

Ein gewisses, vielleicht noch physiologisch zu nennendes Hindernis scheinen die Beckenarterien bei Arteriosklerose zu bilden, wenn dauernd eine gewisse Menge Kontrastmittels vor der Überkreuzungsstelle des Ureters mit der arteriosklerotisch erweiterten A. iliaca communis zurückbleibt. Man sieht beim Durchleuchten die Pulsationen.

Hier liegt eine gewisse Prädilektionsstelle für Kontrastmittelretention im Ureter, die man unter Berücksichtigung des Alters auch dann als physiologisch ansehen kann, wenn man auch die Arteriosklerose für eine normale Alterserscheinung hält (Abb. 9).

Es wurde früher mehrfach auf die Fragwürdigkeit des Begriffes *Norm* hingewiesen. Bei *retrospektiver* Durchsicht der Krankenakten der Patienten, bei denen Restharndepots während der Durchleuchtung im Ureter festgestellt waren, ergab sich ein anderes Bild als nach den Angaben, die uns vor der Untersuchung zur Verfügung standen. Die von uns als grobe Anzeichen der Norm vorausgesetzten Bedingungen waren zwar erfüllt – mit Ausnahme der *normalen* Motilität der oberen Harnwege während der Durchleuchtung. Darüberhinaus ergab sich aber nun folgendes Bild: bei 6 dieser 10 Patienten wurden folgende Diagnosen angegeben:

Zustand nach Ileus-Operation (1 Jahr zurückliegend),
kongenitale Ureterstenose auf der Gegenseite,

Nierenbeckenstein, entfernter Ureterstein,
Divertikulitis und Sigmoiditis,
bei einer weiteren Patientin mit Retention unterhalb der UPJ fand sich ein Ptose beider Nieren.

Unsere Patienten waren *krank,* deswegen wurden sie untersucht. Im Krankenhaus eine Norm festzustellen, dürfte für die übrigen Autoren, die ebenfalls aus Krankenhäusern berichten, kaum leichter sein als sich dies bei unseren Untersuchungen herausstellte. Ein gewisser Anteil der 10 Beobachtungen von Restharndepots ist mit Sicherheit bei unseren Patienten Ausdruck eines pathologischen Geschehens, wobei außer pathoanatomisch bedingten Hindernissen auch an funktionelle Fehlsteuerungen zu denken ist (wie bei den Patienten mit Sigmoiditis und anderen Unterleibserkrankungen), bei denen es über Reflexbögen der verschiedensten Art auch zu Störungen im retroperitonealen Vegetativum kommen kann. Derartige peristaltische Phänomene konnten wir (SCHMIDT et al., 1973) beschreiben.

Es bestehen noch viele Unklarheiten, die auch nicht gelöst werden können, solange nicht Vergleichsuntersuchungen an zweifellos gesunden Patienten durchgeführt werden.

Eines jedenfalls ist sicher: weder durch die Zystoidtheorie noch durch die von NARATH vertretene Annahme selbständiger *dynamic units* sind die hier zu beobachtenden Kontrastmitteldepots oder *pools* zu erklären.

Lediglich die Annahme eines Sogs, der hinter der ablaufenden Welle entsteht, ist in der Lage, die Wiederauffüllung des Ureters nach Ablauf der peristaltischen Welle zu erklären.

Die Anzahl der Fälle, in denen es nicht zu dieser Auffüllung kommt (ausgenommen sind die Beobachtungen mit *closed* pelvis, soweit sie ohnehin keinen Konus bilden) dürfte durch das mangelnde Kontrastmittelangebot aus der Niere bei hierfür zu geringer Diurese erklärt sein: die Wände legen sich infolge mangelnden Nachflusses ebenso aneinander, wie dies in geringem Maße auch bei den Wänden des Nierenhohlraumsystems erfolgt, wenn das Kontrastmittelangebot aus dem Nierenparenchym in der Zeiteinheit zu gering ist.

Die vorn beschriebene sehr schnelle Wiederauffül-

lung des mehr oder minder langen Anfangskonus des Ureters hinter der ablaufenden Kontraktionswelle läßt unter Berücksichtigung der Druckmessungen von SLEATOR und BUTCHER mit einem Druckabfall im Ureter nach Kontraktion um 8–20 cm H_2O unter dem Ruhedruck (s. oben) für die Richtigkeit der Saugpumpentheorie, für die KIIL (1973) sich aussprach, sprechen, auch wenn derselbe Autor 1970 hervorhob, daß die Meßergebnisse von SLEATOR und BUTCHER sonst in der Literatur nicht bestätigt werden konnten.

Die Melktheorie darf man unseres Erachtens nicht mit der Ironie NARATHS abtun, die Verfasser dieser Hypothese hätten noch kein schlaffes Euter einer Kuh in der Hand gehabt. Der Ureter besitze Muskulatur. Dies bedeute Aktivität.

Ob die Aktivität aus eigener oder fremder Kraft kommt, ist unwesentlich. Pumpen und Saugen schließen sich nicht aus, wie aus dem Begriff *Saugpumpe* schlüssig hervorgeht.

NARATH hat seine Beobachtungen zunächst an der Papillenmuskulatur im Nierenhohlraumsystem begründet und dann auf das übrige System der ableitenden Harnwege ausgedehnt. Selbstverständlich ist mit der Diurese ein aktiver Vorgang verbunden. Die Muskulatur an der Papille hat eine aktive Pumpwirkung, doch mag sie hinter sich in den Tubuli eine Sogwirkung hinterlassen.

Auch die ablaufende Kontraktionswelle besitzt primär eine aktive pumpende und erst sekundär eine Saugwirkung.

Zusammenfassend lassen sich nach unseren Beobachtungen und den Erwähnungen des Schrifttums die Zystoidtheorie und die Theorie der *staggered peristalsis* als widerlegt bezeichnen; dahingegen sind die Saugpumpentheorie (und damit auch in gewissem Maße die Melktheorie) mit Wahrscheinlichkeit auch unter dem radiologischen Aspekt durchaus nicht zu widerlegende Hypothesen; von Theorien könnte man wohl erst sprechen, wenn kombinierte radiologische Funktionsuntersuchungen mit *physiologischen* Druckuntersuchungen, die es bisher nicht gibt, kombiniert wären.

5.3.5 Frequenz der Kontraktionsabläufe

Schon früh war die Abhängigkeit der Frequenz von der durchströmenden Flüssigkeitsmenge bekannt (SOKOLOFF und LUCHSINGER, 1881; LEWIN und

GOLDSCHMIDT, 1893; HENDERSON, 1905; SATANI, 1919 a; LAPIDES, 1948). Wie die Auslösung einer Kontraktion von verschiedenen Faktoren, die zuvor besprochen wurden, abhängig ist, besteht in gleichem Maße ein Zusammenhang zur Auslösung von Kontraktionen in der Zeiteinheit (HANLEY, 1953), also der Frequenz der Wellen und zwar nicht nur in Abhängigkeit von der Strömungsmenge.

Sowohl nach manometrischer Registrierung wie auch nach radiologischen Methoden wurden folgende Wellenfrequenzen als normal angegeben:

Untere Grenze

KIIL (1957)   1 Kontraktion in 4 min
TRATTNER (1932)   1 Kontraktion in 2 min
CAMPBELL (1966)   1 Kontraktion in 1 min

Normaler Mittelwert

BECKER und POLLACK (1965) 4–5 Kontraktionen in 1 min
WEINBERG und SIEBENS (1958) mit einer Tabelle über Ergebnisse verschiedenster Atuoren aus dem Jahre 1948 bis 1957 2,5–6 Wellen

Maximum

TRATTNER (1932)   6 Kontraktionen in 1 min
CAMPBELL (1966)   6 Kontraktionen in 1 min
SSCHMIDT et al. (1969 a) 10 Kontraktionen in 1 min

Soweit Messungen über die Frequenz der Wellen in Abhängigkeit von der Flüssigkeitsmenge vorliegen, scheinen die Ergebnisse widersprechend zu sein.

Drei Ansichten über den Transport zunehmender Flüssigkeitsmengen hinsichtlich der Frequenz stehen sich gegenüber:

1. die Frequenz nimmt nicht zu, der Einzelbolus wird größer (KIIL, 1957, basierend auf ENGELMANN, 1869);
2. bei steigender Diurese erhöht sich die Frequenz (BOYARSKY und MARTINEZ, 1962; SÖKELAND und MAY, 1966);
3. bei wachsender Flüssigkeitsmenge nimmt die Zahl der Ureterkontraktionen ab (BOATMAN et al., 1967; MORALES, 1971).

BRIGGS et al. (1972) haben nachweisen können, daß bei pauschaler Betrachtung alle Ergebnisse richtig und durch detaillierte Untersuchung des Verhaltens auf die absolute Flüssigkeitsmenge zu erklären sind. Bei geringen Urinmengen unter

0,2 ml/min wächst die Frequenz in Abhängigkeit von der transportierten Menge, über 0,2 ml/min ändert sich die Frequenz kaum mehr, während sie bei großen Mengen von 2 ml/min absinkt.

SCHMIDT et al. (1969 a) fanden bei Messung der Intervalle zwischen den Kontraktionen eine zu erwartende Abhängigkeit von der Untersuchungstechnik.

Bei retrograder Pyelographie (nach Herausnahme des Katheters und Aufrichten des Untersuchten) war die höchste Wellenfrequenz im direkten Anschluß an die Injektion durch den Katheter festgestellt. Es ist anzunehmen, daß bei dieser unphysiologischen Methode der direkten manuellen Injektion der Basisdruck im Nierenhohlraumsystem noch höher ist als bei der gesteigerten Diurese des Infusionsurogramms.

CAMPBELL (1966) erwähnte, daß bei Infusionsurogrammen die Frequenz nach Aufrichten des Untersuchten nur vorübergehend zunehme und dann wieder auf dieselbe Wellenzahl pro Minute zurückgehe, wie auch beim Liegenden jeweils individuell gemessen wurde. Dieses Untersuchungsergebnis kann von uns nicht bestätigt werden:

Sowohl bei einfacher Ausscheidungsurographie (50 ml iv) wie bei der Infusionsurographie beobachtete DÖRTELMANN (1977) eine höhere Frequenz ablaufender Kontraktionswellen am stehenden Patienten, und zwar nicht nur, wenn dieser aus der Horizontalen in die Vertikale aufgestellt wurde, sondern auch umgekehrt, wenn der stehende Patient mit dem Durchleuchtungsgerät hingelegt wurde.

Wie zuvor schon erwähnt, dürfte hier die bislang gar nicht untersuchte Physiologie der Harnblasenostien eine wesentliche Rolle spielen. Nach ZIMSKIND (1971) erfolgt eine Frequenzzunahme bei Blasendruck über 8 mm Hg.

EDMOND et al. stellten 1970 fest, daß die Intervalle bei demselben Untersuchten nicht *regelmäßig* sind. HANLEY (1955) und später viele andere Autoren haben keine Abhängigkeit der Ureterkontraktionen beider Seiten voneinander beobachten können.

Bei unseren vielfachen Beobachtungen scheint uns im Gegensatz zur bewiesenen Abhängigkeit von Magen- und Duodenalperistaltik sowie der Gallengangsentleerung jede Relation zwischen *Atmung und Ureteraktivität* so deutlich zu fehlen, daß es uns müßig erschien, diese Unabhängigkeit durch eigene Untersuchungen statistisch zu beweisen.

Jüngst sprach sich auch CONSTANTINOU (1974) gegen eine Abhängigkeit des Rhythmus der Ureterperistaltik von der Atmung aus.

Frequenz und Amplitude der Kontraktionswelle des Ureters verändern sich mit dem pH des Urins. Auch Wärme und Kälte haben Einfluß auf die Frequenz. Bei Erhöhung der Körpertemperatur von 37° auf 40° C wurde nach KIIL (1957) eine Zunahme der Ureteraktivität festgestellt.

5.3.6 Geschwindigkeit des Kontraktionsablaufes

Die Geschwindigkeit, mit der sich der Kontraktionsreiz fortpflanzt, wurde schon von ENGELMANN (1869) mit 2–3 cm/sec angegeben, variiert nach SCHATZMANN (1964) zwischen 2–4 cm/sec und beträgt nach SCHMIDT et al. 2,9 cm/sec im Mittel. SLEATOR und BUTCHER (1954/1955) fanden eine mittlere Wellengeschwindigkeit von 4,5 sec ± 4‰. Die Geschwindigkeit der Welle hängt vom Sekretionsdruck aus der Niere ab; es besteht aber auch eine Beziehung zur Höhe des Blasendruckes (NOGRADY et al., 1963).

Mit über 10 mm Hg ansteigendem intravesikalem Druck erhöhten sich Wellengeschwindigkeit und Wellenfrequenz (BURNSTOCK und PROSSER, 1960), s. auch MELCHIOR et al., 1971).

KIIL (1957) beobachtete eine etwas unterschiedliche Geschwindigkeit in den verschiedenen Abschnitten des Ureters.

6 Patho-anatomische Vorbemerkungen

(mit Konsequenzen für die radiologische Symptomatik)

Stand im Kap. 4 (S. 14) eine kurze Abhandlung über die normale Anatomie als Voraussetzung zur Erfassung physiologischer Vorgänge, so läßt es sich nicht umgehen, den Kapiteln über Motilitätsstörungen prinzipielle pathoanatomische Befunde voranzusetzen. Die Kenntnis dieser Veränderungen ist nun auch zur Deutung des Momentbildes noch wesentlicher als in der normalen Physiologie.

Auch hier werden, wie zuvor, die Entwicklungsstörungen zunächst kurz dargestellt, deren Kenntnis zwar für die pathologische Anatomie unwesentlich, zum Erfassen einiger Motilitätsstörungen aber erforderlich ist.

6.1 Entwicklungsstörungen

Wenn eingangs bei der Schilderung der *normalen* Entwicklung die Untersuchungsergebnisse von ÖSTLING (1942) angeführt wurden, ist es an dieser Stelle notwendig, auf die Beobachtungen einzugehen, die dieser Autor in der gleichen Untersuchungsreihe über *Fehl*entwicklungen machte.

Die von ÖSTLING gesehenen Falten spielen funktionell beim Embryo keine Rolle, da kein Urinfluß besteht, der durch ihr Vorhandensein behindert werden könnte. Unter 250 Feten versuchte der Autor, ungewöhnliche Lumenerweiterungen festzustellen und betonte, daß die Abgrenzung gegenüber der Norm schwierig sei. In 8 Fällen fand ÖSTLING Erweiterungen, die ihm ungewöhnlich vorkamen; dabei lag einmal eine Zystenniere vor. Die Erweiterungen fanden sich vorwiegend am unteren Ende, doch waren auch Harnleiterabschnitte betroffen, in die das Nierenbecken miteinbezogen war. Eine Beziehung zwischen Dilatation und Falten konnte nicht beobachtet werden.

Ähnlich den aganglionär bedingten Änderungen der Lumenweite des Sigma wird auch als mögliche Ursache von Harnleitererweiterungen das kongenitale Fehlen von Ganglien oder eine anderweitige, bislang nicht näher definierte, kongenitale Störung der Innervation angenommen (SWENSON et al.,

1952). Von SAUER (1931) hält eine angeborene Muskelschwäche für möglich, eine Annahme, die STEPHENS und LENAGHAN (1962) als selten — in Relation zu hierdurch bedingten vesikoureteralen Refluxen — bestätigen zu können glauben.

Bei genauer histologischer Untersuchung an 5000 Schnitten von 50 Patienten konnten GREGOIR und DEBLED (1971) keinen Anhalt für eine primäre Innervationsstörung finden und sind der Ansicht, daß die neurogene Hypothese zur Erklärung des primären Megaureters nicht beibehalten werden kann.

TANAGHO (1971) zählt unter die Besonderheiten der Entwicklung, daß statt einer Ureterknospe auch eine Doppelknospe angelegt sein kann. Die akzessorische Knospe *liegt* über dem *nephric duct, erreicht* den Urogenitalsinus später, dräniert den oberen Pol und *mündet* unter dem originalen Ductus.

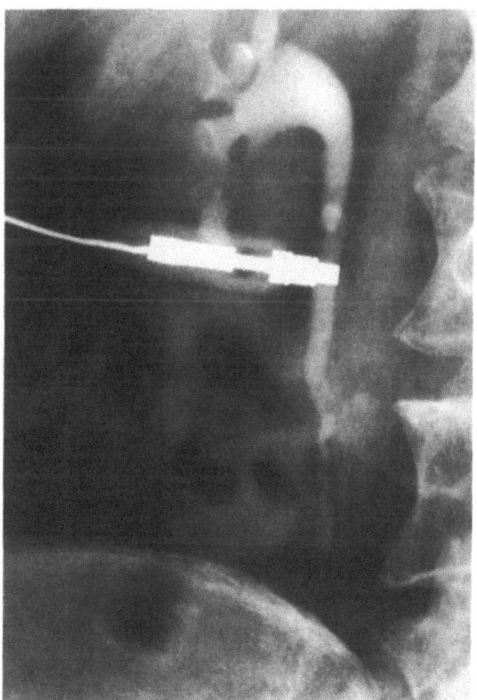

Abb. 34. Typische Darstellung unregelmäßiger Lumen- und Konturaussparungen bei Ureteritis cystica

6.2 Makroskopisch sichtbare Veränderungen

Bioptisch sind nach Eröffnung des Lumens die einzelnen Wandschichten der Beobachtung zugänglich. Farbe und Konsistenz sind zu beurteilen.

Radiologisch stellen sich, wie im Kap. 3.3.2.1 dargelegt, die makroskopisch sichtbaren Gewebsformationen nur bei Absorptionsdifferenzen im schwarzweißen, zweidimensionelen Summationsbild in der photographischen Wiedergabe dar. Außerdem beschränkt sich die radiologische Abbildung auf die Kontrastmitteldarstellung des Ureter*lumens*.

6.2.1 Wandveränderungen

Die Wand des Harnleiters kann gegenüber der Norm verdünnt oder verdickt sein. Makroskopisch wird es nicht immer leicht sein, zu beurteilen, welche der Wandschichten vorwiegend an der entsprechenden Veränderung beteiligt ist, doch ist in der Regel, wie bei der Besprechung der mikroskopisch sichtbaren Veränderungen noch zu erwähnen sein wird, die Verdünnung durch bindegewebigen Ersatz, die Verdickung durch muskuläre Hypertrophie, selten durch Schwellung der Schleimhaut bedingt.

Das Endothel verliert nach demselben Autor bei Schädigung durch rückwärts gerichteten Druck, Entzündung und Stase seine diffusionsverhütende Funktion, so daß eine Reabsorption verschiedener harnpflichtiger Substanzen, u. a. auch des Kontrastmittels, möglich ist.

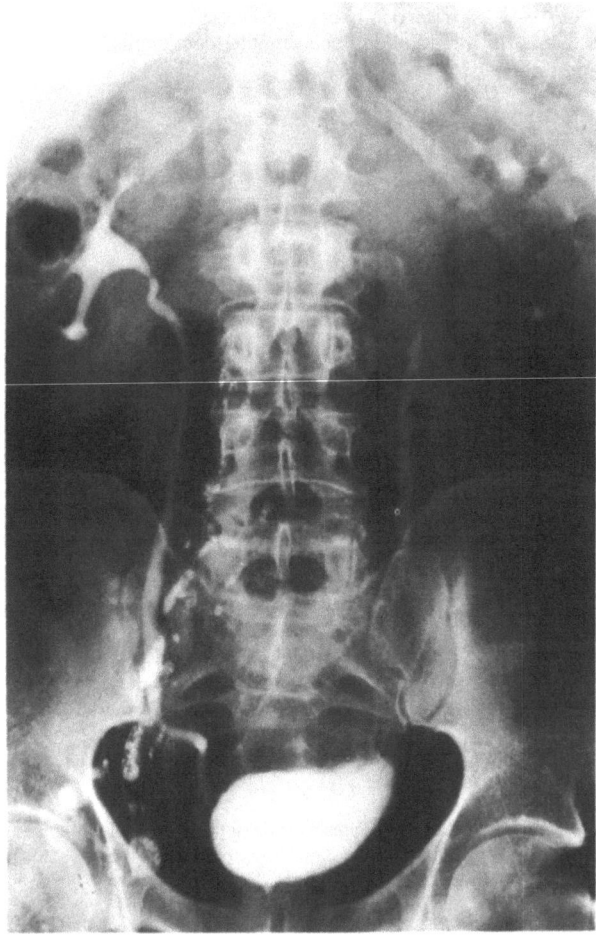

Abb. 35. Zustand nach Radiatio bei paraaortalen Lymphknotenmetastasen. Deformierung des linken abdominellen Ureters im oberen Anteil mit prästenotischer Engstellung von Nierenbecken und Kelchhälsen

Radiologisch läßt sich die Veränderung der Wand nur dann erkennen, wenn sie zu einer Unregelmäßigkeit der Innenwand und damit der angrenzenden Kontur des Kontrastmittelbandes führt (Abb. 34). Voraussetzung hierzu ist, daß der entsprechende Harnleiterabschnitt im Zeitpunkt der Aufnahme überhaupt mit Kontrastmittel gefüllt ist. Die radiologischen Möglichkeiten zur Wiedergabe eines pathologischen Befundes sind, im Starrbild jedenfalls, äußerst begrenzt.

6.2.2 Änderungen des Lumens

6.2.2.1 Stenosen

Radiologisch sind Stenosen des Ureters schlecht als solche zu erfassen, da es von der mangelnden Darstellung des Ureters bis zur Abbildung der normalen Lumenweite durch Kontrastmittel sämtliche Grade der Lumenweite gibt, die noch als normal bezeichnet werden können. Trotzdem kommen Verengungen des Nierenhohlraumsystems vor: so ist im Beispiel der Abbildung 35 das gesamte linke Nierenbeckenkelchsystem einschließlich des oberen Ureters im Lumen sicherlich enggestellt. Meines Erachtens handelt es sich um eine prästenotische Engstellung. Hierüber habe ich jüngst 1977 berichtet und gebe (mit Genehmigung des Verlages) auch die folgenden Beispiele radiologisch zu beobachtender Eng- und Weitstellung der oberen Harnwege als Zeichen ihrer möglichen Deutbarkeit als pathologische Veränderungen wieder (Abb. 36 und 37).

Während es sich bei den Befunden der Abbildungen 35–37 um einseitige Ver-

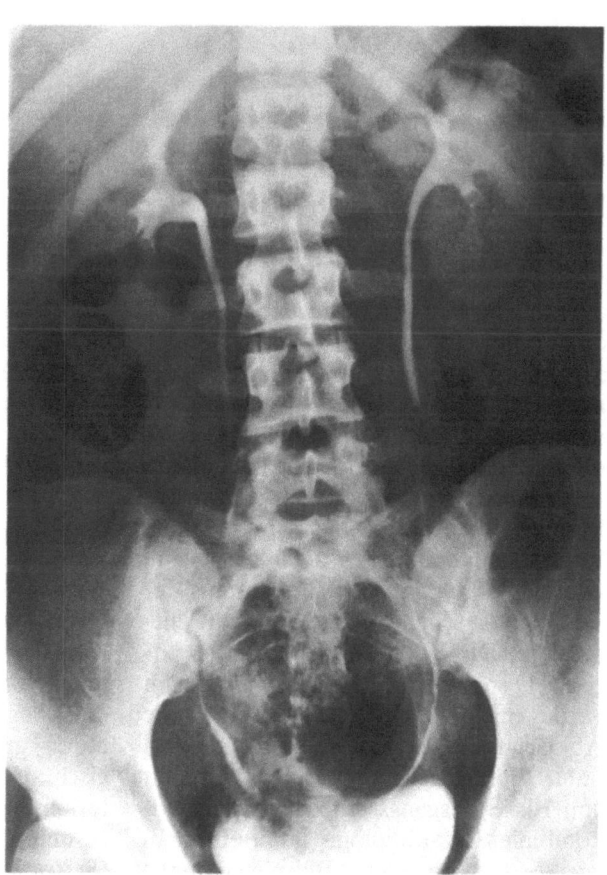

Abb. 36. Prästenotische (minimale) Dilatation des abdominalen Ureters bei Lymphknotenfüllung paraaortal durch Chorionephitheliom (November 1976)

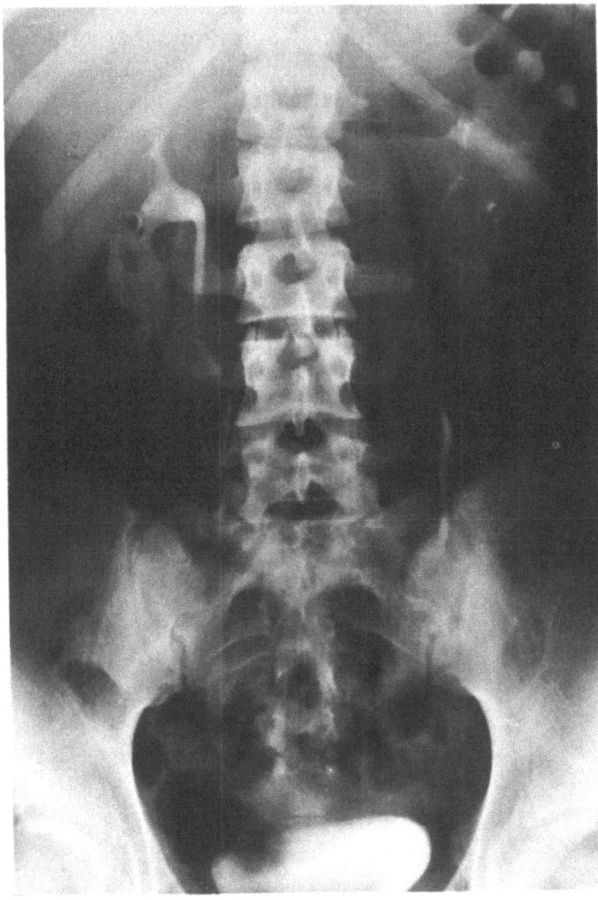

Abb. 37. Urogramm derselben Patientin wie bei Abbildung 36 im Februar 1977: prästenotische Engstellung des Ureters und des gesamten linken Nierenhohlraumsystems

änderungen handelte, liegt bei Abbildung 38 eine Blasenausgangsstenose durch Prostatahypertrophie vor. Die permanente Engstellung des Nierenhohlraumsystems beiderseits, auf deren vermutliche Ursache noch einzugehen sein wird, läßt das zur Zeit noch schwierige Problem erkennen, eine symmetrische Engstellung beiderseits auch als solche und als pathologischen Vorgang aus der röntgenologischen Darstellung zu entnehmen. Die Verhältnisse sind noch ungeklärt, solange keine Druckmessungen vorliegen (s. unten). Wie wesentlich die Abklärung solcher Befunde wäre, wird unter Berücksichtigung der Häufigkeit von Blasenausgangsstenosen dieser Art, kombiniert mit radiologischen Befunden, wie sie hier an einem Beispiel demon-

striert wurden, ersichtlich. Es wird noch an weiteren Stellen der Vorbemerkungen über pathoanatomische und pathophysiologische Befunde Gelegenheit sein, auf die hier abgebildeten Beispiele zurückzukommen.

6.2.2.2 Dilatationen

Wie im Kap. 5 (S. 38) über die normale Physiologie erwähnt, hängt die durch Kontrastmittel sichtbare Weite des Lumens vom Tonus der Wand der oberen Harnwege ab; andererseits läßt sich nur unter größter Zurückhaltung radiologisch aus der Weite des sichtbaren Ureterlumens auf den Tonus schließen (s. unten). In einem früheren Aufsatz (SCHMIDT et al., 1969 a) wurde eine Wei-

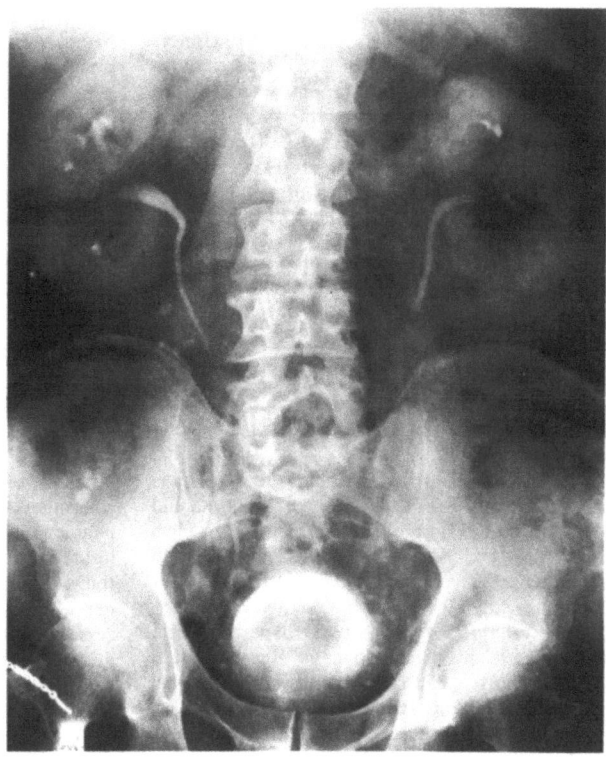

Abb. 38. Beidseitige Engstellung der Ureteren und der Nierenhohlraumsysteme bei Blasenausgangsstenose durch Prostatahypertrophie

te bis zu 7 mm noch als normal, ab 10 mm als pathologisch angesehen. Einer solchen Einschätzung möchte ich mich auch heute unter Beachtung der Gesichtspunkte, die im folgenden Kapitel über den Tonus aufgeführt werden, anschließen.

Bei der zunehmenden Konstanz eines und desselben radiologischen Befundes, z. B. einer engen Stelle mit nierenwärts davor gelegener Erweiterung, immer in gleicher Höhe dargestellt, wird die Annahme einer Stenose mit prästenotischer Dilatation wahrscheinlich (Abb. 36), auch wenn nach dem Meßwert die Erweiterung des Lumens durchaus noch in der *Norm* liegt.

6.2.3 Änderungen des Verlaufes

Man hat prinzipiell mit Änderungen des Verlaufes in jeder Richtung und Dimension, also nach medial und lateral, vorn und hinten, kranial und kaudal, zu rechnen. Hinzu kommen Schlingenbildungen.

Schlingen entstehen meist, wie WALKER und FINLAYSON (1975) überzeugend dargestellt haben und wie es in gleicher Weise bei der Arteriosklerose so eindrucksvoll zu beobachten ist, bei erhöhtem Druck. WALKER und FINLAYSON nahmen als Modellbeispiele Gummischläuche, fixierten beide Enden und setzten den flüssigen Inhalt unter erhöhten Druck.

Das Ausmaß der Verlagerungen und von Schlingenbildungen läßt sich *radiologisch* gut erfassen, wenn die betroffenen Abschnitte des Harnleiters mit Kontrastmittel gefüllt werden können.

6.3 Mikroskopisch sichtbare Veränderungen

6.3.1 Urothel

Im Urothel und im subepithelialen Gewebe ließen sich auch mit histochemischen Methoden neuerdings interessante Befunde erheben. LYMBEROPOU-

LOS et al. wiesen 1973 unspezifische Esterasen und Alkalin-Phosphatasen nach Ligatur des Ureters nach. Die Autoren nehmen an, daß hierdurch funktionelles Druckwachstum bezeugt werde. Nach HINMAN (1971) hypertrophieren vor Ureterobstruktionen auch das Urothel und die Tunica propria und zwar vom dritten Tag ab. Das elastische Gewebe nehme in der Tunica propria ab.

6.3.2 Tunica muscularis

Wenn für einen Harnleiterabschnitt ein Hindernis besteht, kommt es zur Hypertrophie der Muskelschicht des vor dem Hindernis liegenden Ureterabschnittes (WISLOCKI und O'CONNOR, 1921; VERMOOTEN und WHEELER, 1930; LÖFFLER, 1933; PUHL, 1934). Einen historischen Überblick über das hierüber vorliegende Schrifttum haben CAVAZZANA und AMBROSETTI (1957) gegeben. D'ARESU (zitiert nach CAVAZZANA und AMBROSETTI, 1957) gibt an, daß mit der Muskelhypertrophie eine Vermehrung der Zahl kontraktiler Zellen verbunden sei. Nach BENJAMIN et al. (1956) reagiert die hypertrophierte Muskulatur leichter und heftiger auf Reize. HINMAN (1971) berichtet, daß die Muskelhypertrophie bei partiellem Hindernis stärker ausgeprägt sei als bei völligem Verschluß. Dies entspricht der zuvor aufgeführten Beobachtung auffallend starker peristaltischer Bewegungen vor einem *partiellen* Hindernis gegenüber einer Bewegungslosigkeit bei totalem Verschluß.

Dem Anfangsstadium der Hypertrophie folgt nach CAVAZZANA und AMBROSETTI ein fibrös-elastisches Zwischenstadium. Der Ersatz der elastischen durch eine kollagen-retikuläre Fibrose stellt das Endstadium dar. Schon 1921 war ein solcher Fall von WOKRESSENSKI beschrieben worden. Dieses Endstadium war am frühesten bekannt. DAVIS et al. gaben 1963 an, daß am ableitenden Harnwegssystem die gleichen pathophysiologischen Reaktionen bei erhöhter Beanspruchung auftreten, wie sie am Herzen bekannt sind: Druckzunahme bei der Kontraktion, muskuläre Hypertrophie ohne Kaliber- oder Lumenänderung, Entleerungsstörung, Stase, Dilatation, Hypotrophie der Muskulatur.

6.3.2.1 Uretero-renaler Übergang

Untersuchungen von MURNAGHAN (1958) ergaben, daß man bei Hydronephrosen im uretero-renalen Übergang statt normalerweise schräg verlaufender Muskulatur Längsfasern findet. Die Richtigkeit dieser Beobachtungen wurde durch elektronenmikroskopisch gewonnene Untersuchungsergebnisse von NOTLEY (1968) bestätigt (s. auch KENDALL und KARAFIN, 1968). Es handelt sich weniger um einen vollständigen Ersatz der normalen, spiraligen durch longitudinale Fasern, sondern eher um eine Elonga-

tion und Öffnung der Spiralen mit im Vergleich zur Norm wachsend proportionaler Beteiligung longitudinal angeordneter Bündel.

Hier sei mir mit MURNAGHAN und der Beschreibung der Anatomie eine Schlußfolgerung auf die Pathophysiologie erlaubt: MURNAGHAN beobachtete bei Erweiterungen des Nierenbeckens und des oberen Harnleiters, aber normal weitem unteren Harnleiter (ohne Striktur), daß die Kontraktionswelle bei wachsendem intrapelvinen Druck vom Nierenbecken aufgehalten werden kann und nicht auf den Ureter übergreift.

FOOTE et al. (1970) konnten bei den meisten kongenitalen Obstruktionen am uretero-renalen Übergang überhaupt keine Muskelfasern erkennen und nahmen einen kongenitalen Defekt an, der zur Unterbrechung der Peristaltik führe, während es nierenwärts zu einer kompensatorischen Hypertrophie der Muskulatur komme, wobei entzündliche Prozesse zu Adhäsionen und Ersatz der Muscularis durch kollagene Fasern führen.

6.3.2.2 Megaureter

GREGOIR und DEBLED (1971) fanden bei 22 unter 50 Patienten mit Megaureteren eine abnorme Lage der terminalen Muskel-Fasern sowie hypertrophe Ringmuskeln, ähnlich einem Sphinkter, schließlich innerhalb dysplastischer Veränderungen auch der übrigen Wandschichten eine Muscularis ohne normale Struktur.

ALLEN berichtete 1973 über den Vergleich von Befunden an der Muscularis bei 29 Megaureteren mit 30 normalen Harnleitern. Beim Megaureter fand sich eine absolute und relative Minderung der Zellen glatter Muskulatur mit zunehmendem kollagenen Bindegewebe (s. oben bei NOTLEY). ALLEN deutet den Befund als Zeichen der Unterentwicklung der betroffenen Region, vielleicht bedingt durch äußere Kompression fetaler Gefäße. Jedenfalls scheine die Obstruktion mechanischen Ursprungs und nicht durch sekundär entstandene, neuromuskuläre, dyskinetische Phänomene erklärbar zu sein (s. Kap. 6.3.3).

Radiologisch ist bei Hypertrophie der Muskulatur mit einer Einengung des Lumens zu rechnen. Die im Kapitel über Lumenverengerungen abgebildeten Beispiele dürften mit aller Wahrscheinlichkeit durch eine Verdickung der Tunica muscularis durch eine kompensierte Hypertrophie bedingt sein. In Kenntnis der Befunde der häufigen Engstellen und der relativ sehr spät einsetzenden Erweiterung bei Prostatikern ist mit Wahrscheinlichkeit damit zu rechnen, daß derartige kompensierende Hypertrophien jahrelang anhalten können.

Auf die radiologisch leichter zu erkennenden Dilatationen des Ureters, oft einhergehend mit Hypotrophie der Muskulatur, wird im Kapitel über die Obstruktionsfolgen im speziellen Teil dieser Abhandlung anhand von Beispielen noch häufiger hingewiesen werden.

6.3.3 Adventitia

Vom dritten Tag nach Ureterobstruktion sah HINMAN (1971) auch eine Zunahme des elastischen Gewebes in der Adventitia.

Wenn sich zwei Ureterschlingen nebeneinander legen, können sich von der Adventitia des einen zur Adventitia des anderen Ureterabschnittes Adhäsionen bilden (PUHL, 1934; ÖSTLING, 1942; ANDERSON, 1951; MURNAGHAN, 1958). Damit hört die in der Physiologie beschriebene Gleitfunktion der Adventitia auf. Derartige Windungen werden bei Dilatationen jeder Ursache beobachtet. Sie sind typisch bei kongenitaler Obstruktion (HINMAN, 1971).

6.3.4 Neuralsubstanz

Ähnlich den Veränderungen an den Ganglien, wie sie W. H. RICHTER (1950) am Ganglion aortorenale bei insuffizienten Nieren beschrieben hat, fand RUHLAND (1956 b) ausgeprägte Degenerationen an Zellen des Ganglion vesicale sowie Autolysen und Einkerbungen, Einschnürungen und Vakuolen an Ganglien des Plexus renalis bei Harnstauungen mit Hydronephrosen. RUHLAND sah oft nur noch Zelltrümmer mit entrundetem Kern, exzentrisch gelegenen Pigmentsammlungen und disharmonisch verlaufenden Ganglienfortsätzen. Der Autor ist der Ansicht, daß damit auch die postganglionären Fasern krankhaft verändert sein müssen und fand Schäden an den Fibrillen des Terminalretikulum bei starker Dilatation des gesamten Harntraktes (Blase, Harnleiter, Nierenbecken). Die präterminalen

Plexus und das Terminalreticulum würden degenerativ verändert sein, allerdings nicht so ausgeprägt wie bei den übergeordneten Ganglien. Der gleiche Autor veröffentliche — ebenfalls im Jahre 1956 — die Beobachtungen bei zwei Fällen und beschrieb bei Verwachsungen des Grenzstrangs und des Plexus sacralis (nach operativer Grenzstrangresektion L2 und L3 vor der urologischen Operation) Veränderungen an den Ganglienzellen, die den obenerwähnten gleichen.

Bei einigen Patienten mit Harnleiterdilatationen fanden von FRANKL-HOCHWARTH und BLUME (zitiert nach PUHL, 1934) degenerative Veränderungen im Bereich des 2. bis 5. Sakralsegmentes.

Radiologisch lassen sich höchstens die Folgen pathologischer Veränderungen an der Neuralsubstanz in allerdings sehr charakteristischer Form nachweisen. Hierauf ist im letzten Kapitel dieses Buches eingegangen.

6.3.5 Veränderungen sämtlicher Schichten

GREGOIR und DEBLED (1971) sahen bei 50 Kranken mit Megaureteren außer 24 kollagenen Hypertrophien fibro-epitheliale Dysembryoplasien mit Hauptlumen und vielen Nebenlumina von kurzer und unregelmäßiger Strecke. Die regellosen Epithelbildungen sind mit dichtem Bindegewebe umgeben, in dem einzelne Muskelfasern zu finden sind. Außerdem beobachteten die Autoren eine Dysembryoplasie mit Gliederung in Binde-, Muskel- und Epithelsystem, wobei überhaupt keine normale Struktur nachweisbar war. NOTLEY (1973) berichtete über prinzipiell gleiche Veränderungen bei hochsitzenden Stenosen mit Hydronephrosen wie bei tief gelegenen Engen mit Hydroureteren. Der Autor fand jeweils nur eine leichte Zunahme von Bindegewebe (kollagene Fibrillen), vorwiegend in der Submukosa, die manchmal mehr als 1 mm dick war.

Radiologisch lassen sich selbstverständlich derartige histologischen Differenzierungen weder feststellen noch gibt es Symptome, die darauf schließen lassen.

In einer Reihe von Experimenten und auch durch Beobachtungen krankhafter Zustände am Menschen wurden einige grundsätzliche Reaktionen des Harnleiters auf Eingriffe und pathologische Zustände hin festgestellt. Diese Resultate beziehen sich vorwiegend auf Druck- und Peristaltikänderungen des Ureters nach mechanischem oder neuralem Insult.

In diesem Kapitel wird auf die klinisch üblichen Diagnosen (Verschluß, Entzündung, Tumor, angeborene Anomalie usw.) nur am Rande eingegangen, wie auch die anschließende Besprechung pathologisch zu wertender Funktionen nur nach deren Art gegliedert wird, also die übliche Einteilung nach Krankheiten unterlassen wird. Daß diese Krankheiten in jedem Einzelkapitel erwähnt werden, ist selbstverständlich.

Diese Art der Gliederung ergibt sich aus dem ursprünglich radiologischen Anliegen dieser Abhandlung. Eine radiologische Illustration läßt sich für den folgenden Text natürlich nicht geben.

7.1 Veränderungen des Tonus
(Abb. 46)

Pathologische Veränderungen des Tonus können bedingt sein durch:

1. vermehrte Flüssigkeitsmengen,
2. vermehrten Widerstand gegen den Urinfluß,
3. Änderungen der Innervation.

7.1.1 Hypertonie durch vermehrte Flüssigkeitsmengen

Bis zu einer Erhöhung des Kontraktionsdruckes auf Wert von 70–80 mm Hg konnte KIIL (1957) keine klinischen Symptome feststellen. Der höchste Druckanstieg ist durch Diuretika zu erzielen. Im Tierversuch konnten SCHIRMEISTER et al. (1961) nach Mannitolgabe einen maximalen Basisdruck bis zu 80 mm Hg erreichen, also Werte, die RUTISHAUSER bei akutem Verschluß angibt (s. Kap. 7.1.1.2). BOYARSKY (1964) führt sogar Literaturzitate (die allerdings bis 1913 zurückreichen) an, wonach ein Anstieg des Filtrationsdruckes bei akutem, kompletten Ureterverschluß bis 130 mm Hg möglich sei (Abb. 47).

7.1.2 Hypertonie durch vermehrten Strömungswiderstand

7.1.2.1 Harnblasenfüllung

Die Beziehungen zwischen Harnblasen- und Ureterdruck wurden im Kap. 5.2.3 besprochen.

Daß es während willentlicher Urinretention zur Ureterweiterung bei Kindern kommen kann, berichteten NOGRADY et al. (1963), bei Erwachsenen PIERCE und BRAUN (1960). Auf die praktischen Konsequenzen für die leichtere Darstellung der Harnleiter bei voller Harnblase im Ausscheidungsurogramm wurde weiter vorn schon hingewiesen (PAJEWSKI und MANOR, 1977).

Eine Druckzunahme in der Harnblase wirkt sich auf *beide* Harnleiter aus. Nach KIIL (1957) lassen sich Veränderungen der Ureteraktivität bei langsamer intravesikaler Druckzunahme nicht feststellen, solange der Druck die Amplitude im distalen Teil des Ureters nicht überschreitet und solange der Ruhedruck in den oberen Harnwegen niedrig bleibt. Wenn jedoch der intravesikale Druck den *Kontraktions*druck des Ureters überschreitet, kommt es infolge Diurese (aber nicht vesiko-ureteralen Refluxes) zur Druckerhöhung im Ureter. Physiologisch erfolgt das z. B. während der Miktion.

ANDERSON et al. (1971) stellten fest, daß beim Menschen der zum Ostiumschluß kritische intravesikale Druckwert zwischen 35 und 70 mm H_2O liegt.

7.1.2.2 Verschluß und Einengung des Ureters

Nach Abklemmen eines Ureters erfolgt durch Harnstau ein zunehmender Druckanstieg und zwar nach Untersuchungen von HERMANN (1859, zitiert nach SCHIRMEISTER et al., 1961) anfangs rasch, später langsamer.

Die letztgenannten Autoren unterscheiden zwischen *hohem Ureterdruck* nach Abklemmen des Ureters und *Maximaldruck* bei osmotischer Diurese (i. v. Gabe von 10 ml Mannit). Die Mitteilung weiterer Einzelheiten würde den Rahmen dieses Buches sprengen. ZIMSKIND fand einen Druckanstieg im Nierenbecken nach Ureterligatur von 0–10 innerhalb von 2 Stunden auf 65 mm Hg, einen Abfall nach der 8. Stunde und das Erreichen des Ausgangswertes nach 20–24 Stunden (Abb. 48).

Die Verhältnisse bei *Stenosierung* des Ureters sind ähnlich (WEAVER, 1968; SCHREITER et al., 1973).

KIIL (1957) stellte bei *Hindernissen jeder Art* eine Verbreiterung des Kontraktionskomplexes und eine Steigerung des Ruhedruckes mit Verminderung der Kontraktionsamplitude fest. Druckregistrierungen in der Kolik sind schon früh vorgenommen worden (LUCAS, 1908, zitiert nach DAVIS, 1954). RUTISHAUSER registrierte einen Anstieg des Basisdrucks im Ureter von 40 mm Hg.

7.1.3 Hypertonie durch Veränderung der Innervation

Bei ihren Untersuchungen über die Abhängigkeit des Druckes in den unteren zwei Ureterdritteln vom Innendruck der Harnblase (s. Kap. 5.2.3) prüften SHALIT und MORALES (1966) auch die Verhältnisse bei 14 Paraplegikern: wie in der Norm, nimmt auch bei Paraplegikern bei steigendem Füllungsdruck der Harnblase der Druck in den unteren zwei Ureterdritteln zu. Lumbalanästhesie senkt Basisdruck wie auch Kontraktionsamplitude im unteren Ureter. Infolgedessen übersteigt der Blasendruck leichter den Kontraktionsdruck des Harnleiters.

7.1.4 Hypotonus

Bei normalerweise möglichem Nullniveau des Basisdruckes im Ureter ist die Hypotonie nur an Minderungen des Kontraktionsdruckes nachzuweisen und steht damit in direkter Beziehung zur nachlassenden Kontraktionsfähigkeit der Muskulatur. Dies ist bedingt durch:

1. dauernde Überbeanspruchung,
2. Innervationsstörungen.

7.1.4.1 Hypotonie nach dauernder Überbeanspruchung

Im Zwischenstadium zwischen kompensierender Hypertrophie bis zur absoluten Insuffizienz (s. Kap. 4.3.2) besteht noch fibrös-*elastisches* Bindegewebe. Hier bleibt noch ein Basisdruck erhalten, Kontraktionen sind nicht mehr möglich. THELEN (1949) sah die *Hypotonie* als Folge einer vorübergehenden Schädigung der Ureterwand mit Erhalt verminderter Kontraktionsfähigkeit des Harnleiters an.

Für den Radiologen bedeutet dies, daß bei Erweiterung des Hohlraumsystems in den oberen Harnwegen mangelnde Kontraktionen noch nicht die absolute Insuffizienz zu bedeuten brauchen.

Partielle Ligaturen von Harnleitern bei Hunden und Kontrollen bis zu 70 Tagen (BOYARSKY und MARTINEZ, 1964) ergaben eine leichte Erhöhung des Basisdruckes bei mangelndem Nachweis eines peristaltischen Druckes.

Weder UNDERWOOD (1937), KIIL (1957), MELICK et al. (1961) konnten bei Hydronephrose und Parenchymschwund einen erhöhten Druck im Nierenbecken nachweisen. THELEN (1949) sah in der Atonie die Folge *erheblicher oder bleibender Schädigung der Ureterwand mit Verlust der vegetativen Kontraktilität.* Bei gleicher Feststellung gelang es WEAVER (1968) mit Diuretica auch im hydronephrotisch veränderten Nierenbecken den Druck um 40–50 mm Hg zu erhöhen.

7.1.4.2 Hypotonie nach Innervationsstörungen

Die Innervation jeder Muskelfaser muß bei fehlender oder gestörter Innervation zur Degeneration der betroffenen Faser und zur Atrophie der Muskulatur führen.

Radiologisch hat man früher jede Uretererweiterung als Hypotonie oder Atonie bezeichnet, zu unrecht, wie schon öfter betont und worauf noch einzugehen sein wird. Ureterweiterungen bei Innervationsstörungen sind öfter beschrieben und abgebildet, doch ist mir über Messungen des Druckes hierbei nichts bekannt.

Wenn anfangs vermerkt wurde, daß vermehrte Flüssigkeitsmengen, vermehrter Widerstand gegen den Urinfluß und Änderungen der Innervation den Tonus beeinflussen, so ist auch hier wiederum ausdrücklich zu betonen, daß die Möglichkeiten einer radiologischen Beurteilung des Uretertonus äußerst gering sind. Sicherlich falsch ist die häufige Schlußfolgerung, daß bei einem erweiterten Harnleiter der Tonus herabgesetzt sei. Das Gegenteil kann der Fall sein (s. speziell Motilitätsstörungen).

7.2 Veränderungen der Peristaltik

Die Abhängigkeit der Peristaltik vom Tonus wurde bei Besprechung der normalen Verhältnisse hervorgehoben. Änderungen des Tonus müssen mit Änderungen der Peristaltik einhergehen.

Radiologisch lassen sich über den Tonus nur Vermutungen äußern, während sich die peristaltischen Bewegungen beobachten lassen. Die Arten dieser peristaltischen Abweichungen von der Norm werden als besondere Kapitel einzeln behandelt.

Es erscheint an dieser Stelle unumgänglich, in Kürze über experimentelle Untersuchungsergebnisse zu berichten, die nach operativen Eingriffen am Ureter zu Änderungen der Peristaltik führten und deren Kenntnis für den Radiologen deswegen eine prinzipielle Bedeutung besitzen, weil sie in ähnlicher Form auch nach operativen Eingriffen am Menschen beobachtet werden können, wenn auch bislang hierüber Untersuchungsergebnisse nicht vorliegen. Die Kenntnis solcher postoperativer Dysmotilitäten ist für den Radiologen und den sein Operationsergebnis überprüfenden Urologen genauso wichtig wie die Funktionsdiagnostik im Magen-Darmkanal nach operativen Eingriffen, zumeist also Resektionen.

Während WEINBERG und PENG (1964) bei einer Literaturübersicht über die Folgen des *kompletten Ureterverschlusses* noch lediglich unter dem Aspekt der möglichen oder nicht mehr möglichen Erholung der Nierenfunktion berichteten, beschrieben SLEATOR und BUTCHER (1955) bei imitiertem Steinverschluß direkt nach der Operation Frequenzerhöhungen der Peristaltik nach beiden Richtungen. Ein solcher Reiz dürfte einem Pinzettendruck oder auch einem Injektionsjet (KIIL, 1957) gleichkommen, wobei derartige Ureterreaktionen verzeichnet werden.

Die Folgen *partieller Ligaturen* am Harnleiter untersuchten BOYARSKY und MARTINEZ (1964) in kurz- und langfristigen Beobachtungen. In der Regel hört über der Ligatur jede Bewegung auf, während unter ihr mit sich minderndem Harnvolumen der peristaltische Druck geringer wird, und zwar besonders bei gesteigerter Diurese. Die Autoren heben die zu der Geringfügigkeit des Eingriffes relativ folgenschwere Reaktion über der Stenose hervor.

Prinzipiell erwähnt KIIL (1957) eine Frequenzerhöhung vor jedem partiellen Hindernis, sei dies eine gefüllte Harnblase, ein Ureterkatheter oder eine Kompression von außen. Hierauf hatte LUCAS (1907) schon aufmerksam gemacht.

In diesem Zusammenhang ist darauf hinzuweisen, daß rein methodisch bei Ausscheidungsurogrammen die Kompression von außen oft angewandt wird und funktionell sicherlich nicht bedeutungslos ist.

Weitere Folgen *operativer Eingriffe* am Ureter sind im Schrifttum bekannt: BUTCHER und SLEATOR bezogen 1956 prästenotische Erweiterungen über *Anastomosen* auf Innervationsstörungen mit Leitungsverzögerung durch Anastomosenfibrose. Dieser Ansicht schlossen sich WEINBERG und SIEBENS 1958 an. Weitere Angaben sind über dieses Thema bei SHIRATORI und KINOSHITA (1961) sowie bei CAINE und HERMAN (1970) (letztere Autoren zitiert bei TSUCHIDA et al., 1973) zu finden.

TSUCHIDA et al. (1972) sowie TSUCHIDA et al. (1973) untersuchten die Folgen verschiedener Operationsverfahren am Ureter des Hundes. Die geringsten, 3 Stunden nach der Operation aufhörenden Motilitätsstörungen waren bei kurzen Längsinzisionen zu verzeichnen. Bei Halbtranssektionen mit Naht am Übergang vom Nierenbecken zum Harnleiter kam es zu vorübergehenden antiperistaltischen Wellenbewegungen, die bis zu 5 Stunden zu beobachten waren. Bei Langzeitbeobachtungen (14–28 Tage postoperativ) waren nur dann Störungen zu verzeichnen, wenn adventitielle Adhäsionen mit Zeichen einer leichten Entzündung an der Mukosa nachzuweisen waren. Bei querer Durchtrennung des Ureters (Operationsdauer 20–40 Minuten) traten die schwersten Störungen auf, und zwar bei 4 Hunden von 12 nach 14 Tagen noch Antiperistaltik (s. auch SASAKI, 1973).

BÜSCHER und GACA waren schon 1960 pauschal zu gleichen Untersuchungsergebnissen gekommen, hatten aber hervorgehoben, daß um so leichter postoperative Motilitätsstörungen entstünden, je höher (also nierenwärts) am Ureter der Eingriff erfolgt.

Während bei den Anastomosen-Operationen, wie beschrieben, Innervationsstörungen als Ursache der auftretenden Dysmotilität angenommen wurden, wird sicherlich durch die Operation auch der Tonus und damit die Peristaltik verändert. Hier sei in diesem Zusammenhang noch einmal auf die am Anfang dieses Kapitels zitierten Beobachtungen von SCHREITER et al. (1973) hingewiesen, weiterhin auf die Beobachtungen des zuvor erwähnten Autors SASAKI (1973). Danach war bei nicht einsetzender postoperativer Hydronephrose die Peristaltik in normaler Weise erhalten, bei ausgeprägter Hydronephose fast nicht mehr zu verzeichnen.

Ich vermute, daß die antiperistaltischen Phänomene weder durch die erwähnten Innervationsstörungen noch durch Tonusveränderungen oder entzündliche Wandveränderungen ohne weiteres erklärt sind. Jedenfalls ist zu bedenken, daß im Gegensatz zu allen anderen Versuchen die Eingriffe von TSUCHIDA et al. (1973) in einem Gebiet erfolgten, in dem der oder ein *Schrittmacher* liegen kann.

Andererseits wird man nicht ohne weiteres das Auftreten antiperistaltischer Wellen nach Operationen beim Vierbeiner auch beim aufgerichteten Zweibeiner in gleicher Häufigkeit erwarten dürfen. Ein Trend zur Antiperistaltik ist da. Ob er sich beim Menschen überhaupt bemerkbar macht, ist nicht bekannt und bedarf der Überprüfung wie die Beobachtung funktioneller Folgen nach operativen Eingriffen am Magen-Darm-Kanal.

Hinzu kommen − und dies ist für den Radiologen noch wesentlicher − Beobachtungen krankhafter Zustände am Menschen, die sich auf Druck- und Peristaltikänderungen des Ureters beziehen. Hier besteht für die Radiologie weitgehend ein unerschlossenes Neuland.

Wenn man alle diese genannten Beobachtungen zusammenstellt, scheint man, wie bei einem Puzzlespiel, einzelne Stückchen in der Hand zu haben, die auf den ersten Blick manchmal direkt zusammenpassen, zum anderen aber völlig unzusammenhängend erscheinen. Im Augenblick sieht es so aus, als ob man durch Zusammenpassen verschiedenster Bildelemente eine Ahnung, keineswegs ein vollständiges, klares Bild der pathologischen Physiologie des Harnleiters bekommt, aus dem heraus die Konturen der Ursachen klinisch bekannter Zustandsbilder klarer werden.

Der Radiologe sieht nur morphologische und funktionelle Abweichungen vom Normalbefund im Range der obengenannten Symptome, deren Eingliederung in ein mehr oder minder definiertes Krankheitsbild nur in Kenntnis der Klinik (vielleicht) möglich ist.

8 Spezielle Symptomatik der Motilitätsstörungen
(mit besonderer Berücksichtigung radiologischer Beobachtungen)

8.1 Prästenotische Symptomatik

Über die peristaltische Symptomatik vor Stenosen bzw. Verschlüssen des Ureters lassen sich im Schrifttum zwei unterschiedliche Ansichten finden:

1. jede Peristaltik höre unter Druckzunahme vor dem Hindernis auf, z. B. oft erwähnt bei akutem Steinverschluß;
2. es trete eine verstärkte Peristaltik auf, die Frequenz der Wellen sei vermehrt, der Konzentrationsdruck erhöht.

Beides läßt sich radiologisch beobachten und bestätigen.

8.1.1 Nierenbeckenausgangsstenose

8.1.1.1 Das ampulläre Nierenbecken (closed type)

Auf die Entstehungsweise und auf die Häufigkeit ampullärer Nierenbecken wurde in dem Kap. 4.1 wie auch 4.2.1 eingegangen (FELIX, 1912; JEWETT, 1940; MURNAGHAN, 1958; HANLEY, 1959).
Nach den Untersuchungen von BECKER und POLLACK (1965) unterscheiden sich die ampullären Formen auch funktionell von den trichterähnlichen Typen. Nach unseren eigenen Untersuchungen muß dann ein funktioneller Unterschied bestehen, wenn, wie dies bei etwa der Hälfte der ampullären Formen der Fall war, kein durch Kontrastmittel sichtbarer Anfangskonus im Ureter besteht. Dann muß es zu einer sonst nicht notwendigen Initialkontraktion im Nierenbecken kommen.
Wie weiterhin vorn schon erwähnt, hält MURNAGHAN es für möglich, daß allein das Vorhandensein eines ampullären Nierenbeckens als *Prädisposition* für das Entstehen einer Hydronephrose anzusehen ist.

8.1.1.2 Die intermittierende Hydronephrose

DURE-SMITH hatte 1966 unter den Vorteilen der *dripinfusion* bei der Urographie auch genannt, daß sich hierdurch leichter als normalerweise eine Hydronephrose provozieren lasse.
Es gibt hier mit Wahrscheinlichkeit Übergänge zur Norm.

Ein *Diureseureter* hat ein weiteres Kaliber als im antidiuretischen Zustand. Daß ein ampulläres Nierenbecken unter der diuresefördernden Kontrastmittelinfusion vorübergehend weiter wird, kann man als intermittierende Hydronephrose bezeichnen, doch wird man einem solchen Vorgang nicht ohne weiteres Krankheitswert zusprechen dürfen.

Andererseits kann ein Hindernis für den Harnablauf aus dem Nierenbecken durch eine extreme Steigerung der Diurese erst deutlich werden. Ein Kriterium für den Krankheitswert bietet evtl. der Schmerz, auf den im folgenden Kapitel über die akute Steinkolik näher eingegangen wird.

BOYARSKY und WEINBERG (1973) geben der Bedeutung der ureterorenalen Verbindung als möglichen Übergang vom Normalen zum Pathologischen eine − wahrscheinlich unfreiwillig stilistische −, aber richtige Beschreibung, wenn die Autoren 1973 sagen: „The uretero pelvic junction has surgical importance. *That disease* should be more common and this location may reflect that this region of physiologic narrowing is also a critical transition point in urodynamic function and *that disease* produces a greater disturbance in function here than higher or lower". Sicher ist hier den Autoren ein Fehler im Manuskript unterlaufen, weil der ureterorenale Übergang keine Krankheit ist. Es ist aber das Richtige gemeint: seine leicht zu störende Funktion kann krankhafte Bedeutung gewinnen.

ANSELL und PATERSON (1962) fanden die erste Erwähnung der intermittierenden Hydronephrose bei NICHOLAS TULPIUS (1672), während JONES (1909) die erste zusammenfassende Darstellung gegeben habe. Bis heute seien danach nur Fallberichte erschienen (PAPIN, 1921; NESBIT, 1956; FALK, 1958). JEWETT ging 1940 prinzipiell auf diese Möglichkeit ein. COVINGTON und REESER beschrieben 1950 eine Einzelbeobachtung, die hier stellvertretend für alle kurz zitiert sei:

Der Untersuchte gab Flankenschmerzen nach Genuß mehrerer Flaschen Bieres an. Die Autoren konnten nach Zufuhr von 1500 ml Wasser eine sonst nicht bestehende Hydronephrose urographisch demonstrieren und als deren Ursache eine Ureterstenose nachweisen.

Über die Art der Ureterstenose geben die letztgenannten Autoren keine Auskunft. Der Flankenschmerz ist in solchen Fällen sicher ein wesentlicher Hinweis, mehr aber auch nicht. Man kann ihn auch normalerweise beobachten, wenn eine zu starke Diurese hervorgerufen wird.

Wenn man ohne Berücksichtigung des Körpergewichtes auch bei sehr kleinen und leichten Patienten die gleiche Menge des Kontrastmittels gibt wie bei Patienten, die das Doppelte und mehr wiegen, kann auch ohne Erweiterung des nicht ampullären, sondern linearen Nierenbeckens bei selbstverständlich bestehendem Diureseureter ein Flankenschmerz auftreten.

Abbildung 39 läßt einen Zustand 10 Minuten nach beendeter Kontrastmittelinfusion bei einer sonst gesunden Patientin erkennen, die zum Zeitpunkt der Aufnahme Flankenschmerz beiderseits angab. Auf der Aufnahme zeigt sich eine sehr feine, büschelförmige Kontur im Bereich der Papillen, die mit Wahrscheinlichkeit durch eine tubuläre Stase des Kontrastmittels bei einer zu starken Erhöhung des diuretischen Druckes bedingt ist.

DEUTICKE griff anhand von zwei Fällen 1953 das Thema der intermittierenden Hydronephrose auf und zwar mit dem Hinweis, daß es sich um eine durchaus bekannte Erscheinung handele. Es ist das Verdienst von NESBIT (1956), auf den Wert der Ausscheidungsurographie im Schmerzanfall hingewiesen zu haben. Die schon erwähnte Provokation durch Steigerung der Diurese läßt sich über die Kontrastmittelwirkung hinaus durch ver-

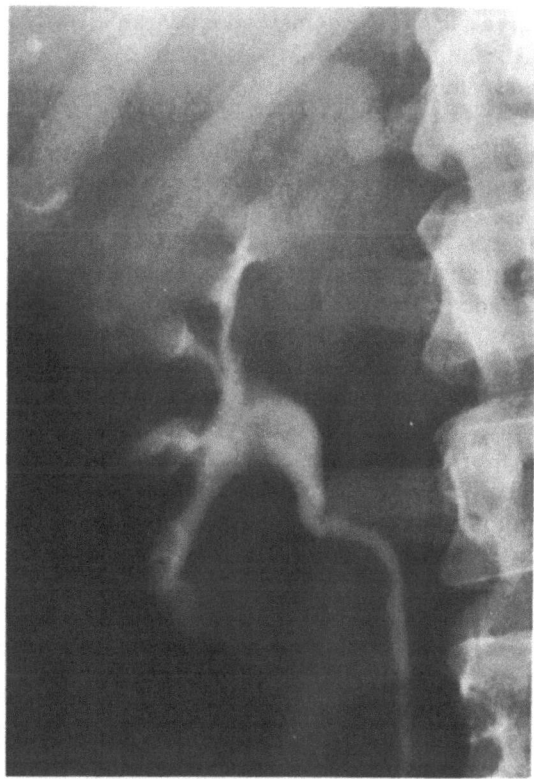

Abb. 39. Unscharfe Kelchkonturen mit Verdichtung der Parenchympartien um die Kelche herum: wahrscheinlich tubuläre Stase bei Überangebot von Kontrastmittel

mehrte Flüssigkeitszufuhr oder z. B. auch die Gabe von Mannitol erreichen (*Hydration pyelography* nach KENDALL und KARAFIN, 1968; *Belastungsurogramm* nach BRESSEL et al., 1969). WEAVER stellte 1968 eine Erhöhung des Druckes im Nierenbecken des Hundes von Ausgangswerten zwischen 0–3 mm Hg (in Ruhe) auf 40–50 mm Hg nach Gabe von Mannit fest (s. Kap. 7.1.1).

Die intermittierende Hydronephrose interessiert hier in diesem Zusammenhang nicht wegen ihrer Ursache, sondern wegen ihrer Manifestation erst nach Druckerhöhung durch gesteigerte Diurese und als Übergang zwischen Norm und krankhaftem Zustand, abhängig vom Druck im Nierenbecken.

Das für die Entstehung der vorübergehend auftretenden Erweiterung des Nierenbeckens — von einer Erweiterung eines oberen Ureteranteils wird nie berichtet — verantwortliche Hindernis liegt im Übergang vom Nierenbecken zum Ureter. Die ampulläre Form des Nierenbeckens ist als prädisponierendes Merkmal zur intermittierenden Hydronephrose zu betrachten.

KENDALL und KARAFIN (1968) berichten, daß das ampulläre Becken in 90% aller ureterorenalen Obstruktionen betroffen sei und fast immer der Hydronephrose vorausgehe. BECKER und POLLACK (1965) sahen beim ampullären Nierenbecken eine andersartige Peristaltik als beim linearen Typ (s. S. 36); KENDALL und KARAFIN (aus dem gleichen Institut wie BECKER und POLLACK) fanden in Fortsetzung der Untersuchungen von BECKER und POLLACK beim ampullären Becken eine Unterbrechung des Kontraktionsablaufes am ureterorenalen Übergang. Diese Partie wurde unter der ablaufenden Welle angehoben und vorübergehend verschlossen.

Diese Beobachtungen sind jedoch nur beim ampullären Becken, nicht bei der Hydronephrose beschrieben. Es gibt bisher keinen Bericht in der Literatur über die Beobachtung peristaltischer Phäno-

mene am intermittierend erweiterten Nierenhohlraumsystem.

8.1.1.3 Die irreversible Hydronephrose

BRESSEL et al. (1969) unterscheiden bei ihren Befunden in Belastungsurogrammen vier Stadien, wobei Stadium I und Stadium II Zustände der Kompensation ohne und mit Ektasie anzeigen, während das Stadium III und IV dieser Autoren schon zur irreversiblen Hydronephrose gehören, aus dem wie aus einem Windkessel kleine Kontrastharnportionen in den Harnleiter abgegeben werden. Diese erreichen im normalen, wellenförmigen Ablauf die Harnblase. Falls überhaupt vorher eine Motilität im Nierenhohlraumsystem bestand, ist anzunehmen, daß der stark erhöhte Filtrationsdruck den Kontraktionsdruck übersteigt, nicht aber zum Diureseureter führt, weil das Hindernis am Übergang vom Nierenbecken zum Harnleiter eher klappenartig verstärkt wird und die Druckerhöhung zum Harnleiter noch stärker abfängt.

Während die Stadien I und II von BRESSEL et al. (1969) noch zur intermittierenden Hydronephrose gehören, da eine Rückbildung bis zur Norm möglich ist, wird in den Stadien III und IV mit der Bezeichnung *irreversibel* deutlich, daß der Zustand eindeutig pathologisch ist. BRESSEL et al. ist zuzustimmen, wenn sie bei einer Nierenbeckenausgangsstenose die *intermittierende Hydronephrose* als ein Stadium auf dem Weg zur manifesten und bleibenden Hydronephrose betrachten.

8.1.1.4 Besprechung und Demonstration von Einzelfällen

Die Darstellung der folgenden Serie radiologischer Beobachtungen mit Wiedergabe von Momentbildern möge dazu dienen, die Häufigkeit und die Folgen nicht nur solcher, meist als *funktionelle* Nierenbeckenausgangsstenosen betrachteten Hydronephrosen, seien sie nun durch Provokation intermittierend oder auch ohne solche manifest, deutlich zu machen, sondern vor allem auf die entscheidende Rolle hinzuweisen, die das Funktionsstudium in den Anfängen und vor allem während der Stadien möglicher operativer Frühintervention bietet. Es ist auffällig, daß dieser Zustand sehr häufig in unterschiedlicher Ausprägung, fast immer beidseitig und bei Frauen − sehr oft im jugendlichen oder mittleren Lebensalter − sehr viel häufiger vorkommt als bei Männern.

Fall 1

Abbildung 40 skizziert das Urogramm bei einem 31jährigen Mann 10 Minuten nach intravenöser Verabfolgung von 50 ml Kontrastmittel. Im Momentbild sieht man eine Erweiterung des rechten Nierenhohlraumsystems mäßigen Grades (mit Überlagerungen durch Darminhalt), während das linke Nierenhohlraumsystem unauffällig ist. Bei der Durchleuchtung sind rechts häufiger Kontraktionen im gesamten Nierenbeckenhohlraumsystem, meistens ohne Kontrastmittelübertritt in den Ureter zu beobachten; ab und zu werden kleine Kontrastmittelmengen in den Ureter gepreßt. Der Ablauf der Kontraktionswelle zur Harnblase erfolgt in normaler Geschwindigkeit.

Hier handelt es sich um die einzige abgebildete Beobachtung eines einseitigen Befundes beim *Manne.*

Fall 2

Abbildung 41 gibt Infusionsurogramme wieder, die bei einer 25jährigen Patientin in einer einzigen Untersuchung zu verschiedenen Zeitpunkten angefertigt wurden. Es liegt eine linksseitige Hydronephrose durch Nierenbeckenausgangsstenose vor. Die erste Aufnahme (Abb. 41 a), direkt nach Beendigung der Kontrastmittelinfusion, läßt die Erweiterung links erkennen. Rechts bestehen normale Verhältnisse. Die nächste Aufnahme, 10 Minuten nach Beendigung der Kontrastmittelinfusion angefertigt (Abb. 41 b), beweist nicht nur die zunehmende Dichte des in das Nierenhohlraumsystem ausgeschiedenen Kontrastmittels, sondern − vor allem auf der gesunden rechten Seite − auch die Erweiterung des Nierenhohlraumsystems bei zunehmendem diuretischem Druck. 30 Minuten nach beendeter Kontrastmittelinfusion (Abb. 41 c) ist das rechte Nierenhohlraumsystem wieder zur anfänglichen Größe vermindert, während auf der linken Seite lediglich die Kontrastdichte des erweiterten Nierenhohlraumsystems geringer geworden ist. Bei der Durchleuchtung sieht man am rechten Nierenhohl-

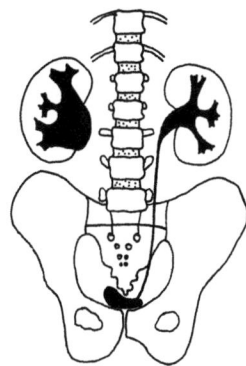

Abb. 40. Fall 1: Nierenbeckenausgangsstenose rechts bei 31jährigem Patienten

raumsystem Motilität. Die Wellen schnüren sich erst unter dem Abgang des Ureters aus dem Nierenbecken ab. Auf der linken Seite sind ungeordnete, undulierende, restliche Kontraktionen am Nierenbecken nachweisbar, sonst ist keinerlei Bewegung zu verzeichnen. Der Kontrastmittelübertritt in den linken Ureter, auf Abbildung 41 b zu beobachten, läßt erkennen, daß der Harnleiter nicht erweitert ist. Die einzelnen Kontrastmittelportionen, die in normaler Wellengeschwindigkeit in die Harnblase befördert werden, sind sehr klein.

Fall 3

Auf Abbildung 42 ist die Skizze des Infusionsurogramms eines 33jährigen Patienten mit beidseitig leichter Hydronephrose und normal weiten Ureteren (hier nur rechts) abgebildet.
Bei Durchleuchtung sieht man beiderseits eine ausgeprägte Hypermotilität in den Nierenhohlraumsystemen.

Der Befund spricht für eine beiderseitige Nierenbeckenausgangsstenose, fast noch im Zustand der Kompensation. Ein operativer Eingriff war wegen pathologischer Leberwerte nicht möglich.

Fall 4

Bei einer 47jährigen Patientin (Abb. 43) läßt das Urogramm 20 Minuten nach beendeter Kontrastmittelinfusion links eine Hydronephrose und rechts eine etwas bizarre Form des Nierenhohlraumsystems erkennen.
Bei Durchleuchtung ist eine Motilität im linken Nierenhohlraumsystem *nicht* nachweisbar, während auf der rechten Seite eine ausgeprägte *Hypermotilität* besteht. Das Nierenbecken kontrahiert sich häufig, wobei es zum Rückfluß des Kontrastmittels in die Nierenkelche kommt. Während des öfteren bei den Kontraktionen kein Kontrastmittel in den

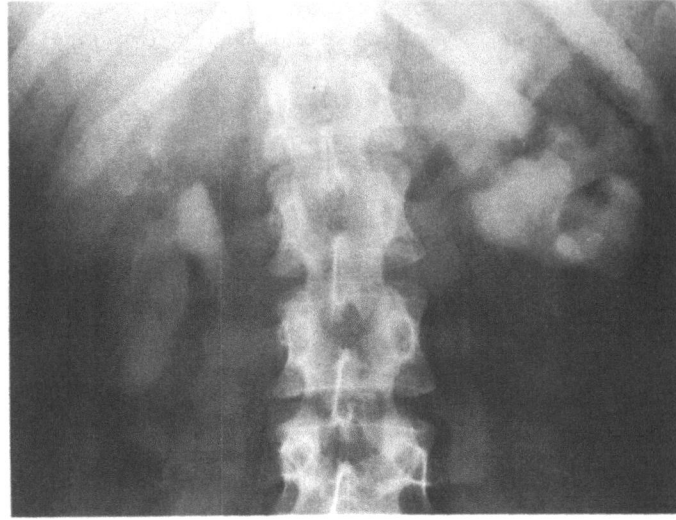

Abb. 41 a

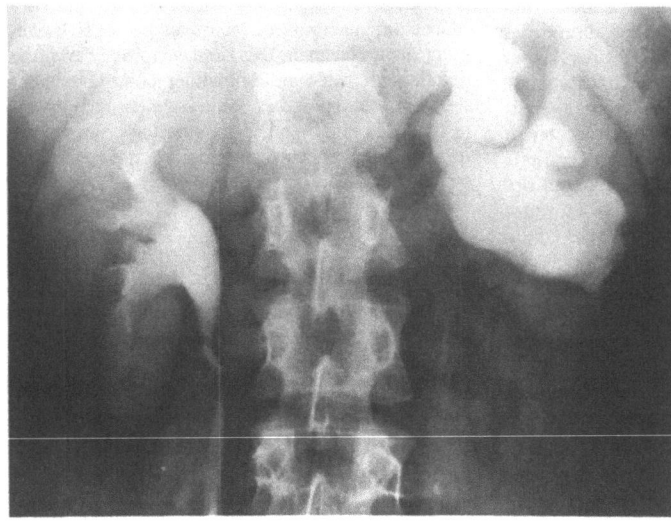

Abb. 41 b

normal weiten Ureter gepreßt wird, die Kontraktionen also frustran verbleiben, werden die kleinen Kontrastmittelmengen, wenn sie erst einmal in den Ureter gepreßt sind, dann in normaler Kontraktionsgeschwindigkeit zur Harnblase transportiert.

Diese Beobachtung und ein Teil der weiter unten angeführten geben Anlaß zum Überdenken solcher und ähnlicher Fälle über den vermutlich prozesshaften Charakter dieser Störung mit der Entstehung von Konkrementen, infolge funktionell bedingter Abflußstörung, Konkrementfolgen, Hydronephrosen bis zum totalen

Funktionsausfall. Hierauf wird nach der Fallbeschreibung zusammenfassend eingegangen.

Fall 5

Die Abbildungen 44 a–c geben die Aufnahmen wieder, die nach einer Infusionsurographie bei einer 78jährigen Patientin zu verschiedenen Zeitpunkten am rechten Nierenhohlraumsystem gewonnen wurden. Bei der Kranken war auf der linken Seite ein intramurales, also harnblasennahes Konkrement nachweisbar. In diesem Zusammenhang möge dieser Befund zunächst unbeachtet blei-

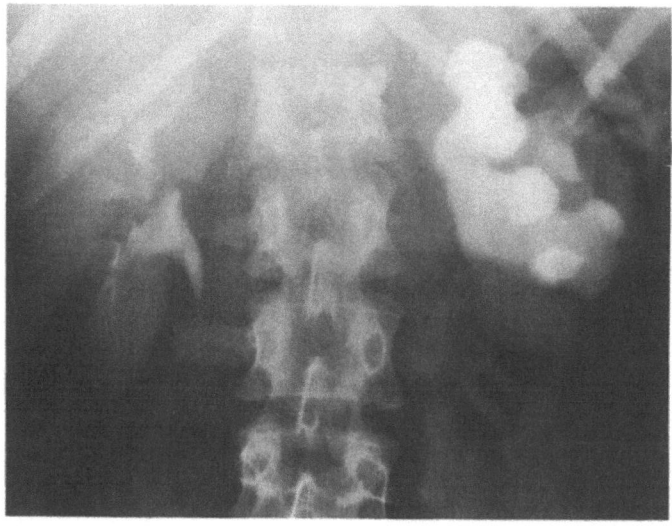

Abb. 41 c

Abb. 41 a–c. Fall 2: 25jährige Patientin mit Nierenbeckenausgangsstenose links in verschiedenen Füllungs-
phasen des Infusions-Urogrammes

ben. Die Aufmerksamkeit gilt den verschiedenen, morphologischen Zustandsbildern der rechten Seite.

Man sieht hier direkt nach Beendigung der Infusion (Abb. 44 a) ein ampulläres Nierenbecken mit einer etwas bizarren Konfiguration des Nierenhohlraum-system. Die Motilität wurde nicht beobachtet.

Abbildung 44 b läßt den Zustand 30 Minuten nach Beendigung der Infusion erkennen. Sicherlich infol-ge des zunehmenden und bei Funktionsausfall der linken Niere auch gegenüber der Norm verlängert erhöhten, diuretischen Druckes, sind das rechte Nierenbecken und einige Kelchhälse noch weiter geworden. Eigentümliche Unterbrechungen der Kontrastmittelfigur subpelvin bleiben ungeklärt (Knicke?) und sind nicht konstant.

Zweieinhalb Stunden nach Beendigung der Infu-sion ist das Nierenbecken wesentlich verkleinert, die Kelchhälse sind sehr eng (kontrahiert?). Es ist anzunehmen, daß die Verminderung in der Größe des Nierenbeckens durch das Absinken des diureti-schen Druckes bedingt ist (Abb. 44 c).

Fall 6

Die Abbildungen 45 a und 45 b geben die Skizzen von Zustandsbildern 10 und 30 Minuten nach been-deter Kontrastmittelinfusion wieder. Bei dem 57jährigen Patienten mit Mikrohaematurie und eingeschränkter Nierenfunktion ist rechts eine *Schrumpfniere* bekannt. Auf der linken Seite be-steht eine starke Erweiterung des Nierenhohlraum-systems mit eigenartiger, ballonförmiger Auftrei-bung eines zweigeteilten Nierenbeckens, in dem nur eine restliche Motilität nachweisbar ist.

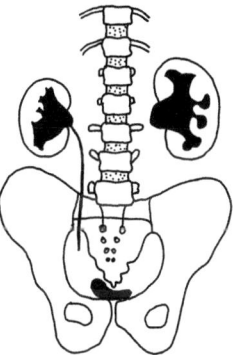

Abb. 42. Fall 3: 33jährige Patientin mit beidseitiger Nierenbeckenausgangsstenose

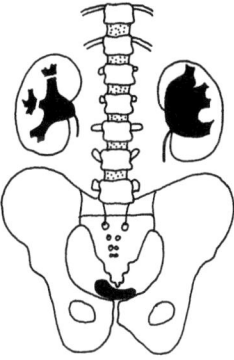

Abb. 43. Fall 4: 47jährige Patientin mit beidseitiger Nierenbeckenausgangsstenose, links Hydronephro-se, rechts (Durchleuchtung!) Hypermotilität

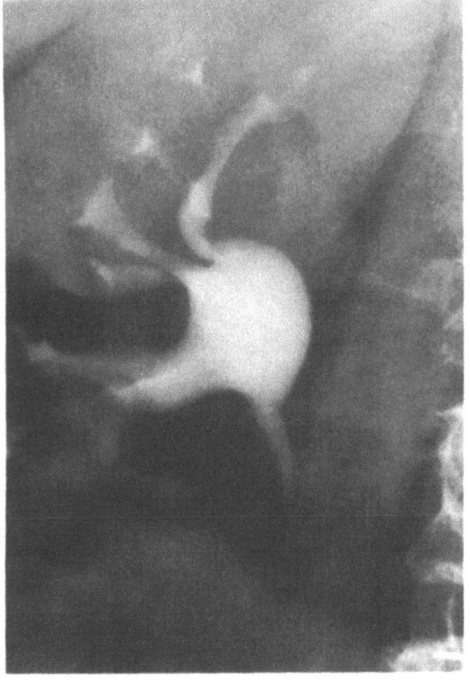

a

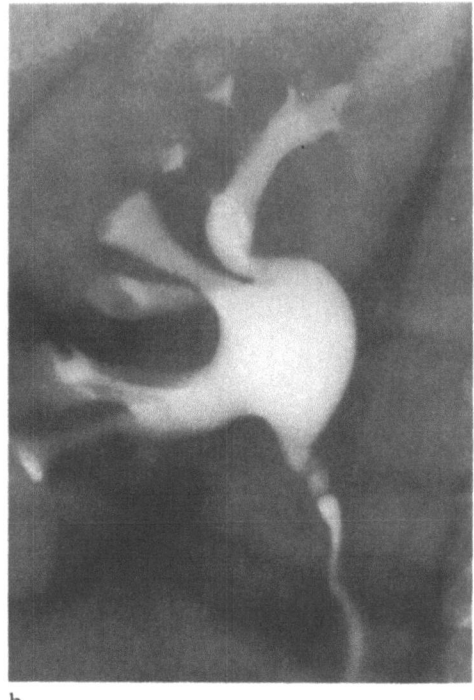

b

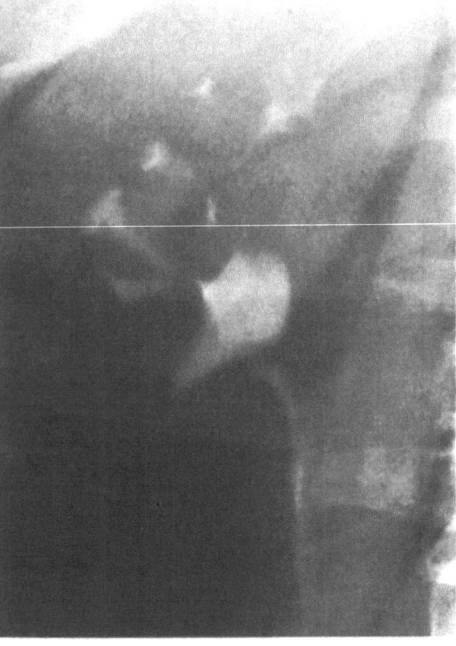

c

Abb. 44 a–c. Fall 5: 78jähriger Patient. Intramurales Konkrement links (nicht abgebildet), Nierenbeckenausgangsstenose mit verschiedenen Füllungsstadien des Infusions-Urogrammes rechts

Fall 7

Infusionsurogramme einer 39jährigen Patientin lassen zu verschiedenen Zeitpunkten (Abb. 46 a, b) zunächst eine hochgradige Hydronephrose auf der rechten Seite bei nur geringer Erweiterung, doch eigentümlicher Deformierung des linken Nierenhohlraumsystems erkennen.

Unter der Durchleuchtung sieht man auf der rechten Seite noch eine deutliche, konzentrische Kontraktion des Nierenbeckens, während in dem relativ zur Hydronephrose des Beckens engen Kelchsystem keinerlei Bewegung zu erkennen ist. Es kommt zum seltenen Übertritt von kleinen Kontrastmittelmengen in den Ureter, die in regelmäßigem, peristaltischem Ablauf zur Harnblase gelangen. Auf der linken Seite findet sich eine auffallende Stenosehypermotilität mit häufigen Kontraktionen des Nierenbeckens, während die Kelche (Pfeile!) eng stehen und nur mit den Kontraktionen des Nierenbeckens sich zum retrograden Kontrastmittelfluß in die Kelche öffnen, um danach sofort wieder in Engstellung zu verharren.

Abbildung 46 b läßt den Zustand ein Jahr nach plastischer Operation am rechten Nierenbeckenausgang erkennen. Es ist zu einer erheblichen Minderung der Hydronephrose gekommen. Im Gegensatz zur ersten Untersuchung gibt jedoch die Patientin jetzt auch stärkere Beschwerden auf der linken Seite an. Hier erfolgt die Peristaltik noch deutlicher als zuvor in häufigen Nierenbeckenkontraktionen. Die

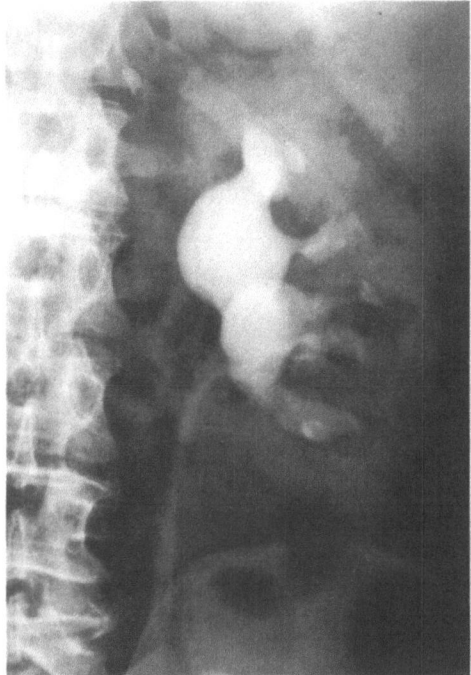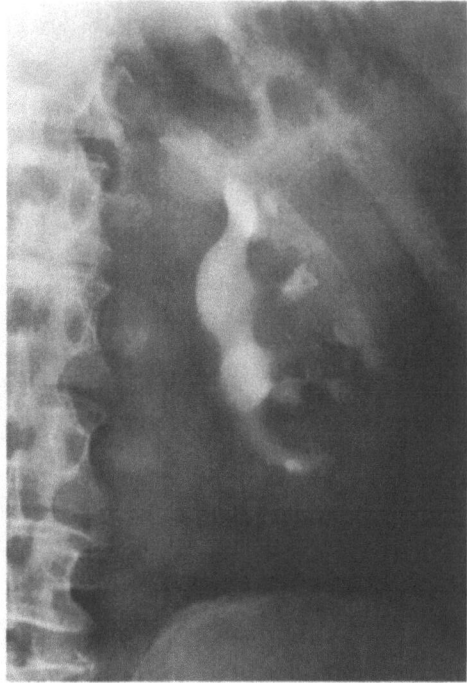

Abb. 45. Fall 6: 57jähriger Patient. Schrumpfniere rechts (nicht abgebildet), Hydronephrose eines zweige-teilten Nierenhohlraumsystems links, mit jeweiliger Nierenbeckenausgangsstenose

sonst extrem enggestellten Kelchhälse öffnen sich lediglich bei der Kontraktion des Nierenbeckens, die wenig Kontrastmittel in den Ureter und die Hauptmenge zurück in die Kelche treibt. Wenige Sekunden später ist der Kontraktionszustand der Kelchhälse und damit die geschilderte Ausgangssituation wieder erreicht. Rechts klagt die Patientin nach wie vor über stärkere Schmerzen, es erfolgt hier der Kontrastmitteltransport ohne jede Kontraktion des noch mäßig erweiterten Nierenhohlraumsystems gleichmäßig rhythmisch unter Kontraktionen, die unter dem Abgang des Ureters aus dem Nierenbecken beginnen. Bei Untersuchung im Stehen ist das Kontrastmittel rechts fast abgelaufen, während links eine sehr deutliche Retention im Nierenbecken zu verzeichnen ist.

Fall 8

Die 25jährige Patientin klagt seit Jahren über Schmerzen im rechten Nierenlager. Bei der klinischen Untersuchung wird ein Hypertonus von 160/110 festgestellt.
Nach dem Urogramm besteht der Verdacht auf eine Schrumpfniere rechts, während links in der oberen Kelchgruppe entzündliche Veränderungen angenommen werden (Abb. 47 a). Die anläßlich der ambulant durchgeführten Infusionsurographie angefertigten Schichtaufnahmen ließen eine derartig starke Deformierung und Verlagerung der Nieren-

kelche erkennen, daß man eine Pelottenwirkung annahm und den Verdacht auf einen raumfordernden Prozeß in der rechten Niere aussprach.
Nach stationärer Aufnahme wurde während einer Zystographie *links* ein ausgeprägter vesiko-renaler Reflux festgestellt, außerdem ein kleines, geschrumpftes, deformiertes Pyelon links mit minimalem Parenchymsaum. Die Diagnose hieß: „Massiver vesiko-renaler Reflux links. Schrumpfniere *links*, vermutlich pyelonephritischer Genese. Renovaskulärer Hypertonus. Nephroureterektomie vorgesehen".
Bei der nun durchgeführten Renovasographie sieht man im Übersichtsaortogramm eine linksseitige Schrumpfniere (Abb. 47 b, Pfeile!). Auch rechts erscheint das Nierenparenchym regional sehr schmal. Der obere Nierenkelch reicht nahezu unmittelbar bis an den Parenchymsaum heran (Abb. 47 c, Pfeil!). Für einen Tumor ergibt sich kein Hinweis. Ein enggestellter, relativ langer oberer Kelchhals wird festgestellt, eine Spastik hier angenommen.
Da bei Katheter-Angiographien durchleuchtet wird, ergab sich zwanglos die Gelegenheit des Studiums der Funktion der oberen Harnwege beiderseits. Dabei findet sich die typische Stenosenperistaltik bei Nierenbeckenausgangsstenose: hyperfrequente Kontraktionen des Nierenbeckens mit Entleerung von wenig Kontrastmittel in den normal weiten Ureter beiderseits. Während der Kontraktion des Nierenbeckens kommt es zu massivem Re-

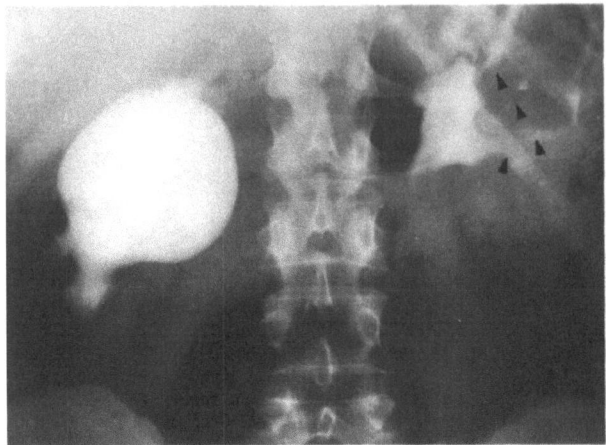

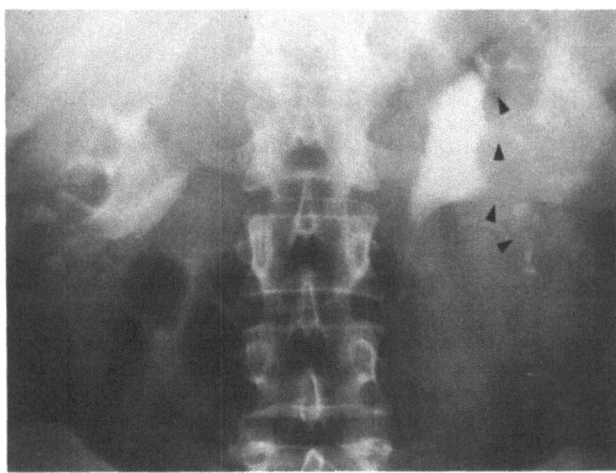

Abb. 46. Fall 7: 39jährige Patientin mit beidseitiger Nierenbecken-ausgangsstenose. Zustand vor und nach Nierenbeckenplastik (oben). Leichte Hydronephrose und Verformung des linken Nierenbeckens bei Engstellung der Kelche (unten)

flux in die erweiterten und deformierten Kelche, wobei auch der rechte, sonst enggestellte Kelch, sich vorübergehend stark erweitert.

Bei der Beidseitigkeit und dem fortgeschrittenen Stadium der Erkrankung erscheint trotz der Jugend der Patientin ein operatives Vorgehen als sinnlos.

Fall 9

20 Minuten nach Kontrastmittelinfusion skizziert die Abbildung 48 links eine *Schrumpfniere* und rechts ein etwas weites Nierenhohlraumsystem sowie eine durchgehende Kontrastmitteldarstellung des Ureters wieder.

Bei der Durchleuchtung sieht man nicht nur eine ausgeprägte Stenosenperistaltik des rechten Nierenhohlraumsystems, sondern, in Resten immer noch erkennbar, die gleiche Peristaltik auch links.

Fall 10

Ein Zustand schwerster Lebensgefährdung besteht bei der Patientin, deren Urogramm die Skizze der Abbildung 49 wiedergibt.

Es handelt sich um eine Aufnahme 20 Minuten nach beendeter Kontrastmittelinfusion bei einer *24jährigen* Kranken. *Die rechte Niere ist schon operativ entfernt.* Links sieht man ein etwas erweitertes Nierenhohlraumsystem mit fast vertikaler rinnenförmiger Aussparung der Kontrastmittelfigur am Übergang vom Nierenbecken zum Ureter (Knick?).

Bei der Durchleuchtung wird die ausgeprägte Stenosenperistaltik im linken Nierenhohlraumsystem deutlich.

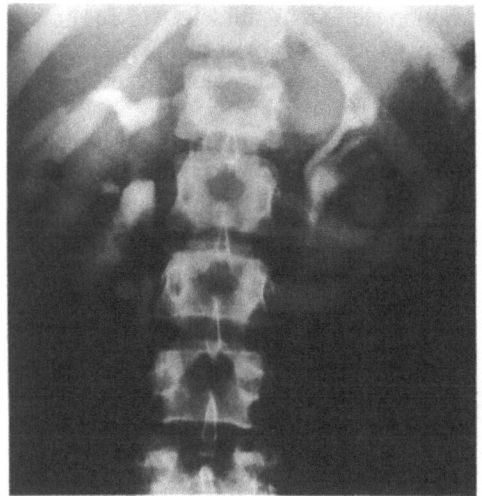 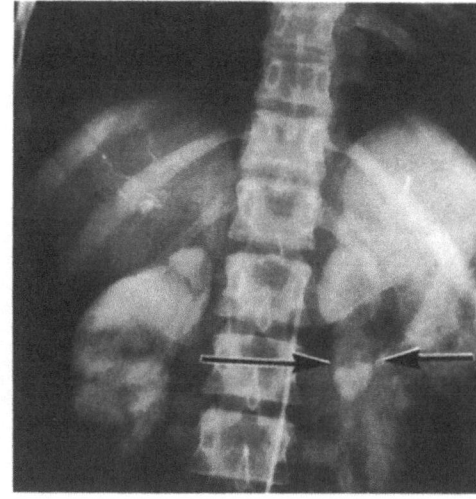

a

b

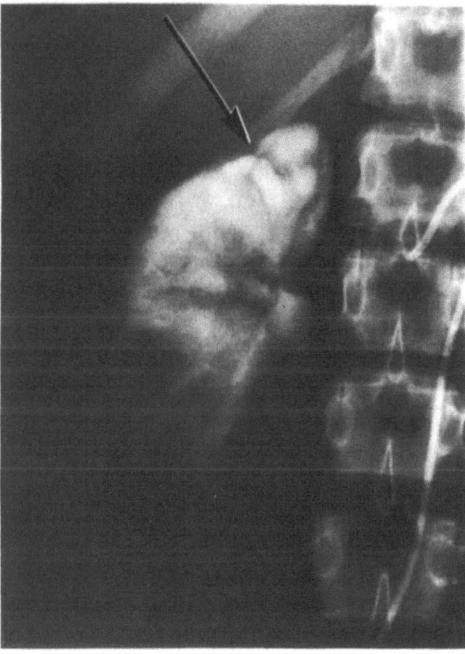

c

Abb. 47a–c. Fall 8: 25jährige Patientin mit beidseitiger pyelonephritischer Schrumpfniere, links mehr als rechts und Nierenbeckenausgangsstenose (keine Hydronephrose!)

Fall 11

Als präfinales Stadium derartiger Erkrankungen ist der Zustand anzustehen, wie er nach Abbildung 50 deutlich wird. Der 65jährigen Patientin ist die rechte Niere operativ entfernt, links sieht man eine extreme Erweiterung des Nierenbeckens und der Nie-

renkelche. Bei der Durchleuchtung läßt sich keinerlei Motilität mehr erkennen. Die wenigen Kontrastmittelmengen, die in den Ureter übertreten, beweisen, daß der Ureter normal weit ist.

Nach der Beschreibung der Befunde von 11 Kranken, deren Urogramme in den Abbildungen 40–50 wiedergegeben sind, ist es angebracht, sich, wie nach der Beschreibung des Falles 4 dieser Serie schon angekündigt wurde, über die Deutung der Symptome und die Bedeutung der Nierenbeckenausgangsstenose als Erkrankung mit prozesshaftem Charakter Gedanken zu machen.

Im Fall 4 ist in Kenntnis der Momentaufnahmen und des Durchleuchtungsbefundes auf der linken Seite eventuell der Zustand einer irreversiblen Hydronephrose, vielleicht aber auch noch eines Stadiums der Reversibilität, in der die zugrundegehende Muskulatur der Wand durch elastisches Bindegewebe ersetzt ist, vorhanden. Von mindestens gleicher Wichtigkeit erscheint die pathologische Motilität auf der rechten Seite, die aus dem Starrbild nicht zu entnehmen ist, mit Wahrscheinlichkeit aber ein früheres Stadium derselben Störung darstellt, die auf der linken Seite schon zur Hydronephrose geführt hat.

Im Fall 5 ist eine subpelvine Stenose rechts möglich. Vor derartigen Stenosen

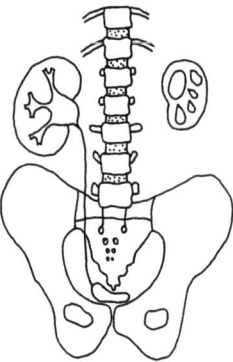

Abb. 48. Fall 9: 42jährige Patientin mit Schrumpfniere links und Nierenbeckenausgangsstenose
rechts, wahrscheinlich auch links

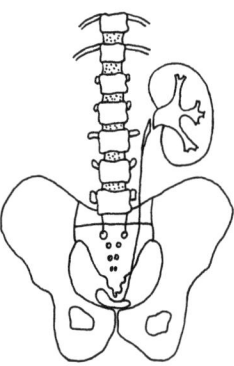

Abb. 49. Fall 10: 24jährige Patientin. Zustand nach
Nephrektomie rechts. Nierenbeckenausgangsstenose links mit mäßiger Hyponephrose

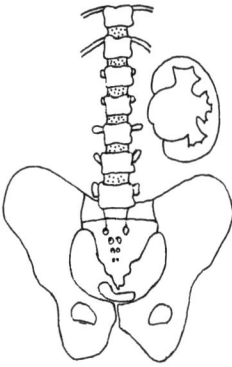

Abb. 50. Fall 11: 65jährige Patientin. Zustand nach
Nephrektomie rechts. Extreme Hydronephrose bei
Nierenbeckenausgangsstenose links

können sich Steine bilden. Auf der linken
Seite kann das Vorhandensein eines intramural in der Harnblasenwand liegenden Steines dafür sprechen, daß auch
links eine subpelvine Stenose mit Retention zur Bildung eines Steines geführt
hat, der während der Untersuchung dann
im linken Ostium lag.

Die Vermutung (Fall 6), daß es infolge
einer ähnlichen Motilitätsstörung, wie sie
links nachzuweisen war, auf der rechten
Seite zu einer Schrumpfniere gekommen
ist — ein Ereignis, das links jederzeit ein-
treten kann — liegt nahe. Die Gefahr des
doppelseitigen Nierenversagens ist gegeben.

Bei Fall 7 ist typisch auf beiden Seiten
das Mißverhältnis zwischen der Weite
der Nierenbecken und der Enge der
Kelchhälse, diese wahrscheinlich bedingt
durch Hypertrophie der kompensatorisch
vermehrten Muskulatur. Rechts ist nach
der Operation eine Normalisierung der
Motilität eingetreten, doch lassen die Beschwerden der Patientin darauf schließen, daß eine auch klinisch nachgewiese-
ne Infektion nicht behoben ist. Links hat
die Nierenbeckenausgangsstenose erst zu
einer mäßigen Erweiterung des Nierenbeckens und noch nicht der Kelche geführt; das Kelchsystem ist jedoch insgesamt extrem enggestellt (kompensatori-
sche Hypertrophie der Muskularis?).

Die Beschreibung des Falles 8 bedarf
keines Kommentares.

Im Fall 9 besteht eine Nierenbeckenausgangsstenose beiderseits, links schon mit
konsekutiver Schrumpfniere.

Im Fall 10 handelt es sich um eine 24jäh-
rige Kranke im Zustand schwerster Lebensgefährdung. Hier ist es als eine Frage
der Zeit zu bezeichnen, wann nach Nephrektomie rechts auch die linke Niere
durch zunehmende Hydronephrose insuffizient wird, falls nicht ein operativer
Eingriff dieses Schicksal noch aufhalten
kann.

Die letzte Beobachtung (Fall 11) wird
zwar in der Beschreibung als *präfinales
Stadium* bezeichnet, doch wird hier deut-

lich, daß eine Patientin auch nach Nephrektomie und bei Bewegungslosigkeit
der extrem hydronephrotisch erweiterten
linken Niere – sicherlich ein Ausnahmefall – noch lange überleben kann.

Auf die Frage nach der *Häufigkeit* des
Vorkommens solcher Stenosen läßt sich
nur eine Schätzung abgeben:
Im Jahre 1976 wurden bei etwa 2000 in
unserer Abteilung durchgeführter Aus-
scheidungsurogramme bei 20 Untersuchten die Diagnose *Nierenbeckenausgangsstenose* gestellt. Bei Wertung dieser Zahl
ist zu berücksichtigen, daß extreme Aus-
wahlbedingungen vorherrschen, da wir
grundsätzlich nur stationäre Patienten,
bei denen eine Erkrankung der ableitenden Harnwege angenommen wurde, untersuchten, außerdem uns aber auch
Kranke ambulant vom Urologen der
Umgebung zur Untersuchung zugewie-
sen wurden, die mit dieser Fragestellung
vertraut waren und schon nach urogra-
phischer Voruntersuchung in der eigenen
Praxis gezielt die Indikation zur Funktionsuntersuchung gestellt hatten.
Die Relation des Auftretens bei Frauen
und Männern war etwa 5:1.

8.1.1.5 Zur Ätiologie der Nierenbeckenausgangsstenose

Eine ungewöhnlich starke, intermittierende oder eine latente Hydronephrose
können hinweisende Symptome für das
Vorliegen einer Nierenbeckenausgangsstenose sein, deren Ätiologie direkt radiologisch nur dann zu erfassen ist, wenn
z. B. ein Konkrement nachgewiesen werden kann. Ein hoher Abgang des Ureters
kann primär vorkommen (SCHREYER,
1974), führt jedoch nicht zur Nierenbek-
kenausgangsstenose. Bei Entwicklung einer Hydronephrose, aber auch schon bei
einem ampullären Nierenbecken, mag
der Abgang des Ureters etwas höher sein
als der tiefste Punkt des Nierenbeckens.
Eine wesentliche Abflußbehinderung
dürfte hierdurch nicht bedingt sein.

Aberrante Gefäße

Arterien, die, entweder aus der A. renalis oder mit
separiertem Abgang aus der Aorta hervorgehend,
das meist erweiterte Nierenbecken tangieren, während der Ureter über dieses Gefäß hinwegläuft,
werden schon seit sehr früher Zeit zur Hydronephrose in eine ursächliche Beziehung gesetzt.
EKEHORN (1907) hat wohl erstmals auf diese ursächliche Verknüpfung hingewiesen. Ich folge hier
der Darstellung von HINMAN, JR. in *Urology*, 1970.
Der Autor berichtet, 20–25% aller obstruierender
Gefäße unterlägen der Ekehorn's rule und zitiert
hier Arbeiten von PETREN und SMIRNOFF, beide zitiert nach HELLSTRÖM (1927).
Die Diskussion wurde belebt durch Arbeiten von
BORGARD 1943 bis 1946. Auf der Grundlage der
Beobachtungen BORGARDS wurden aus einem aus-
gesuchten Krankengut von 1000 Patienten über
300 Kranke unter der Annahme derart bedingter
Nierenausgangsstenosen *bei einer Mortalität von
über 4%!* operiert (HENI und RIETHMÜLLER, zitiert
nach GÜNTHER, 1952).
GÜNTHER ist der Ansicht, daß Gefäßkreuzungen des
Nierenbeckens und des Ureters mit Hilfe des Pyelo-
grammes weder direkt noch indirekt nachweisbar
seien. Pyelographisch sichtbare direkte Gefäßim-
pressionen des Nierenbeckens usw. gäbe es nicht.
SCHREYER (1974) gibt eine Skizze STEWARTS (1947)
wieder, wonach das Nierenbecken ähnlich einer
Hernie durch größere Gefäßlücken zwischen Nie-
renhauptarterie und einem unteren Polgefäß nach
ventral prolabieren könne, wobei der Ureter durch
das Polgefäß winklig geknickt und an das ausgewei-
tete Nierenbecken angepreßt werde. Derselbe Autor zitiert ROLLESTON und REAY (1957). Diese Autoren halten eine Störung der Urodynamik durch
ein unteres Polgefäß dann für möglich, wenn es die
Niere ventral kreuzt und die Niere durch ein tiefes
und enges Nierenlager schräg mit nach vorne gela-
gertem Hilus am Körper liegt.

Trotz hierauf gerichteter Aufmerksamkeit war es uns nur *in einem einzigen Fall*
von Hydronephrose möglich, während
der Durchleuchtung eine *Pulsation* am
unteren Rande des hydronephrotisch erweiterten Beckens wahrzunehmen, eine
Beobachtung, die lediglich die Nachbarschaft einer Arterie zum erweiterten Nierenbecken dokumentiert, mehr nicht. Im
Gegensatz dazu ist die Mitpulsation des
Ureters an der Überkreuzungsstelle der
Beckenarterien umso regelmäßiger festzustellen, je älter der Patient ist und je
stärker die Beckenarterien im Sinne
einer Arteriosklerose erweitert sind und
damit ein gewisses Hindernis für den

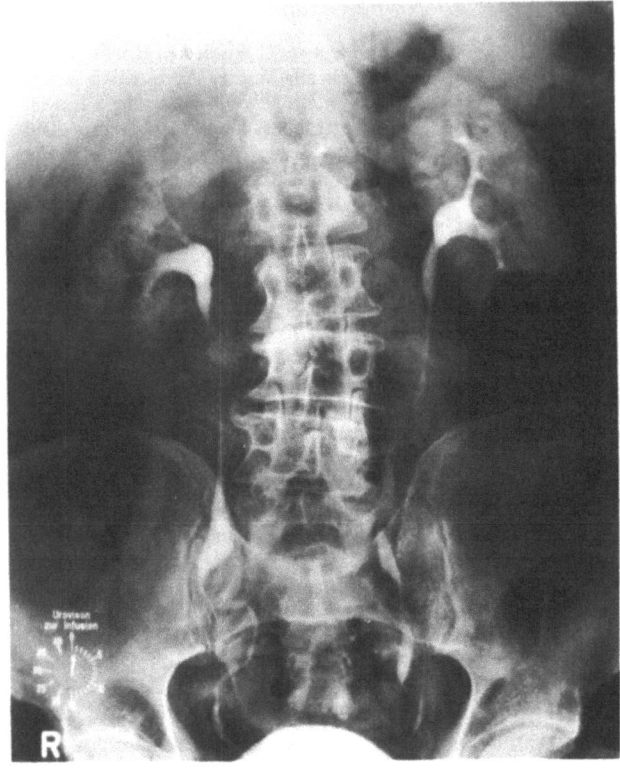

Abb. 51. Schleifenförmige Verlagerung des rechten Ureters an der Überkreuzungsstelle mit der erweiterten Beckenarterie (Pulsation!) und lokalisierter prästenotischer Dilatation des Ureters

Ureter bilden (Abb. 51, s. auch Abb. 9, S. 18).

Bei der Häufigkeit aberrierender Gefäße aus der Nierenarterie, aus der Aorta bis zum ausgeprägten, unteren Polgefäß heraus ist zu verstehen, daß mit zunehmender Hydronephrose eine Lagebeziehung zwischen dem erweiterten Nierenbecken und der Arterie eintritt, wobei vielleicht die Arterie noch zu einem zusätzlichen Hindernis wird, wahrscheinlich aber nur als extreme Ausnahme als primäre Ursache der Hydronephrose aufzufassen ist.

Klappen und Falten

Schräg oder longitudinal verlaufende Unterbrechungen der Kontrastmittelfüllung werden ab und zu auf intraureterale *Klappen* bezogen (LICH, 1955, 1957; zitiert nach HINMAN, Jr., 1970). Schon GÜNTHER hatte 1952 der Ansicht Ausdruck gegeben, die HINMAN, Jr. (1970) in ähnlicher Form und ohne Kenntnis der

Annahme GÜNTHERS bestätigt: Ureterschleifen, Schnür*furchen* und ausgedehnte Kontraktionen des Nierenbeckens und der Kelche sind kein Gefäßproblem, sondern ein Tonusproblem; HINMAN, Jr. nennt sie *artifacts*. Bei Patienten mit einer intermittierenden oder auch permanenten Hydronephrose kommen derartige Befunde (Abb. 45) häufiger vor. Beim Durchleuchten sieht man die mangelnde Permanenz derartiger scheinbarer Schnürfurchen. Zum Teil handelt es sich um Folgen von Abknickungen schlaffer Nierenbeckenteile bzw. Ureterteile, meist am Rande des Musculus psoas, aber auch außerhalb davon, die im selben Augenblick verstreichen, wenn es zu einer Kontraktion kommt.

Es handelt sich hier nach Ansicht des Autors um ein Phänomen, das in ähnlicher Form sonst fast nur noch radiologisch an der Gallenblase nachweisbar ist. Der Begriff der *Septum-Gallenblase* spielte in früheren Jahren eine große Rolle und ist wohl auch heute noch nicht ausgemerzt, obwohl weder Chirurgen noch Pathologen in der Häufigkeit, wie im Röntgenbild ein scheinbares Septum in der Gallenblase erscheint, dieses Septum dann auch tatsächlich nachweisen können. In Wirklichkeit handelt es sich um ein Projektionsphänomen, das dadurch bedingt ist, daß der Gallenblasenfundus an der vorderen Leberkante umschlägt und vor den Leberrand nach kranial zieht. Durch den Knick im Verlauf der Gallenblase wird in der sagittalen Projektion ein Septum vorgetäuscht.

Permanent nachweisbare, ringförmige Schnürfurchen, offenbar ohne Bedeutung als Stenosen und ohne prästenotische Dilatation, kommen vor. In solchen Fällen ist es charakteristisch, daß die peristaltische Welle sich nierenwärts dieser Ringe abschnürt und ohne sichtbare Beeinflussung durch den Ring über diesen hinwegläuft. Wir konnten ein solches Vorkommnis in 3 Fällen beobachten (s. auch SCHMIDT et al., 1973).

Angeborene Stenosen

Die zuvor genannten Strukturen und Phänomene reichen nicht aus, um die Vielzahl bestehender Stenosen am Nierenbeckenausgang, wie sie in den Einzelfällen beschrieben wurden und wie wir sie beinahe täglich beobachten können, zu erklären. Für die Röntgenologen ist die Deutung deshalb so schwierig, weil auch kurzstreckige organische Stenosen des Ureters als solche radiologisch direkt nicht diagnostiziert werden, da selbst die mangelnde Darstellung des Lumens noch kein Beweis für eine Lumenenge ist. Es ist aber darauf hinzuweisen, daß die auch im Kap. 4.1 angeführten, von FELIX bei Embryonen am oberen Ureterende gesehenen, von PUHL (1934) bei Totgeborenen im Alter von 7–9 Monaten beobachteten und von ÖSTLING (1942) bei Neugeborenen noch als Regel bezeichneten Engen unterhalb des Nierenbeckens persistieren können, sind es doch vor allem *junge* Menschen, bei denen wir derartige Beobachtungen feststellen konnten. Unter dem erhöhten Druck, der prästenotisch aufgewandt werden muß, um die Stenose zu überwinden, kommt es sekundär zu Schlängelungen des Ureters.

Wir müssen GÜNTHER (1952) beipflichten, wenn der Autor Ureterschleifen als Folge von Tonusveränderungen beschreibt.

Bei einer jungen Patientin mit einem nach der Übersichtsaufnahme normal aussehenden Ureter ließen sich während der Durchleuchtung plötzlich eintretende Einengungen des Ureterlumens direkt unter dem Nierenbeckenausgang nachweisen, wobei sich 2–3 nebeneinander gelegene Schlingen bildeten, die nach 10–20 Sekunden dauernder Beobachtung wieder verschwanden. Bei der gleichen Patientin ließ sich weiterhin auch in mittlerer Ureterhöhe, also etwa im Übergang vom abdominellen zum pelvinen Anteil, eine derartige flüchtige Einengung mit Schleifenbildung des Ureters unter der Durchleuchtung beobachten. Die Frau litt seit 2 Jahren unter sehr schmerzhaften und mit Fieber einhergehenden Pyelonephritiden (Abb. 52 a, b).

Daß sich ein Röhrensystem bei Erhöhung des Druckes schlängelt, ist eine bekannte mechanische Folge, von der sich jeder überzeugen kann, der das Ende eines Gartenschlauches bei strömendem Wasser plötzlich zuhält. Schlängelungen der Arterien bei Hochdruck sind hierfür ein weiteres Beispiel.

Diese Schlängelungen werden dann permanent, wenn sich (wie im Kap. 6.1 beschrieben) von der Adventitia der Schlingen sekundär Briden bilden, die die Schlingen in ihrer Lage fixieren. HINMAN, Jr. (1970) beschreibt derartige Formationen als *sail-like bands*. Derartige Formationen werden von Urologen häufiger intraoperativ gefunden.

Bei den beschriebenen Schlängelungen handelt es sich um die morphologischen Folgen sonst nicht zu diagnostizierender, wahrscheinlich, wie am Anfang dieses Absatzes betont, angeborener Ureterengen. Bei sämtlichen vorn angeführten Einzelbeobachtungen von Nierenbeckenausgangsstenosen konnten derartige Schlängelungen nicht beobachtet werden. Trotzdem erscheinen zwei Gründe für die Annahme kongenitaler Stenosen maßgeblich:

1. Die bei den einzelnen Fällen beschriebene prästenotische Hypermotilität in ihrer Kombination von ungewöhnlich starken und frequenten Kontraktionen

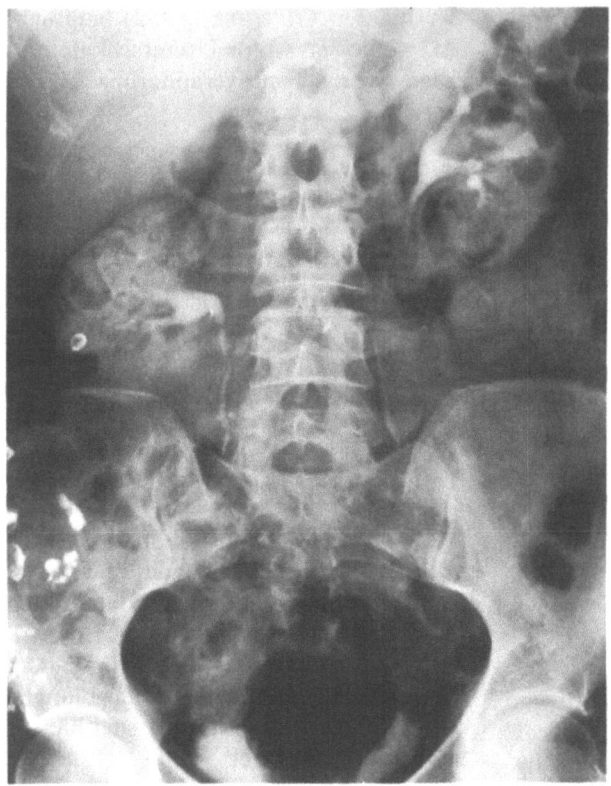

Abb. 52 a. Scheinbar normales Infusions-Urogramm (Kontrastmittelreste nach vorangegangener Barium-Darstellung des Magen-Darmkanals)

des Nierenhohlraumsystems und andererseits auch ungewöhnlich langdauernden Engstellungen besonders der Kelchhälse, soweit diese noch nicht irreversibel erweitert waren.

2. Die fast immer nachzuweisende Doppelseitigkeit des Geschehens, häufig nach den Übersichtsaufnahmen nicht zu vermuten und nur durch Durchleuchtung zu beweisen.

Ungeklärt bleibt unter Berücksichtigung der Bewegungsstudien die Frage, wo morphologisch und funktionell die Norm aufhört und der pathologische Befund beginnt. Dies trifft nicht nur beim ampullären Nierenbecken zu. Hier hatten wir darauf hingewiesen, daß fehlender Kontrastharn im Ureterkonus zu einer Kontraktion des Nierenbeckens führen muß, wenn Kontrastmittel in den Ureter transportiert wird. Es ist die Frage, ob man hier die Grenze von der Norm zum pathologischen Befund setzt. Dies würde

immerhin bedeuten, daß ein ampulläres Nierenbecken mit Conus ureteralis *noch* als Norm, ohne Conus ureteralis jedoch *schon* als anormal zu bezeichnen ist. Damit wäre die Übergangsform, die Mur-naghan dem ampullären Nierenbecken prinzipiell gibt, noch etwas deutlicher definiert. Für uns erhebt sich hier die Frage, ob nicht jede Bewegung im Nierenhohlraumsystem, das ja nach einigen zuvor genannten Autoren lediglich eine Reservoir-Bedeutung besitzt, schon als pathologisch betrachtet werden muß.

Ich werde auf dieses Problem am Schluß der Besprechung über die prästenotische Symptomatik noch einmal eingehen.

8.1.2 Stenosen in Nierenbeckennähe

Die Stenosen können unterschiedlicher Art sein. Wir beobachteten sie nach tuberkulöser Striktur nahe dem Nierenbecken, nach ätiologisch ungeklärten subpel-

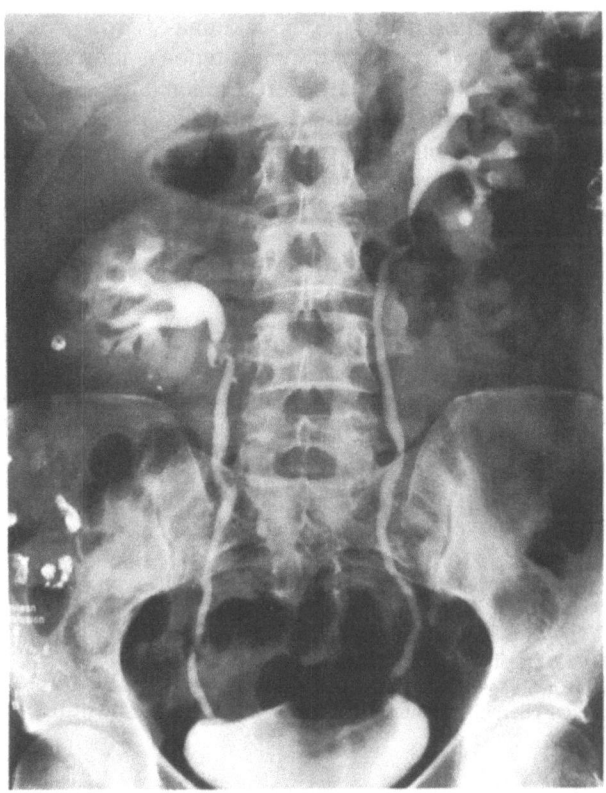

Abb. 52 b. Vorübergehend auftretende Schlinge (Durchleuchtung!)
rechts subpelvin bei leichter Hydronephrose

vinen (angeborenen?) Stenosen und
mehrfach im oberen Harnleiterdrittel
nach Steinentfernung, wobei es offen
bleibt, ob die Stenose primär, der Stein
ihre Folge oder die ursächliche Folge umgekehrt war.

Häufige, ungeordnete Kontraktionen des
prästenotischen Ureters lassen sich dabei
ebenso beobachten wie Kontraktionen
im gesamten Nierenhohlraumsystem.
Hier handelt es sich um eine einheitliche
Funktion des Nierenhohlraumsystems
und eines jeweils unterschiedlich langen
Conus ureteralis.

Die Abbildung 53 läßt bei einer 31jährigen Patientin nur rechts eine leichte Erweiterung des Nierenhohlraumsystems und des obersten Ureteranteils
erkennen. Das linke Nierenhohlraumsystem erscheint etwas unharmonisch konfiguriert.
Bei der Durchleuchtung sieht man auf der rechten
Seite eine ausgeprägte Hypermotilität sowohl des
Nierenhohlraumsystems wie im Conus ureteralis.
Nur gelegentlich kommt es zum Übertritt kleiner
Kontrastmittelmengen in den Ureter, die in normaler Weise blasenwärts transportiert werden. Auf der

linken Seite werden in regelmäßigen Zeitabständen
normal große Kontrastmittelmengen vom Nierenbecken zur Harnblase befördert.

Es wäre durchaus möglich, eine Reihe
zunehmend schwerer Befunde zu demonstrieren, wie dies zuvor bei der Nierenbeckenausgangsstenose geschehen ist
und die bunte Symptomatik von Hypermotilität und starrer Erweiterung zu beschreiben, die bei subpelvinen Stenosen
genauso vorkommt wie bei Nierenbek-
kenausgangsstenosen, doch erscheint
dies nach dem vorher Ausgeführten nicht
mehr nötig. Es wird lediglich ein weit
vorgeschrittenes Stadium bei einer
87jährigen Patientin vorgezeigt.

Auf einer nicht abgebildeten Übersichtsaufnahme
sieht man ein bohnengroßes, kalkdichtes Konkrement im rechten Nierenbecken. 4 cm unter dem
Ureterabgang aus dem Nierenbecken besteht eine
Einengung des Ureters auf Fadendicke mit praeste-
notischer Dilatation.
Bei der Durchleuchtung, deren Zielaufnahmen die
Abbildung 54 wiedergibt, ist eine Bewegung im
prästenotischen Anteil nicht zu erkennen.

Derartige Stenosen in Nierenbeckennähe, von Urologen auch adrenale Stenosen genannt, haben wir seltener gesehen als Stenosen am Nierenbeckenabgang. Unter Auswertung der protokollarisch vermerkten Untersuchungen des Jahres 1976 beträgt das *Häufigkeits*verhältnis

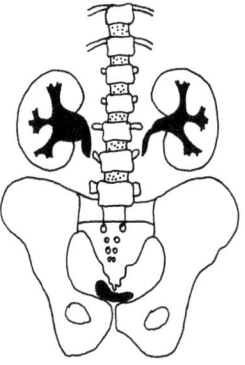

Abb. 53. 31jährige Patientin mit beidseitigen subpelvinen Stenosen und nur geringfügiger Erweiterung der Nierenhohlraumsysteme

von Nierenbeckenausgangsstenosen zu nierenbeckennahen Stenosen etwa 4:1.

8.1.3 Tiefer liegende Ureterstenosen

RISHOLM (1954) erwähnt in seiner Monographie über die Nierenkolik und ihre Behandlung, daß FEDOROFF (1926), CHESTERMAN (1945), HOFFMAN (1950) und McCAHEY (1950) hyperperistaltische Bewegungen – die erste Erwähnung fanden wir 1907 bei LUCAS (dieser Autor erwähnt SOKOLOFF und LUCHSINGER, 1881) – vor Ureterkonkrementen beobachteten. JUNKER stellte 1936 nicht nur bei 2 Patienten mit Harnleitersteinen, sondern bei subpelviner Stenose, wie im vorigen Kapitel erwähnt, eine Hyperperistaltik fest. BOYARSKY und LABAY (1969) schreiben: „In early obstruction, the flow of some boluses has been observed to hesitate; retrograde peristalsis has been

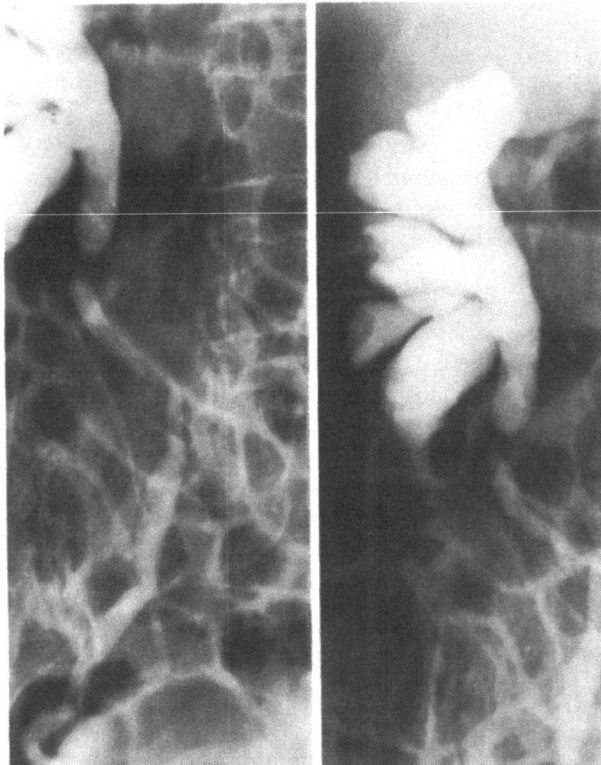

Abb. 54. Subpelvine Stenose mit prästenotischer Dilatation rechts (gleichzeitig nicht dargestelltes intramurales Konkrement rechts)

detected in the presence of *minimal* obstruction. Actual turbulence has been observes as to − and fro peristalsis, jets and churning". Es ist anzunehmen, daß auch die unten im Kap. 8.3.4 erwähnte Beobachtung einer Retroperistaltik durch PIRKER (1968) zu den hier beschriebenen Phänomenen gehört. Vielleicht handelt es sich um unkoordinierte Reize, wie sie durch schnelle Injektionen, aber auch bei plötzlichen Obstruktionen beobachtet werden (KIIL, 1973), nicht aber um eine koordinierte Kontraktion des gespannten Ureteranteils. TANAGHO und MEYERS berichteten allerdings 1971 über retrograde im Anschluß an antegrade Wellen, wenn das Hindernis von der Peristaltik nicht zu überwinden war (beim Tier? − Verfasser). PEREGRINA LABAY und BOYARSKY (1971 a) erwähnen außer der Anhebung des Druckes mit eventueller Minderung des Maximum der Flußrate kinematographisch beobachtete Dyskinesien des Ureters über und unter der Stenose.

Nach unseren Beobachtungen bleibt die Symptomatik bei Stenosen am Nierenbeckenausgang, in Nierenbeckennähe und auch im übrigen Harnleiter, wobei den Abflußhindernissen im Ostium noch ein eigenes Kapitel zu widmen ist (s. unten), prinzipiell gleich; es kommt lediglich ein Symptom hinzu, das aber wohl in Parallele zum Rückfluß des Kontrastmittels in die während der Nierenbeckenkontraktion erweiterten, sonst jedoch verengten Kelchhälse gleichzusetzen ist:

bei ablaufender Peristaltik über den Ureter kommt es nämlich vor der Stenose dazu, daß die Ureterwände unter der ablaufenden Peristaltik sich nicht mehr völlig berühren, so daß das Kontrastmittel Gelegenheit hat, regurgitierend, wie wir es bei der Magenperistaltik normalerweise sehen, als intraureteraler Reflux mit erheblicher Geschwindigkeit zurückzuschießen, wobei durch diesen Reflux das Nierenhohlraumsystem erreicht werden kann. Unbeeinflußt durch diese Kontrastbewegung läuft die Kontraktionswelle über die Stenose hin zur Harnblase ab.

Einige Beispiele können im Momentbild nur unvollständig wiedergegeben, was bei durchleuchtender Beobachtung der Uretermotilität sichtbar wird:

Bei einem 38jährigen Patienten mit einer Lymphogranulomatose läßt das Infusionsurogramm nach Beendigung der Kontrastmittelinfusion eine Stenose des linken Ureters in Höhe des LW 5 mit prästenotischer Erweiterung des Ureters, geringer auch des Nierenhohlraumsystems, erkennen (Abb. 55 a).
Bei Durchleuchtung ist eine Hypermotilität des linken prästenotischen Ureters und des Nierenhohlraumsystems mit Frequenzzunahme der Wellen und intraureteralen Refluxen zu erkennen. Die Motilität rechts ist normal.
10 Minuten nach beendeter Kontrastmittelinfusion (Abb. 55 b) sieht man bei einer 48jährigen Frau im Urogramm, das im Rahmen einer Routineuntersuchung wegen erhöhter BSG (80/130) angefertigt wurde, eine prästenotische Erweiterung des linken Ureters und auch des linken Nierenhohlraumsystems.

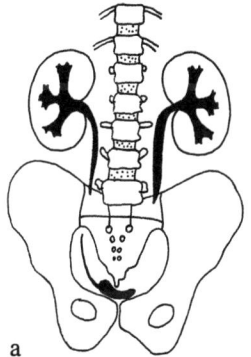 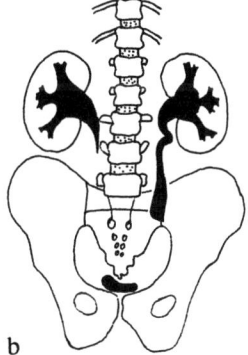 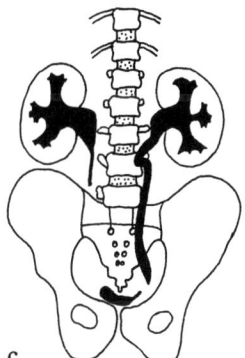

a   b   c

Abb. 55 a–c. Skizzen von Ureterstenosen nach Infusions-Urogrammen, s. Text

Bei Durchleuchtung ist auch hier die Hyperperistaltik links mit Beteiligung des Nierenhohlraumsystems und Frequenzzunahme der ablaufenden Wellen nachzuweisen. Dabei kommt es zu dauernden intraureteralen Refluxen. Rechts normale Motilität. Die Ursache der linksseitigen Ureterstenose blieb ungeklärt.

Bei einem 44jährigen Patienten läßt das Urogramm 75 Minuten nach Beendigung der Kontrastmittelinfusion links eine Ureterstenose erkennen. Hier war ein Konkrement mit einer Schlinge entfernt. Auch hier zeigte sich die prästenotische Dilatation des linken Ureters und des Nierenhohlraumsystems. Bei der Durchleuchtung sind hyperfrequente Wellenabläufe im Ureter nach Kontraktionen im Nierenbeckenhohlraumsystem mit intraureteralem Reflux zu beobachten. Die rechtsseitige Motilität ist normal (Abb. 55 c).

Derartige Beobachtungen wurden von WISLOCKI und O'CONNOR schon 1920 tierexperimentell mitgeteilt.

Fast physiologischerweise kann man ab und zu prinzipiell ähnliche, doch oft nur eben nachweisbare Phänomene dieser Art bei Arteriosklerose am Übergang des Ureters über die großen Beckenarterien sehen, rechts häufiger als links.

Eine poststenotische Dilatation des Ureters, hervorgerufen durch den herausgepreßten Strahl, erwähnt BOYARSKY (1964). Eine solche Beobachtung ist nach unserer Kenntnis im Schrifttum sonst nicht mitgeteilt. Wir konnten keine poststenotische Dilatation beobachten. BOYARSKY kommt jedoch 1971 noch einmal ausdrücklich auf diese Beobachtung, fußend auf Untersuchungsergebnisse von SHINODA, BOYARSKY, LABAY und PIRCHER zurück, betonend, daß er auch zunächst an die Richtigkeit nicht geglaubt, sich aber davon hätte überzeugen lassen müssen.

Über die *Häufigkeit* der tiefer liegenden Ureterstenosen läßt sich schwer eine Angabe machen. Anders als bei den Nierenbeckenausgangsstenosen und den nierenbeckennahen Engen hängt die Häufigkeit der hier besprochenen Harnleiterstenosierungen von Erkrankungen der Bauchorgane und Beckenorgane ab, die den Ureter erst sekundär betreffen. Direkte entzündliche Veränderungen der Ureterwand, spezifischer und unspezifischer Natur, führen meist zu anderweitigen Symptomen gestörter Motilität, die in den Kap. 8.2 *Aperistaltik* und 8.3 *Retroperistaltik* beschrieben sind.

8.1.4 Abflußbehinderungen in Ostiumnähe

Mit Absicht ist hier die Abflußbehinderung und nicht die Stenose als Überschrift gewählt worden, da die Ursache des Symptoms Abflußbehinderung noch nicht genügend geklärt zu sein scheint. Eher in der Ausnahme als in der Regel sind das Vorliegen von Stenosen und deren Ursachen bekannt, wie z.B. beim Blasenkarzinom (Abb. 56 a) und der Bilharziose (Abb. 56 b), um nur einige wenige Beispiele bekannter ostiumnaher Stenosen zu nennen, zu denen selbstverständlich auch die tuberkulös bedingte Striktur gehört.

Die histologisch nachweisbaren Veränderungen im Ostiumbereich bei Megaureteren sind von GREGOIR und DEBLED (1971) beschrieben (s. Kap. 6.3.2).

Die Weite des Ureters bleibt lange fast unverändert. Die Passagebehinderung wird nur durch den intraureteralen Reflux deutlich. CREEVY (1967) fand beim Megaureter eine aktive Peristaltik mit Ausnahme des distalen Endes der fusiformen Dilatation des iuxtavesikalen Ureters. Der Autor hebt hervor, daß kein wesentlicher ureteraler Reflux bestand. Der Beweis wurde zystographisch durchgeführt.

Nach kinematographischen Studien von EDWARDS (1957), die durch unsere Untersuchungen nur bestätigt werden, prallt die Welle vor einem engen Abschnitt zurück. CREEVY nimmt als Ursache des Megaureters wegen der (partiell fehlenden) peristaltischen Phänomene eine abnorme Muskulatur an und schließt damit indirekt auf die Befunde, die GREGOIR und DEBLED (1971) direkt beschrieben haben.

Außer der Beobachtung eines intraureteralen Refluxes, wie wir derartige Phänomene in gleicher Form bei weiter nierenwärts gelegenen Stenosen und hierdurch bedingten Motilitätsstörungen des Ureters feststellen könnten, wird über die Aktivität der Motilität und die Wellenfrequenz unterschiedlich berichtet: RA-

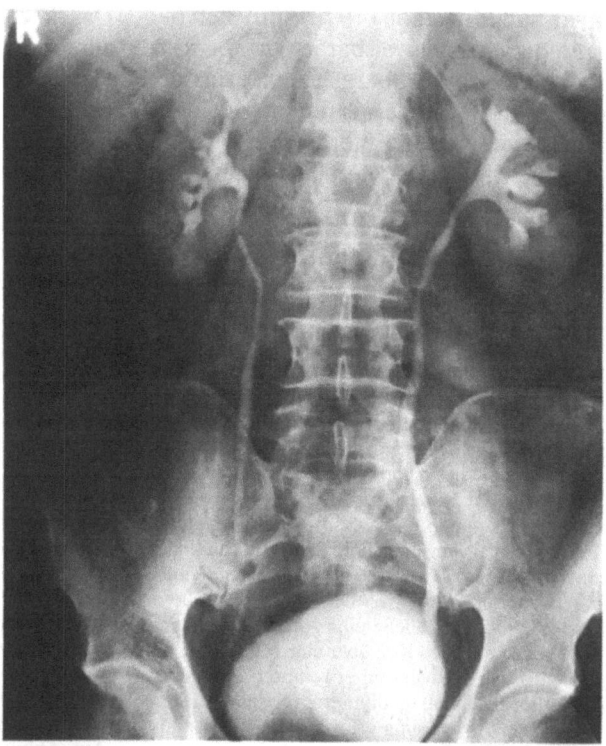

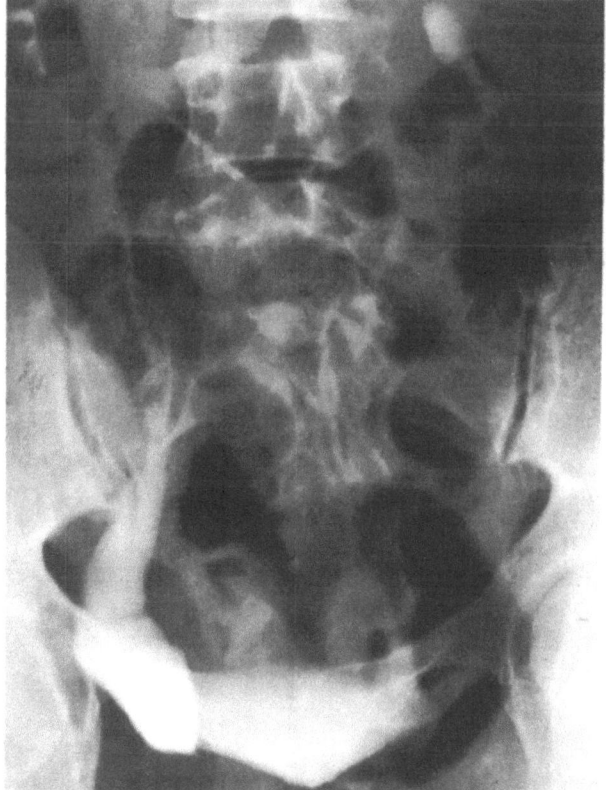

Abb. 56. Blasennahe Stenose in
Ostiumnähe bei Blasenkarzinom
(oben) und Bilharziose (unten)

THERT und MELCHIOR (1973) sprechen bei radiologisch nachweisbaren Ureterektasien ohne (feststellbares! – Verfasser) mechanisches Hindernis und mangelndes (nachgewiesenes! – Verfasser) Substrat von einer *functional ureteral stenosis*. Die Autoren unterscheiden bei 6 Patienten zwei Typen mit Widerstandsperistaltik und verminderter Ureteraktivität.
Dieser Unterschied trifft auch unseres Erachtens zu.

In diesem Zusammenhang sind Druckmessungen interessant: nach KIIL (1957) waren Druckerhöhungen in erweiterten Harnleitern nicht zu verzeichnen, ähnlich wie derselbe Autor, UNDERWOOD (1937) sowie die schon zitierten MELICK et al. (1961) auch im Nierenbecken keine Hypertension feststellen konnten. BOYARSKY und WEINBERG (1973) fanden ungenügende Druckfluktuationen von weniger als $^1/_{10}$ mm bei peristaltischen Wellen in erweiterten Uretern. Das Fehlen größerer Druckamplituden schließe eine Aktivität nicht aus. 1973 berichtete auch KIIL über eine Minderung der peristaltischen Aktivität im erweiterten Harnleiter. Der Autor fand, daß im dilatierten System stärkere Reize für die Auslösung erforderlich sind als normalerweise. Die Frequenz nimmt ab.

Prästenotische Hypomotilität und Amotilität lassen sich im Ureter besser erkennen als im Nierenhohlraumsystem, da peristaltische Phänomene im Ureter normalerweise vorkommen, im Nierenhohlraumsystem nicht oder nur selten. Wenn zuvor von verstärkter Aktivität und erhöhter Wellenfrequenz gesprochen wurde, dürfte es sich um kompensierende Vorgänge handeln, während mit zunehmender Dilatation mit nachlassendem Druck auch die Stärke der Kontraktionen abnimmt.
Retroperistaltische Wellen sind nicht zu beobachten. Die Geschwindigkeit des Kontraktionsablaufes bleibt gleich.

Im Hinblick auf die abnehmende Aktivität in der Uretermotilität ist auf die im Kap. 6.2.2 beschriebene Minderung der Zellen glatter Muskulatur (ALLEN, 1973) hinzuweisen, ebenso wie auf die Befunde von FOOTE et al. (1970).

Deutlicher als alle diese Berichte dürften Fallbeschreibungen zur Klärung der Situation beitragen:

Abbildung 57a gibt das Urogramm 20 Minuten nach beendeter Kontrastmittelinfusion bei einem 37jährigen Patienten wieder. Rechts ist der Befund unauffällig, links besteht eine leichte Erweiterung des Ureters im prävesikalen Anteil. Die Konturen an den Kelchen des linken Hohlraumsystems sind unscharf.
Bei der Durchleuchtung ist rechts eine normale Motilität festzustellen. Links sieht man bei regelmäßiger Frequenz im pelvinen Anteil eine nicht durchschnürende Peristaltik. Unter der zur Harnblase ablaufenden peristaltischen Welle kommt es zum intraureteralen Reflux.
Auf Abbildung 57b sieht man das Infusionsurogramm eines 60jährigen Patienten. Bei normaler Weite des Nierenhohlraumsystems beiderseits und diskontinuierlicher Kontrastmittelfüllung des linken Ureters ist der rechte Harnleiter durchgehend dargestellt und im pelvinen Abschnitt verbreitert.
Bei Durchleuchtung läßt sich beiderseits eine gleichmäßige Peristaltik feststellen, die rechts im pelvinen Abschnitt des Ureters nicht durchschnürt und demgemäß mit einem intraureteralen Reflux einhergeht, der bis zum Nierenbecken zurückreicht.

Auch hier kann es, wie bei den Stenosen am Nierenbeckenausgang und im übrigen Anteil des Ureters über Stadien der Hy-

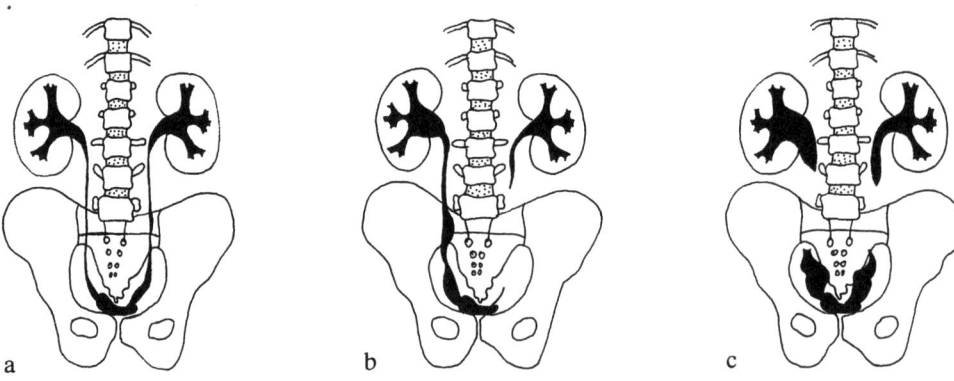

a   b   c

Abb. 57a–c. Skizzen verschiedener Grade der Ureterdilatation bei ostiumnahen Stenosen

permotilität, über Zustände mit restlicher, erhaltener Motilität bis zum Bild der absoluten, funktionellen Insuffizienz kommen, das mit einer Erweiterung des Ureters, evtl. auf beiden Seiten, bis zum Nierenbecken charakterisiert ist (Abb. 57 c).

Dieses zuletzt aufgeführte Stadium dürfte wahrscheinlich bei den chronischen Erkrankungen, die über lange Zeit hindurch mit dem Leben vereinbar sind, die Regel sein. Beim Blasenkarzinom ist es charakteristisch, daß eine wesentliche Erweiterung des Harnleiters gar nicht mehr stattfindet. Er bleibt im Stadium der hypertrophierten Muskulatur, die ein fast normales Lumen des Ureters kompensierend erhält. THELEN wies 1949 darauf hin, daß es bei papillären Blasentumoren Refluxe auf der kranken, bei infiltrierend wachsenden Geschwülsten Refluxe auf der gesunden Seite gebe. Bei unseren Kranken finden wir im Durchschnitt etwa 2 Patienten mit Abflußbehinderungen in Ostiumnähe pro Jahr.

8.1.5 Zusammenfassende Betrachtung der radiologischen Symptomatik prästenotischer Motilität in den oberen Harnwegen

Die beschriebenen Symptome prästenotischer Motilität bei Stenosen unter dem Nierenbecken, im Verlaufe des Ureters und in Harnblasennähe, sind sehr unterschiedlicher Natur, wobei sich die interureteralen Refluxe bei Stenosen im Laufe des Ureters und nahe der Harnblase mehr ähneln als die hyperperistaltischen Phänomene im Nierenhohlraumsystem. Je näher allerdings die Stenose dem Nierenhohlraumsystem benachbart ist, desto ähnlicher wird die Symptomatik den Bewegungen bei subpelvinen Stenosen. Sämtliche beobachteten Phänomene haben ein gemeinsames Charakteristikum, nämlich die Rückwärtsbewegung des Kontrastmittels, das unter der Propulsation der ablaufenden Kontraktion auf die

Stenose aufläuft, zurückgleitet bzw. mehr oder weniger heftig zurückgepreßt wird. Meist tritt nur wenig Kontrastmittel durch die Enge hindurch, blasenwärts von der Enge ist der Transport dann normal. Die Heftigkeit des Aufpralls und damit auch der Rückwärtsbewegung des Kontrastmittels hängt offenbar weitgehend vom Zustand der Muscularis in der prästenotischen Partie ab. Solange das Lumen noch nicht erweitert, die Muscularis also offenbar intakt bzw. sogar hypertroph ist, ist der Vorgang der Repulsation sehr ausgeprägt. Je näher die Stenose dem Nierenbecken liegt, desto explosionsartiger erscheinen die Bewegungsphänomene. Hieraus dürfte auch der scheinbare Unterschied in der prästenotischen Symptomatik bei blasennahen und nierenbeckennahen Stenosen bestehen. Im Prinzip gibt es eine gemeinsame mechanische Erklärung: Rückfluß des Kontrastmittels und zwar nicht etwa in Form einer retrograd gerichteten, in regelrechter Geschwindigkeit ablaufenden Welle; hierauf wird im Kap. 8.3 noch ausführlich eingegangen.

Auf eine andere Möglichkeit gestörter Motilität ist in diesem Zusammenhang noch hinzuweisen. Sie soll an einem Beispiel erklärt werden.

Abbildung 58 gibt das Infusionsurogramm einer Patientin wieder, das 20 Minuten nach beendeter Infusion angefertigt wurde. Hier handelt es sich um maligne entartete Blasenpapillome, die zu einer Einengung des rechten Ostium geführt haben. *Der*

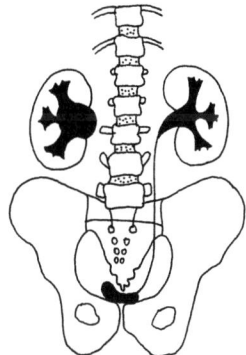

Abb. 58. Tumoröse Ostiumstenose bei normal weitem Ureterlumen und Hydronephrose rechts

Ureter ist nicht erweitert, wohl aber stellt sich das Nierenbecken in kugelförmiger Dilatation dar. Bei Durchleuchtung ist am Nierenbecken keinerlei Kontraktion festzustellen. Man sieht aber gelegentlich Kontraktionen der sonst meist erweiterten Kelchhälse. Der Transport des Kontrastmittels durch den Ureter ist ungesteuert. Normale peristaltische Wellen laufen nicht ab. Es kommt lediglich gelegentlich zur Kontraktion des Ureters in Nierenbeckennähe. Im Gegensatz dazu ist auf der linken Seite eine normale Peristaltik nachweisbar. In Abständen von 10–15 Sekunden bildet sich eine Initialkontraktion unterhalb des Nierenbeckens mit danach ablaufender normaler Kontraktionswelle zur Harnblase.

Äußerlich gleicht das Bild dem der Nierenbeckenausgangsstenose mit Erweiterung des Nierenbeckens bei normal weitem Ureter rechts. Nicht in dieses Bild gehört die anormale Motilität im rechten, nicht erweiterten Ureter. Um den Befund zu erklären, brauchte man Druckmessungen während der Kontrastmitteluntersuchung. Hierauf habe ich schon öfter hingewiesen.

Vom Ostium ab bilden Ureter, Nierenbecken und Kelche ein offenes System, lediglich ab und zu unterbrochen von Kontraktionswellen. Bei Erhöhung des Druckes in diesem offenen System gibt die Muskulatur nach vorübergehender Hypertrophie im Sinne einer Dilatation an einer Stelle des Systems dort nach, wo sie am schwächsten ist. Ein Modellversuch dieser Art kennt jeder, der einmal einen Ballon aufgeblasen hat, dessen Wände der eingeblasenen Luft unterschiedlichen Widerstand entgegensetzten. Zunächst füllt sich ein kugeliger Hohlraum. Bei Erhöhung des Druckes jedoch geben einzelne Stellen des Ballons mit stärkerem Widerstand erst zuletzt nach. Hierdurch entwickeln sich bei wachsendem Druck nacheinander Profile, wie z. B. Nase und Ohren. Meistens sind diese Ballons derart gestaltet, daß sich erst zuletzt der Bereich erweitert, der dem Munde und damit dem stärksten Druck der einströmenden Luft am nächsten ist.

Außer dieser Erklärung trifft auch das Poiseuillesche Strömungsgesetz zu, wonach an Orten schnellerer Strömung ein niedrigerer (!) Druck besteht. Das trifft auch für den mundnahen Teil eines Gummiballons zu, der aufgeblasen wird. (Diese wichtige zusätzliche Betrachtung verdanke ich Herrn E. Fischer anläßlich des Durchlesens des Manuskriptes zu diesem Buch.)

Dieser Modellversuch kann auch für Ureter und Nierenhohlraumsystem als charakteristisches Beispiel gelten. Trotz Erhöhung des Druckes kann der Ureter seine normale Weite beibehalten, während die Wände des Nierenbeckens schon nachgeben.

Im übrigen bestätigt VEREECKEN (1975) die Richtigkeit dieser prinzipiellen Annahme: „Une diurèse forcée est observée dans la diabète insipide et dans la compensation d'un rein après nephrectomie contrelaterale. Si la distensibilité de la *jonction pyélo-urétérale* est *inférieur* à celle de la jonction vesico-urétérale, une hydronephrose par l'obstruction fonctionelle *proximal* se manifeste. Si, par contre, la capacité de vidange de la jonction *vesico-urétérale* est inférieur à celle de la jonction pyelo-urétérale, une *urétéro-hydronephrose* s'installera".

Alle diese Beobachtungen lassen erneut die Frage aufwerfen, ob eine im Nierenhohlraumsystem zu beobachtende Bewegung nicht schon als pathologisch aufzufassen ist. Wenn schon bei ostiumnahen Stenosen und normal weitem Ureter Erweiterungen und Dysmotilitäten am Nierenhohlraumsystem nachweisbar sind, ist die gleiche Störung beiderseits prinzipiell auch dann zu erwarten, wenn eine Blasenausgangsstenose besteht, der Blasendruck und damit der Innendruck in beiden Uretern erhöht wird, wie das z. B. bei der Prostatahypertrophie der Fall sein kann. Solange die Muskulatur noch nicht insuffizient wird, vielleicht sogar hypertroph ist, kann es infolge des erhöhten Druckes in Nierenhohlraumsystemen, die vorher am Harntransport nicht aktiv beteiligt waren, sondern als Reservoir dienten, nun infolge der dort vorhandenen Muskulatur zu kompensierenden Kontraktionen kommen. Das Starrbild solcher Patienten gilt als normal, außer einer vielleicht beschriebenen Engstellung, deren bedeutungsvolle Ursache aber kaum erkannt wird. Es ist durchaus möglich, daß unter den „Normal"befunden der Autoren, die über Bewegungen im Nierenhohlraumsystem berichten, sehr viele Patienten mit Prostatahypertrophie waren, da sie sicherlich den Hauptteil von Patienten bilden, die in Krankenhäusern untersucht werden.

Diese möglichen Schlußfolgerungen haben sicherlich nicht mehr als spekulativen Wert, müssen jedoch an dieser Stelle geäußert werden, um zum Nachdenken gegenüber der Selbstverständlichkeit anzuregen, mit der bislang mancher Befund, wie z. B. das ampulläre Nierenbecken, die Motilität im Nierenhohlraumsystem wie aber auch die Tatsache verzeichnet wurden, daß Erweiterungen des Nierenhohlraumsystems immer zunächst prästenotisch erfolgen. Hier gibt es sicherlich noch viele vorgefaßte Meinungen, deren Richtigkeit zu überprüfen ist. Es gilt, die Grenzen der Norm durch Bewegungsstudien einzuengen, wobei besonders die Früherkennung der durch die Bewegungsstörungen eintretenden Retention und damit der möglichen Pyelonephritis in einen Zeitraum fällt, in dem die Frühintervention zur Verhinderung von Spätschäden noch möglich ist.

8.1.6 Verschluß des Ureters

Während bislang nur von Stenosen der Harnleiter berichtet wurde, ist in diesem Kapitel über die prästenotische Symptomatik auf ein Ereignis einzugehen, dem in seiner Dramatik eine besondere klinische Bedeutung zukommt, dem akut einsetzenden Verschluß des Ureters, so gut wie immer durch ein Konkrement bedingt.
Die Untersuchungsbefunde bei Druckmessungen und radiologischen Untersuchungen haben zu unterschiedlichen Ergebnissen geführt.

8.1.6.1 Ergebnisse von Druckuntersuchungen

MELICK et al. (1961) konnten im Harnleiter während der akuten Kolik keine Hypertension nachweisen. Dem gegenüber steht das Ergebnis von RUTISHAUSER (1971). Der Autor stellte mittels eines am Stein vorbeigeschobenen Ureterkatheters im gestauten Ureteranteil während der Kolik einen Basisdruckanstieg von 40 mm Hg und mehr fest. Damit wird der Kontraktionsdruck im Harnleiter eingestellt. Erregungen laufen in der Harnleitermuskulatur noch ab, bleiben aber erfolglos. Der Muskel kann sich gegen den Binnendruck nicht kontrahieren.

8.1.6.2 Ergebnisse von Motilitätsuntersuchungen

Entsprechend den Ergebnissen bei Druckuntersuchungen sahen mehrere Autoren bei der plötzlich eintretenden Kolik keinerlei Bewegung im prästenotischen, leicht erweiterten Bereich des Harnleiters und des Nierenhohlraumsystems (DEUTICKE, 1951; RISHOLM, 1954; KIIL, 1957; RUTISHAUSER, 1971). Eigene radiologische Untersuchungen bei 15 Patienten während der Kolik (SCHMIDT et al., 1969) bestätigten derartige Berichte: bei keinem einzigen der Untersuchten sah man eine Bewegung im Harnleiter über dem Stein (Abb. 59 und 60).

Abbildung 59 gibt das während einer linksseitigen Kolik angefertigte Infusionsurogramm wieder. Der linke, kaum erweiterte Ureter ist in ganzer Länge dargestellt, das Nierenhohlraumsystem ist kaum erweitert. Dagegen besteht eine rechtsseitige Hydronephrose unbekannter Ursache.
Bei der Durchleuchtung findet sich keinerlei Motilität im linken Ureter einschließlich des Nierenhohlraumsystems, und zwar während einer Beobachtung über mehrere Minuten hinaus. Zu beachten ist der starke Meteorismus des Darmes.
Das Infusionsurogramm bei einer akuten rechtsseitigen Kolik läßt Abbildung 60 erkennen. Hier sieht man eine durchgehende Kontrastmitteldarstellung des leicht erweiterten rechten Ureters bei deutlicher Dilatation des rechten Nierenhohlraumsystems.
Bei Durchleuchtung ist keine Motilität im rechten Ureter und im erweiterten Nierenhohlraumsystem festzustellen. Nicht nur nach dem Urogramm, sondern auch nach Durchleuchtung und Beobachtung der Motilität bestehen links normale Verhältnisse. Auch hier ist die starke Überlagerung mit Darmgasen beachtenswert.
Ob allerdings ganz zu Beginn bei akut eintretendem Steinverschluß Peristaltik nach beiden Seiten von der Höhe des Hindernisses ab zu beobachten ist, wie PEREGRINA LABAY und BOYARSKY (1971 a) berichten und SLEATOR und BUTCHER experimentell feststellten, ist beim Steinverschluß am Menschen sonst direkt nicht nachgewiesen. KADIVAR und TABATARI bestätigen 1974 die Beobachtung von LABAY und BOYARSKY, unter dem Hindernis bestehe eine Hyperaktivität des Ureters.

Bei länger dauerndem komplettem Verschluß hören die radiologisch möglichen Beobachtungen auf, da die Niere funktionslos wird.

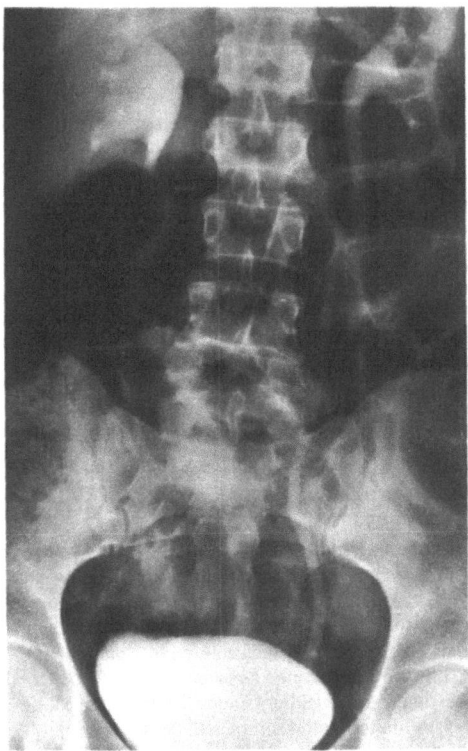 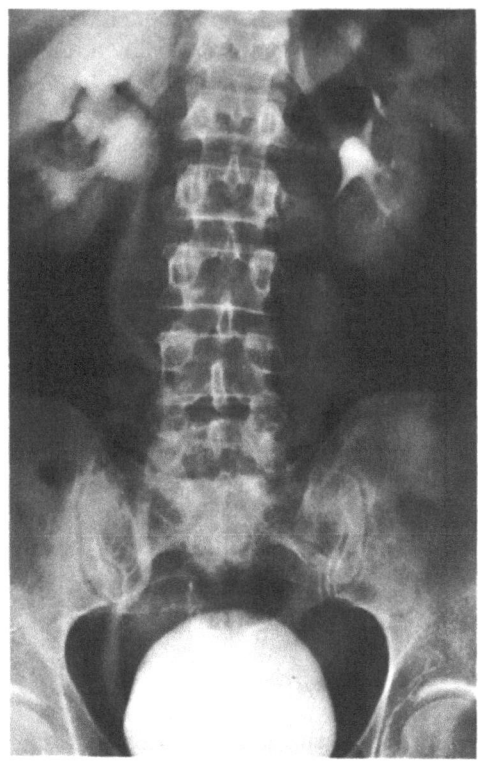

Abb. 59. Kolik links. Nach der Übersichtsaufnahme ohne Kontrastmittel kalkdichtes, intramurales Konkrement links. Infusionsurogramm: durchgehende Kontrastmittelfüllung des leicht erweiterten Harnleiters links. Bei Durchleuchtung keinerlei Motilität. Nebenbefund: Starke Darmgasüberlagerungen

Abb. 60. Ureterkolik rechts. Auf der Übersichtsaufnahme kalkdichtes intramurales Konkrement rechts. Infusionsurogramm: durchgehende Kontrastmitteldarstellung des leicht erweiterten Ureters rechts. Erweiterung des rechten Nierenhohlraumsystems, Parenchymanfärbung der rechten Niere

8.1.6.3 Schmerz und Kolik

Bislang wurden bei chronischen und akuten Obstruktionen des Ureters vorwiegend radiologisch sichtbare Symptome behandelt. Auf die oft eindrucksvolle Klinik, z. B. Hämaturie, erhöhte Körpertemperatur, um nur wenige Symptome zu nennen, hier einzugehen, würde den gesteckten Rahmen dieser Abhandlung sprengen. Schmerz und Kolik gehören jedoch zu den über das sensible Nervensystem vermittelten Reizen, die hier nicht unerwähnt bleiben dürfen.

Wurde im Kapitel über die Nierenbeckenausgangsstenose der Flankenschmerz hin und wieder erwähnt, so steht die Kolik natürlich im Mittelpunkt für Patienten mit akuter Ureterobstruktion. Dies gibt Anlaß, auf die nähere Ursache der Schmerzempfindung einzugehen.

Man war früher (z. B. LUCAS, 1908) der Ansicht, daß die Kolik durch Druckzunahme über einem Hindernis und Hyperperistaltik auftrete. Weitere Beobachtungen konnten jedoch diese zunächst naheliegende Annahme nicht stützen. Nach CHESTER-

MAN (1945) entstehen lokale Schmerzen durch Druck auf das Nierenparenchym oder die Nierenkapsel, während die segmentale Kolik durch einen plötzlichen Zug an Nierenbecken oder Ureter hervorgerufen wird. LAPIDES (1971) weist auf die Rolle hin, die Gefäßspasmen bei der Kolik spielen, weiterhin aber auch die Dehnung der Ureterwand.

Wie im Hauptteil über die normale Motilität erwähnt (s. S. 26), können nach RAY und NEILL (zitiert nach KIIL, 1957) sensitive Impulse von Nierenbecken und Ureter durch die Nervi splanchnici und das Ganglion coeliacum zu den sympatischen Ganglien D11 bis L2 führen, da die thoracolumbale Sympathektomie zwischen D7 und L3 zur Schmerzlosigkeit führt. Im Gegensatz zur Ansicht von OCKERBLAD und CARLSON (1938), MacLELLAN und GOODELL (1943), WEANS und FLORENS (1947) (sämtlich zitiert nach RISHOLM) war RISHOLM (1954) der Ansicht, daß der untere Ureter unempfindlich sei.

PFLAUMER hatte 1930 ausgeführt, daß das Urothel des unteren Ureteranteils im Gegensatz zu den tieferen Schichten nicht sensibel sei. Bei sämtlichen

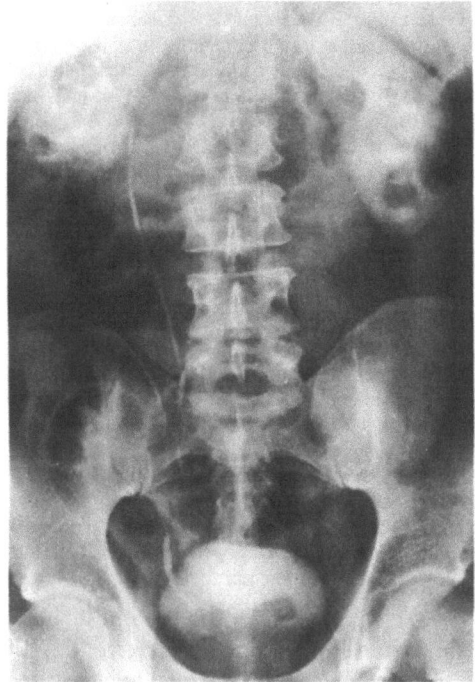 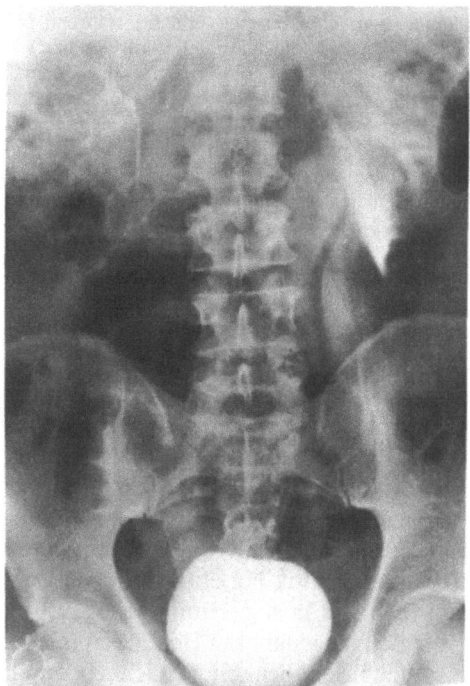

Abb. 61 a. Steinkolik links. Konkrement wohl in Ostiumhöhe, radiologisch nicht sichtbar. Urogramm direkt nach beendeter Infusion. Unvollständige Kontrastmitteldarstellung des linken, erweiterten Nierenhohlraumsystems

Abb. 61 b. Derselbe Patient wie bei Abbildung 61a. Urogramm 30 min post inf. Nierenbeckenruptur mit breitem Kontrastmittelübertritt in den Retroperitonealraum. Der Ureter, leicht erweitert, spart sich im Kontrastmittelextravasat negativ aus

genannten Untersuchungen, mit Ausnahme von PFLAUMER und RISHOLM, handelt es sich um elektrische Reizungen, deren Wirkung sich nicht nur auf die Ureterwand zu beschränken braucht (KIIL, 1957).

KIIL (1957) betont, daß keine absolute Beziehung zwischen Schmerz und Druckhöhe bestehe. Bei langsamer Druckerhöhung würden 40–50 mm Hg symptomlos ertragen, während die plötzliche Erhöhung durch schnelle Injektion schon bei 20 mm Hg heftige Schmerzen auslöse. Bei Entlastung höre der Schmerz sofort auf. Die Schmerzempfindung bleibt bei Spannungserhöhung, sei sie im Nierenbecken oder im ganzen oberen Nierenhohlraumsystem erzeugt, die gleiche. Eine zweite Schmerzattacke erfolgt bei Ruptur des Urothels, offenbar verursacht durch Anhebung des Ruhedruckes um 20–30 mm Hg (Abb. 61 a, b).

8.2 Aperistaltik

Eine *Aperistaltik* zu diagnostizieren ist schwieriger als die scheinbare klare Definition vermuten läßt, vor allem, wenn

man mit dieser Bezeichnung nicht nur das Ausbleiben einer physiologischen Motilität, sondern darüber hinaus eine pathologische Funktion zu kennzeichnen glaubt.

Daß der *Diureseureter* normalerweise vorkommen kann, wurde im ersten Teil dieser Abhandlung erwähnt. Wenn TRATTNER (1932) als untere Grenze normaler Wellenfrequenz noch eine Welle in 2, KILL sogar eine Welle in 4 Minuten angibt, so hat sich seine Ansicht nach neueren Untersuchungen am Menschen und unter normalen Verhältnissen insofern relativiert, als man eine Welle/min noch als untere Grenze normaler Wellenfrequenz bezeichnet (CAMPELL, 1966; SCHMIDT et al., 1969 a). Es bleibt nur insofern eine gewisse Unsicherheit, als die Möglichkeit besteht, daß häufig länger als über eine Minute hinaus gar nicht beobachtet wurde. Das gilt zumindest für die Untersuchungen CAMPBELLS. Der Autor gibt die Beobachtungszeit nicht an, hat sich aber der Röntgenkinematographie bedient. Bei dieser Methode limitiert die Röhrenbelastung die Zeit möglicher Beobachtung, die selbst unter günstigsten Bedingungen (langsame Bildfrequenz, dünner Patient) auf keinen Fall die 2-Minutengrenze zu überschreiten erlaubt, während bei dicken Patienten und normaler Bildfrequenz (24/min) aus Gründen des Röhrenschutzes die Kinematographiedauer auf max. 10 Sekunden begrenzt sein kann. Patienten, bei denen eine Kinematographie röntgenologisch nur über eine Minute hin durchgeführt werden kann, können nur schlank sein. Damit liegt schon eine ausgewählte Population vor.

Bei unseren Beobachtungen aus dem Jahre 1969, die nur ausnahmsweise kinematographisch und in der Regel auf Magnetband objektiviert wurden, war uns dieses Problem noch nicht in dieser Deutlichkeit klar. Die Szenen sind gelöscht und nur in Ausschnitten vom Band abgefilmt.

Das Problem ist noch als ungelöst zu bezeichnen und bedarf einer Überprüfung. Wenn hier trotzdem von *Aperistaltik* gesprochen wird, dann deshalb, weil mehrere, u. a. auch eigene Beobachtungen über Aperistaltik bei entzündlichen Prozessen sowie post partum vorliegen, die trotz der vorgenannten Bedenken mit aller Wahrscheinlichkeit tatsächlich durch eine mangelnde Peristaltik als funktionell pathologisch zu wertendem Syndrom einhergehen. Auch wenn der letzte Beweis einer tatsächlichen Aperistaltik aussteht, wird man sich auf jeden Fall weit unter dem Mittelwert normaler Frequenzen und damit auf einem Niveau der Hypoperistaltik befinden. Einige anfangs anzuführende Versuchsergebnisse erbringen den Beweis der *möglichen* Aperistaltik bei entzündlichen Prozessen.

8.2.1 Aperistaltik bei entzündlichen Prozessen

Während schon früh (z. B. HECKENBACH, 1932; MOORE, 1932) nach Ausscheidungsurogrammen aus Starrbildern mit ununterbrochener Ureterfüllung auf eine mangelnde Motilität bei entzündlichen Erkrankungen, auch in der Umgebung der Ureters (z. B. bei Adnexitis) geschlossen wurde, diese erstmals 1937 von WÜLLENWEBER auch kymographisch bei einem Kranken bewiesen werden konnte, liegen experimentelle Untersuchungen schon seit 1913 (PRIMBS) vor.

TEAGUE und BOYARSKY (1968 a) sahen eine Verlangsamung der Ureterperistaltik um 50–0% nach Instillation bebrüteter Kulturen von Escherichia coli (10^6–10^9 organismen/cm^3). Die Wirkung hielt 30–120 Minuten an. Cox und ELKINS (1968) konnten am Ureter des Schweins (100 Tiere), aber auch beim menschlichen Ureter eine völlige Aperistaltik durch Instillation von Escherichia coli in genügend großer Menge erzielen, eine Wirkung, die nach Durchspülen und Entfernung der Bakterien aufzuheben war.

Die Wirkung braucht nicht entzündungsbedingt zu sein, sondern kann auch auf toxischer Schädigung beruhen.

TEAGUE und BOYARSKY (1968 b) versuchten hier zu unterscheiden und injizierten zum Vergleich lebende und abgetötete Bakterien. Die Wirkung war bei lebenden Bakterien stärker, ließ sich aber auch bei Injektion des Toxins erzielen. Später berichteten PEREGRINA LABAY und BOYARSKY (1971) über gleiche Wirkungen auch nach Instillation von Aufschwemmungen von Aerobacter aerogenes, Proteus mirabilis und Pseudomonas aerliginosa.

KING und COX (1972) halten nur lebende Bakterien für wesentlich. Toxine, die bei Zerfall von Bakterien entstehen, würden nur in sehr hohen Dosen eine Rolle spielen. Bei kleineren Toxindosen könne es sogar zu einer Reizung des Peristaltik kommen. TEAGUE und BOYARSKY (1968 a) sagen: „When one reads about the systemic effects of endotoxins, paradoxical findings are the rule rather than the expection".

HINMAN (1971) hält eine Histaminwirkung dabei für möglich, da SHARKEY et al. (1965) eine peristaltikmindernde Wirkung des Histamins nachgewiesen hatten.

Nach KING und COX (1972) unterbrechen bakterielle Infekte die Integrität der glatten Muskulatur des ableitenden Harnsystems. BOYARSKY hatte 1964 schon darauf hingewiesen, daß bei entzündungsbedingter Stase des Urins das Urothel seine diffusionsverhütende Funktion verliert. Hinzu kommen sekundäre, strömungsbedingte Folgen, die zu einem Circulus vitiosus führen: O'GRADY und CATTELL berichteten 1966, daß sich Bakterien im stehenden Urin wie in jeder anderen Flüssigkeit vermehren. Maximal ist eine Verdoppelung der Keimzahl innerhalb von 20 Minuten zu beobachten.

HINMAN (1973) geht auf die hydrodynamischen Bedingungen ein, die den Eintritt und die Bewegung der Bakterien im Harn steuern.

Durch vesico-ureteralen Reflux kann es nach Miktion infolge von Entleerung von Restharn aus der Blase ebenso wie bei Blasenfüllung unter niedrigem Druck mit Retroperistaltik zum Eindringen von Bakterien in den Ureter kommen.

Ungenügender Urinwechsel durch Stase fördert die Bakterienvermehrung. Das normale menschliche Nierenbecken faßt 6 (2–12) ml. Da der Urin in 30 Minuten ersetzt sein muß, sollten bei einer täglichen Flüssigkeitszufuhr von 1200 ml 12 ml in einer Stunde durch je eines der beiden Nierenbecken hindurchfließen. Wenn das Nierenbecken mehr als 12 ml faßt, kommt es zur Bakterienvermehrung. Schließlich ist bei laminärem Strom in Wandnähe eine Stase und damit ein Bakterienwachstum theoretisch möglich. SHAPIRO hatte schon 1967 (s. auch SHAPIRO et al., 1969; WEINBERG et al., 1971) auf die Möglichkeit sogar einer wandständigen retrograden Flußrichtung bei antegradem Hauptfluß hingewiesen. Das tatsächliche Vorkommen der wandständigen Rückwärtsbewegung bestätigte TANAGHO (1971). Der Autor gibt an, daß der Rückwärtsfluß sogar schneller als die antegrade Strömungsgeschwindigkeit sei. Abgekapselte Kammern schließlich ermöglichen grundsätzlich eine Stase.

Durch diese Beobachtungen werden die nach radiologischen Starrbildern gewonnen Vermutungen (s. vorn) bestätigt.

KIIL (1957) lieferte druckmanometrisch den Beweis für das häufige Vorkommen einer Aperistaltik bei entzündlichen Erkrankungen des harnableitenden Systems. Meist nach Abklingen einer Cystopyelitis (Eschericia coli, Staphylococcus, Streptococcus, Proteus vulgaris) verzeichnete KIIL zwar Kontraktionskomplexe, doch war die Amplitude erniedrigt, die Frequenz auf weniger als eine Welle pro Minute vermindert. Die Ergebnisse sind nach KIIL nicht ganz überzeugend, weil es nicht in jedem untersuchten Fall möglich war, Sicherheit darüber zu gewinnen, ob der Harntrakt entzündet war oder nicht. Bei rezidivierender Cystopyelitis fand man typischerweise eine Kontrastmittelfüllung des Ureters in ganzer Länge während der Ruheperiode, und zwar auch ohne Erhöhung des Ruhedruckes. Die Kontraktionsamplitude war niedrig und erhöhte sich auch kaum bei Angebot größerer Flüssigkeitsmengen. LUTZEYER konnte durch manometrische Druckmessungen 1973 bestätigen, daß die Aperistaltik als häufiges Begleitsymptom entzündlicher Erkrankungen des Nierenhohlraumsystems aufzufassen ist. Auch SHISHITO et al. (1972) gehen in genaueren Studien auf diese Beziehungen noch einmal ein. Die Autoren stellten bei 14 Patienten mit chronischer Pyelonephritis elektroureterographisch eine Abnahme der Ureterfunktion (und zunehmend häufige vesiko-ureterale Refluxe) fest.

In eigenen radiologischen Ergebnissen (SCHMIDT et al., 1969 b) wurde zunächst die Kombination von Aperistaltik und Entzündung der oberen Harnwege auch radiologisch dokumentiert.

Eine genauere Analyse erfolgte durch KALZ (1970). Der Autor fand bei 71 Patienten mit entzündlichen Erkrankungen der oberen Harnwege in rund 80% eine Störung der Peristaltik (Aperistaltik in 64%, Retroperistaltik in 17% der Fälle). Er geht des näheren auf den Einfluß des Tonus und seiner Störungen auf die Peristaltik ein, doch erscheinen die rein nach der Weite des Ureters angenommenen Schlüsse auf Tonusstörungen, wie früher schon betont, als zu ungewiß, um als beweiskräftig angesehen zu werden.

Zur Verdeutlichung erscheint es zweckmäßig, hier einen Fallbericht einzufügen:

Eine 18jährige Schwesternschülerin litt seit einigen Tagen an einer akuten Zystitis. Die möglichst dosissparende radiologische Untersuchung sollte morphologisch entzündliche Veränderungen an den oberen Harnwegen und funktionell einen vesiko-ureteralen Reflux nachweisen bzw. ausschließen. Nach Kontrastmittel-Infusion wurde unter Bleiabdeckung des kleinen Beckens eine Übersichtsaufnahme beider Nierenhohlraumsysteme angefertigt, wobei sich kein pathologischer Befund ergab. Bei dosissparender Durchleuchtung (Flächendosimeter: 2 Sprünge) ließ sich rechts eine Dauerfüllung des dünnlumigen Ureters ohne jede Motorik feststellen. Ein vesiko-ureteraler Reflux war nicht nachzuweisen. Zur Dokumentation wurde ein Übersichtsbild eines Urogramms angefertigt (Abb. 62).

Die fehlende Peristaltik ist bei entzündlichen Prozessen als sehr feiner Indikator für eine radiologische Frühdiagnose zu bezeichnen und deshalb besonders wesentlich, weil bei radiologischen Untersuchungen wegen angenommener entzündlicher Veränderungen in Urogrammen meistens pathologische Veränderungen nicht nachgewiesen werden können und

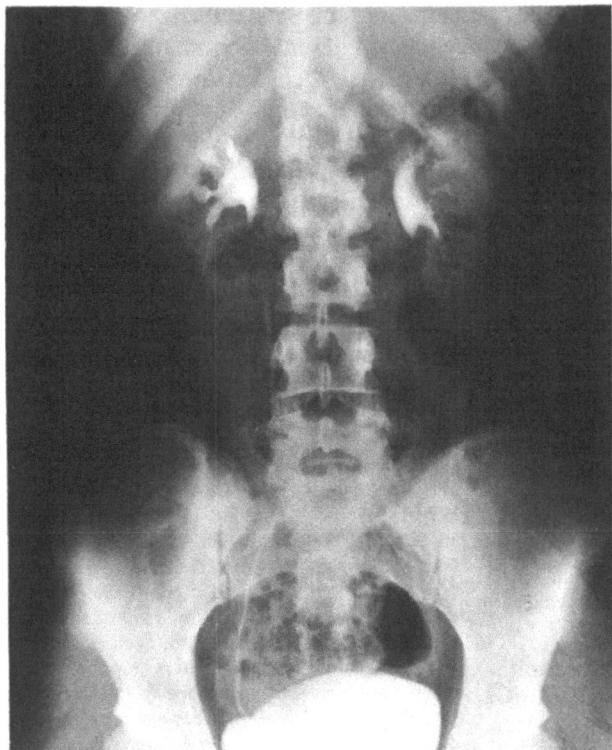

Abb. 62. Dauernde Kontrastmittelfüllung eines dünnlumigen rechtsseitigen Ureters ohne Motilität: Zystopyelitis bei einer 18jährigen Patientin. Links normale Motilität

man in Gefahr gerät, in sicherem klinischen Wissen des vorliegenden entzündlichen Prozesses minimale Konturunregelmäßigkeiten am Nierenhohlraumsystem radiologisch überzubewerten, während die Durchleuchtung mit dem Nachweis der fehlenden Motilität den wesentlich aufschlußreicheren Hinweis gibt.

Mit diesen Ausführungen soll nicht die grundsätzliche Indikation zur Durchleuchtung bei Annahme entzündlicher Veränderungen am Nierenhohlraumsystem empfohlen werden. Sie verbietet sich besonders bei Frauen im fortpflanzungsfähigen Alter aus Dosisgründen.

8.2.2 Aperistaltik in und nach der Schwangerschaft

Seit über 130 Jahren kennt man die Erweiterung des Harnleiters während und nach der Schwangerschaft. Der erste Bericht hierüber stammt nach FAINSTAT (1963) von RAYER (1839). Über die Ursache dieser Erweiterung, die in über 95% Häufigkeit auftritt (KIIL, 1957 u. v. a.) sind unterschiedliche Ansichten in den der langen Zeit entsprechend zahlreichen Arbeiten geäußert worden. Die Erweiterung kann mit der Schwangerschaft beginnen und über 8 Wochen post partum anhalten.

Da das Urogenitalsystem gemeinsam vom parasympathischen Nervensystem gesteuert wird, nahm man eine übergeordnete, hormonelle Komponente an, die nicht nur zur Lockerung der Uretermuskulatur beitrage. Gewichtige Gründe, die für die Richtigkeit dieser Annahme sprechen, werden heute noch aus der Grundlagenforschung mitgeteilt (ANGER, 1974). Weil die Erweiterung beim Vierfüßler nicht auftrete (neuere Untersuchungsergebnisse lauten anders: HINMAN berichtete 1971 über derartige Atonien auch bei Ratten, LYTTON (1971) sah sie bei Ratten in 20% Häufigkeit, rechts stärker ausgeprägt als links, ROBERTS berichtete 1973 über Atonien während der Gravidität bei Affen) und nach längerer Knie-Ellenbogenlage auch beim Menschen verschwinde, und außerdem auch nur über der Linea terminalis und rechts stärker als links nachweisbar ist, sprechen gewichtige Gründe

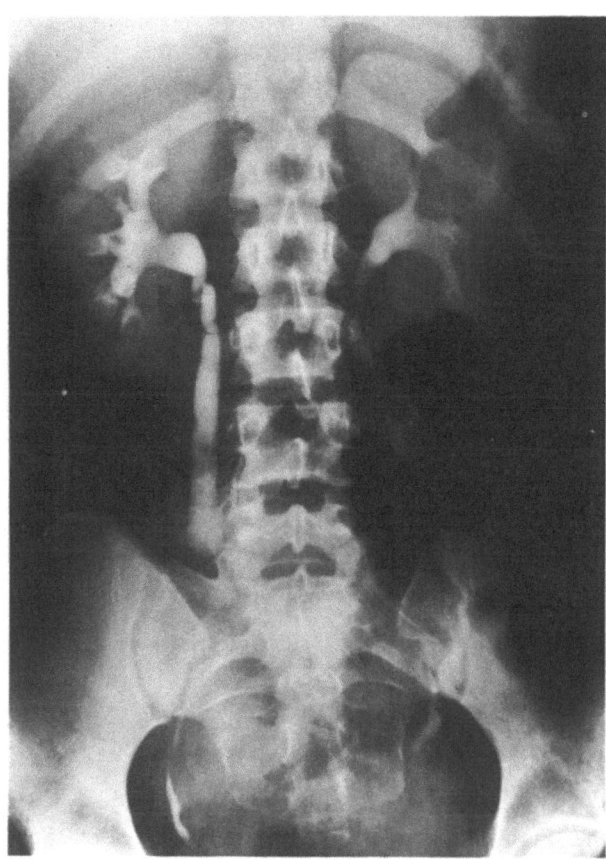

Abb. 63. 23jährige Patientin 3 Tage post partum. Links unauffälliger Befund, rechts Erweiterung des Ureters im abdominellen Anteil. Im Vergleich zur linken Seite erscheinen rechts die Kelche erweitert und verplumpt. Durchleuchtung und Magnetbandaufzeichnung: bei normaler Motilität links Aperistaltik rechts

für eine mechanische Entstehung (MELCHIOR teilt in einem Schriftwechsel die Beobachtung mit, daß bei extremen Ureterdilatationen in graviditate ein intraureteraler Druck von über 60 mm Hg gemessen wurde), die allerdings im Beginn der Schwangerschaft kaum eine Rolle spielen kann. Schließlich dürfte aus vorgenannten Gründen bei zunehmender Stase des Urinflusses eine entzündliche Komponente, die nicht nur zur Minderung der Peristaltik, sondern auch zur Dilatation des Ureters führen kann, sekundär eine Rolle spielen. Unter den vielen Arbeiten, die über dieses Thema publiziert sind, seien zur Orientierung hier genannt: BREZINA (1970–1973), DURE-SMITH (1968, 1970), FAINSTAT (1963), HARROW et al. (1964), HOFBAUER (1928), KREMLING (1952–1969), MCLEAN und DENNING (1943), PUHL und JACOBI (1932), RUBI et al. (1967–1972), SCHNEIDER et al. (1953), SCHUMACHER (1931), WÜLLENWEBER (1929), van WAGENEN und JENKINS (1939–1948).

Es mögen gewichtige Gründe für die eine oder andere Theorie sprechen, es mögen sämtliche Theorien in geringerem oder stärkerem Maße zutreffen; sie beziehen sich sämtlich auf die Erweiterung des Ureters und nicht auf die peristaltischen Phänomene, die in diesem Kapitel behandelt werden.

Einzig BREZINA (1970, 1973) spricht von einer regelmäßigen Verlängerung der Intervalle in Abhängigkeit von der Erweiterung der Harnleiter und auch von verlängerten Intervallen normal weiter Ureteren bei Schwangeren. Bei 5 Minuten dauernder Durchleuchtung ließ sich bei Harnleitern, deren Lumenweite 11 mm und mehr betrug, keine Peristaltik mehr nachweisen.

Wir können derartige Beobachtungen im Einzelfall bestätigen (Abb. 63 und 64). Größere Serien liegen verständlicherweise nicht vor, da wegen der möglichen Gonadenbelastung auch unter größtmögli-

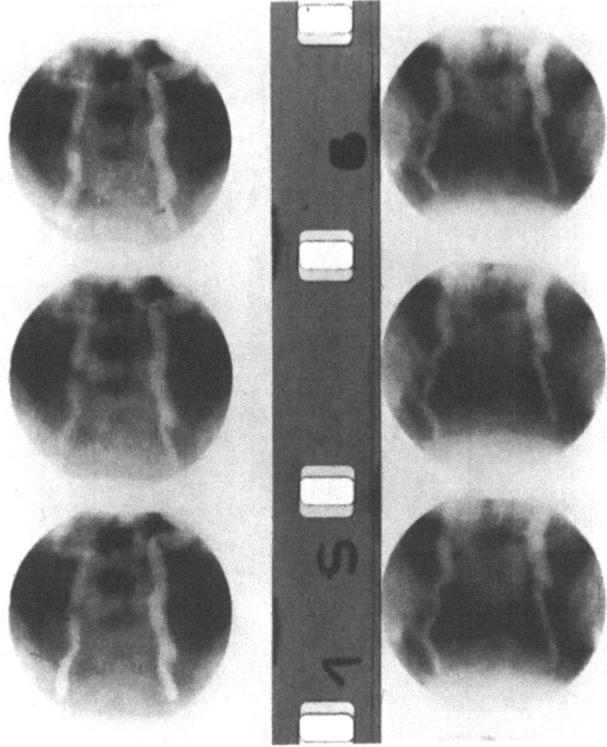

Abb. 64. 19jährige Patientin 10 Tage post partum. Starke Dilatation beider Ureteren im abdominellen Anteil. Aperistaltik beiderseits. Filmausschnitte bei direkter Kinematographie mit Darstellung des oberen (links) und des unteren (rechts) Ureters beidseitig

cher Vorsicht mit Beachtung der von BREZINA genannten Kautelen eine Durchleuchtung von Frauen im Alter möglicher Fortpflanzung zu unterlassen ist.

8.2.3 Dilatation, Tonus und Peristaltik

Mit Einschränkungen (s. unten) läßt sich der Tonus des Harnleiters an der Breite des Kontrastmittelbandes, entsprechend der Lumenweite, erkennen. Die Beziehungen der Wandspannung und des intraluminären Tonus sind von ROSE et al. (1973) beschrieben worden. Nach KIIL (1970) führt die intraluminale Druckzunahme nicht zu Dilatation, sondern zu erhöhter Distention und Hypertrophie der Muskulatur. Langsame Druckzunahme bewirkt Dilatation, aber zunächst auch eine Hypertrophie der Muskelschicht.

Solche willkürlichen Bestimmungen dürfen nur als Richtlinien verstanden wer-

den. Schon die Ausführung über die intermittierende Hydronephrose haben deutlich gemacht, daß Erweiterungen der ableitenden Harnwege prinzipiell keineswegs immer mit abnehmender Spannung verbunden sein müssen, sondern auch einmal als Ausdruck einer Hypertonie auftreten.

PUHL wies schon 1934 darauf hin, es sei theoretisch wohl denkbar, daß nicht nur die Erschlaffung der Ringmuskulatur, sondern auch die Kontraktion der längsgerichteten Muskelfasern zur Erweiterung des Harnleiters führen kann. Der Autor forderte, den Spannungszustand der Muskulatur gesondert von der Stärke der austreibenden Kraft zu betrachten, d. h. also die Höhe des Basaldruckes nicht in lineare Beziehung zur Höhe des Kontraktionsdruckes zu setzen. Unseres Wissens gibt es hierüber beim Megaureter — an diesem Beispiel ging PUHL auf das genannte Problem ein — keine Messungen.

Wenn man bei der Durchleuchtung die gesteigerte Frequenz und auch die in einigen Fällen sehr ausgeprägte peristaltische Kontraktion sieht, ist man geneigt, die Richtigkeit dieser unbewiesenen Ansicht PUHLS zu vermuten. Andererseits beobachtete KIIL (1957) eine Abnahme des peristaltischen Druckes in Abhängigkeit von der zunehmenden Weite des Ureters.

Die vorgenannten Beispiele der Aperistaltik lassen bei Entzündung und Schwangerschaft eine Minderung des Tonus vermuten, wenn der Harnleiter dilatiert ist. Im Gegensatz zum Hydroureter wird mit dem Grad der Erweiterung die Kontraktion schwächer. Der Kontraktionsdruck muß entsprechend abfallen. – Daß auch beim Hydroureter die anfangs wohl meistens bestehende Hyperperistaltik erlahmen kann, wurde zuvor schon erwähnt. – Bei entzündlichen Prozessen sowie bei und nach Schwangerschaften scheint es im Gegensatz zur prästenotischen Stenosenmotilität (und hierbei hatten wir vorn auch den Megaureter angeführt) gar nicht erst zur Hyperperistaltik zu kommen.

Meßergebnisse über Beziehungen zwischen Lumenweite des Schwangerschaftsureters und Tonus hat BREZINA (1973) mitgeteilt. Bei mangelnder Ureterektasie in der Schwangerschaft fand der Autor einen (gegenüber der Norm schon deutlich herabgesetzten) Mittelwert des Peristaltikintervalls von 38 Sekunden, bei Weiten zwischen 5–8 mm 63 Sekunden, bei 8–11 mm 132 Sekunden und bei Weiten über 11 mm keinerlei Peristaltik, während fünfminütiger Beobachtungszeit, also eine nahezu lineare Abhängigkeit von Lumenweite und Frequenz der Peristaltik.

Daß andererseits eine normale Weite des Harnleiters keineswegs grundsätzlich mit normaler Peristaltik verbunden ist, ist schon vorn bei der prästenotischen Peristaltik besprochen und demonstriert worden. Wenn JUNKER (1938) noch der Ansicht Ausdruck gibt, daß eine Engstellung des Nierenbeckenkelchsystems immer das Zeichen eines normalen Tonus, die Erweiterung pathognomonisch für eine Tonusstörung sei, kann dieser Meinung heute weder hinsichtlich des Nierenhohl-

raumsystems noch des Harnleiters beigepflichtet werden (KIIL, 1957). DAVIS et al. stellten 1963 fest, daß ein normales Urogramm Obstruktionen keineswegs ausschließe. Der höchste Druck im Nierenbecken wurde bei normaler Weite des Nierenbeckens in der radiologischen Darstellung gemessen!

CONSTANTINON et al. berichteten (1974 a), daß zwar bei Erhöhung des Druckes der *Diureseureter* noch weiter werden kann, wobei zunächst noch elektrisch Aktivitäten zu verzeichnen sind. Diese nehmen bei längerem Bestehenbleiben des (zu) hohen Druckes ab, bis eine irreparable Aperistaltik entsteht.

Nach SCHMIDT et al. (1969 b) war bei 43 von 88 Patienten mit Aperistaltik der Ureter nicht erweitert. Es handelte sich vorwiegend um Patienten mit entzündlichen Harnwegserkrankungen.

Der Ansicht von PUHL sind die Meßergebnisse von DAVIS et al. (1963) entgegenzusetzen. Diese Autoren konnten vor Stenosen dann die höchsten Druckwerte verzeichnen, wenn das Nierenbecken noch nicht erweitert war. Mit zunehmender Erweiterung fiel der Druck ab.

8.3 Retroperistaltik

Im Gegensatz zur häufigen Schilderung der Diagnose und Therapie von Refluxen im Ureter, meist aus der Harnblase kommend, wird eine regelrechte Retroperistaltik, also der Ablauf einer Kontraktionswelle mit der Richtung von der Harnblase zum Nierenbecken, im klinischen und auch radiologischen Schrifttum sehr selten beschrieben. Während die Bezeichnung *Reflux* sich auf die Flüssigkeit bezieht, ist die *Retroperistaltik* ein Begriff, der auf die Muskulatur des Harnleiters beschränkt bleibt. Jede Retroperistaltik geht mit einem Reflux einher. Der Reflux ist nicht an eine Retroperistaltik gebunden. Im Gegensatz zu den seltenen Beobachtungen am Menschen wird im Tierversuch die Retroperistaltik wesentlich häufiger festgestellt.

8.3.1 Beobachtungen retroperistaltischer Ureterkontraktionen im Tierversuch

Schon der erste Autor, der über die Ureterfunktion berichtet hat (ENGELMANN, 1869) sah beim Tier auch retroperistaltische Bewegungen. Spätere Physiologen bezogen sich vor allem auf grundlegende Untersuchungen von LEWIN und GOLDSCHMIDT (1893).

Die Autoren hatten bei Versuchen am Kaninchen nach der Einspritzung von Milch oder Farbstofflösungen in die Harnblase nicht nur einen Reflux in beide Harnleiter nachgewiesen, sondern auch Antiperistaltik beobachtet.
GRUBER (1928) sah beim Schwein in 26,3% Häufigkeit im oberen, in 71,9% Häufigkeit im unteren Ureter spontan auftretende Retroperistaltik. Den Physiologen ist dieses Phänomen als beinahe normale Erscheinung beim Tier wohlbekannt (BLUM, 1925; FUCHS, 1932; ZANNE, 1936–1938; SHIRATORI und KINOSHITA, 1961).
Artefiziell erzeugte retroperistaltische Bewegungen des Ureters wurden beim Tier nach operativen Eingriffen (s. Kap. 5.2, TSUCHIDA und Mitarb., 1973; SASAKI, 1973) gesehen.

8.3.2 Beobachtungen retroperistaltischer Ureterbewegungen beim Menschen

Im Schrifttum findet man keine Beobachtungen retroperistaltischer Bewegungen am menschlichen Harnleiter, sondern höchstens Bemerkungen, daß eine Retroperistaltik normalerweise nicht zu beobachten sei (BOEMINGHAUS, 1923; DÜX et al., 1962; BECKER und POLLACK, 1965; SCHMIDT et al., 1969 a).
Man fragt sich, aus welchem Grunde retroperistaltische Ureterbewegungen beim Tier fast die Regel, beim Menschen aber nicht einmal als Ausnahme in der Norm verzeichnet sind. Zu erklären ist dieses Phänomen mit Wahrscheinlichkeit durch den Unterschied in der Körperhaltung, also durch die Gravitation. So ist beim Menschen bekannt, daß in Horizontallage die Frequenz der Peristaltik abnimmt (VIDAL und GIANNONI, 1965; DÖRTELMANN, 1977).

Hier sei noch einmal auf einen Tierversuch verwiesen:
SCHICK und TANAGHO (1973) fanden bei Hunden mit normalerweise nur antegraden peristaltischen Bewegungen nach mehrstündiger Kopftieflage zunächst ein Sistieren jeglicher Peristaltik und später eine regelmäßig einsetzende Retroperistaltik.

Die Abhängigkeit peristaltischer Bewegungen von der Körperhaltung ist somit evident.

Wenn beim Menschen eine Retroperistaltik beobachtet wurde, dann lediglich im Gefolge von oder parallel zu pathologischen Zuständen. TRATTNER verzeichnete 1932 mit dem Druckmanometer auch — wohl erstmals — retroperistaltische Bewegungen des menschlichen Harnleiters, wie sie MAINTZ et al. (1936) radiologisch durch Kymographie objektivieren konnten und zwar bei Zysto- und Pyeloureteritis, beim Nierenbeckenausgußstein und beim Ureter bifidus. KIIL registrierte druckmanometrisch 1957 retrograde Wellen bei Patienten mit Tuberkulose, Prostatahypertrophie, Zystopyelitis und bei Untersuchten mit transienter Hämaturie unbekannter Ätiologie. KIMURA (1966), zitiert nach TSUCHIDA et al., 1968) verzeichnete elektroureterographisch retroperistaltische Bewegungen bei Pyelonephritis, Nephrolithiasis, Nephritis, Mißbildungen und Nephroptosen.
SCHMIDT et al. (1969 b) stellten retroperistaltische Bewegungen in 10% der insgesamt verzeichneten Motilitätsstörungen des Ureters fest.
Nach den zuvor genannten krankhaften Zuständen wird die Gliederung der folgenden Abschnitte über die Retroperistaltik vorgenommen.
Vorweg soll jedoch die Art der Retroperistaltik beschrieben werden, wie sie seit KIIL (1957) bekannt ist. Wir haben uns zunächst im Rahmen der übrigen Uretermotilitätsstörungen (SCHMIDT et al., 1973) und schließlich in einer nur diesem Phänomen gewidmeten Arbeit (SCHMIDT et al., 1974) mit der Retroperistaltik genauer beschäftigt und können die Richtigkeit der Beobachtungen KIILs bestäti-

gen. Danach treten manchmal regelmäßige, retrograde Wellenbewegungen in der Frequenz der Isoperistaltik auf, manchmal kommen retrograde Kontraktionsabläufe nur vereinzelt zwischen sonst normaler Isoperistaltik vor, manchmal bestehen retro- und isoperistaltische Bewegungen in unregelmäßiger Folge an einem und demselben Ureter im Beobachtungszeitraum. Die Patienten verspüren währenddes zwar keine Beschwerden, geben aber nach unserer Erfahrung häufig Flankenschmerzen und Fieberschübe in der Anamnese an. Schon an dieser Stelle ist eigens darauf hinzuweisen, daß retroperistaltische Phänomene bei Untersuchung des stehenden Patienten gegen Erwarten häufiger vorkommen als bei Untersuchungen in Horizontallage.

8.3.3 Retroperistaltik bei verschiedenen krankhaften Zuständen

8.3.3.1 Retroperistaltik bei entzündlichen Prozessen

Schon früh hat man der aszendierenden Infektion aus der Harnblase bis zum Nierenbecken eine besondere Aufmerksamkeit geschenkt. Voraussetzung für einen Keimaufstieg durch Reflux ist zunächst einmal überhaupt das Vorhandensein von Keimen, also eine bestehende Infektion im unteren Ureter. Es ist auffallend, daß die Retroperistaltik bei Tieren normalerweise vorkommt, während die Infektion auch bei Tieren natürlich nicht als Normalzustand zu betrachten ist. Der Retroperistaltik als Ursache einer aszendierenden Infektion kommt wohl weniger Bedeutung zu als der Retention von Urin.

Die oft deletäre Rolle der Infektion durch vesikoureteralen Reflux im Kindesalter ist bekannt. Bisher konnte kein Beweis für einen vesikoureteralen Reflux als Beginn der Retroperistaltik erbracht werden. Eine solche Annahme scheidet auf jeden Fall beim Ureter bifidus aus. Gerade aber bei dieser Anomalie mit ih-rer Retroperistaltik und Refluxen ist eine erhöhte Anfälligkeit gegen Infektionen bekannt (s. Kap. 8.3.3.3). Die aufsteigende Infektion kann hier auf keinen Fall aus der Harnblase kommen.

Andererseits kann eine Entzündung zu schwersten Wandveränderungen des Ureters und damit sekundär zur Retroperistaltik führen (Abb. 65). GRUND (1960) und KARPATI (1964) beschrieben retroperistaltische Wellen an Einzelfällen schwerer spezifischer und unspezifischer Entzündungen des Ureters, MAINTZ et al. (1938), wie vorn erwähnt, auch des Nierenhohlraumsystems. Daß die bei der Retroperistaltik erfolgende Aszension von Keimen zum Circulus vitiosus führt, ist anzunehmen.

8.3.3.2 Retroperistaltik bei Nierenbeckensteinen

Schon die mehr fach zitierten Autoren MAINTZ, MEESE und WÜLLENWEBER erwähnen bei einem ihrer kymographisch bewiesenen Fälle von Retroperistaltik das Vorhandensein eines Nierenbeckensteines. Auch KIMURA (1966), wie zuvor erwähnt, führt unter anderen krankhaften Zuständen die Nephrolithiasis bei elektroureterographisch nachgewiesenen retroperistaltischen Bewegungen des Ureters auf.

Nun wäre an sich das Vorkommen eines Nierenbeckensteines nichts Besonderes, wenn man die schwere Entzündung des ableitenden Harnsystems als prädisponierendes Moment für die Retroperistaltik des Ureters nimmt. Derartige Erkrankungen führen wohl häufiger zum Entstehen eines Nierenbeckensteines als zu einer Retroperistaltik.

Nach den vorn angeführten eigenen Beobachtungen kommt jedoch offenbar gerade dem Nierenbeckenstein eine besondere Bedeutung bei der Betrachtung der Retroperistaltik des Harnleiters zu.

Eigentümlicherweise läßt sich die Retroperistaltik nach unseren seit 1968 datierenden Beobachtungen nämlich nicht beim *Kelch*stein, sondern nur dann nach-

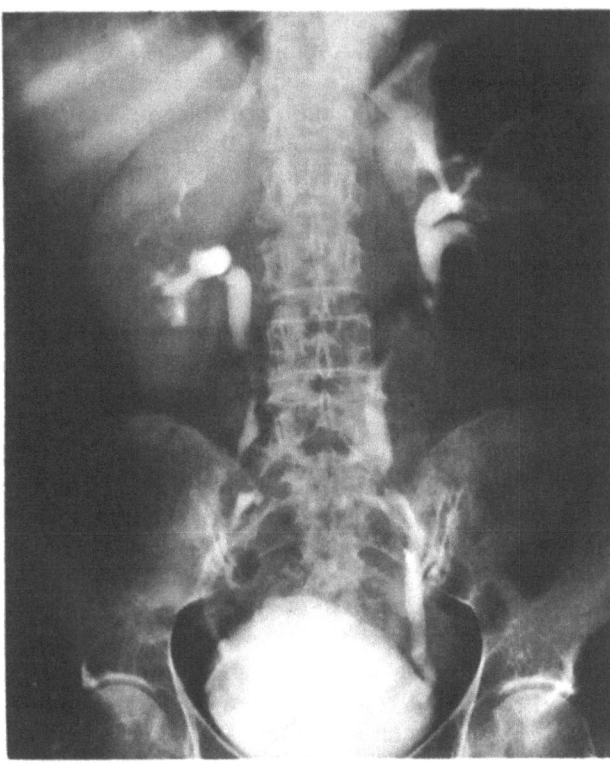

Abb. 65. Chronische Cysto-Pyelo-Ureteritis bei 42jähriger Patientin. Links ungeordnete Kontraktionen mit intraureteralen Refluxen vor den Stenosen, rechts fast periodische Retroperistaltik zwischen Harnblase und Nierenbecken

weisen, wenn der Stein im Nieren*becken* liegt. 1969 berichteten wir, daß bei 17 Patienten mit Retroperistaltik 9 Untersuchte ein Nierenbeckenkonkrement aufwiesen, bei weiteren zwei Kranken lag ein Zustand nach operativer Entfernung eines Steines aus dem Nierenbecken vor. In den folgenden Jahren ließ sich bestätigen, daß etwa bei jedem zweiten Patienten mit Nierenbeckenstein retroperistaltische Bewegungen im Ureter zu verzeichnen sind.

Bei der Diskussion möglicher Ursachen der Retroperistaltik ist auf dieses Phänomen noch einmal besonders einzugehen.

8.3.3.3 Retroperistaltik bei Doppelureteren

Am bekanntesten sind im Schrifttum ausgeprägte Motilitätsstörungen bei Doppelureteren (von LICHTENBERG, 1930). Auch hier berichteten MAINTZ, MEESE und WÜLLENWEBER über die erste radio-graphisch verifizierte Beobachtung im Kymogramm. NAHOUM et al. (1965) sowie CAMPBELL (1967) führten kinematographische Beobachtungen an. Es ist nicht ganz von der Hand zu weisen, daß die bei Doppelureteren angegebene erschwerte Heilung der Harnleiterstümpfe, wie von PERLMANN und von SAUER (1930) beschrieben, durch retrograde Bewegungen bedingt waren, auch wenn die Autoren sie nicht beobachtet haben. Sie sahen aber Kontrastmittelfüllungen der Ureterstümpfe. Kontrastmittel kann nur durch Reflux oder durch Retroperistaltik in den Stumpf gelangen. Dabei sind retroperistaltische Bewegungen in Ureterstümpfen nach Nephrektomie ganz allgemein (also ohne das Vorhandensein einer Doppelniere) schon seit langem bekannt. (POZZI, MODLINSKI 1894 und ALKSNE, sämtlich zitiert nach BARBEY, 1913; s. auch FRONSTEIN, 1926).

Noch in einer Mitteilung über gestörte Uretermotilität im Jahre 1973 (Schmidt, et al.) wurde die Dysmotilität beim Ureter befidus mit mehr blitzartigen Kontraktionen des von der ablaufenden Peristaltikwelle nicht erfaßten Ureters beschrieben. Diese trat dann auf, wenn die Vereinigungsstelle erreicht war. Lenaghan hat 1962 bei 29 Kindern mit Doppelureteren eine in beiden Schenkeln des Ureter bifidus asynchrone Retroperistaltik beschrieben, wobei die Kontraktionen in den Schenkeln häufiger auftraten als die (nur isoperistaltischen) Wellen im gemeinsamen Stamm. Häufige Dilatationen, Stasen und Infektionen wurden als Komplikationen verzeichnet. Hinman berichtete 1971 über Isoperistaltik des *einen* Schenkels mit folgender Retroperistaltik am *anderen,* nachdem die isoperistaltische Welle die Vereinigungsstelle beider Ureteren erreicht hatte. Diese Beobachtung, von uns zu bestätigen, erinnert an gleichartige Bewegungen, die schon 1921 von Wassink, allerdings nicht am Ureter bifidus, beschrieben wurden.

Wassink (zitiert nach Haebler, 1922) sah 1921 am herausgenommenen Präparat einer stark vergrößerten menschlichen Niere folgende peristaltische Bewegungen: an der Basis des mittleren Kelches entstand etwa viermal in der Minute eine ringförmige Bewegung, die sich nierenwärts fortsetzte. In dem Augenblick, als sie den Rand des unteren Kelches erreichte, fing auch dieser an, sich zu kontrahieren. Beide Kontraktionswellen pflanzten sich nicht auf das Nierenbecken fort, sondern hörten auf einer Grenzlinie zwischen Nierenkelchen und Becken auf, den Inhalt in das letztere treibend. Dann sei plötzlich an der Grenze zwischen Nierenbecken und Ureter eine Kontraktionswelle entstanden, die sich nach allen Seiten des Nierenbeckens fortpflanzte und dieses entleerte, was etwa zweimal in 3 Minuten geschah. Diese Art der Peristaltikentstehung von Kelch zu Kelch, unabhängig von der Entstehung der Ureterperistaltik, ähnelt sehr den Beobachtungen, wie wir sie bei gedoppeltem Ureter verzeichnen konnten. Wenn die Kontraktionswelle des einen Ureters die Verzweigungsstelle mit dem anderen erreichte, wurde an dem anderen Ureter — dann rückläufig — eine Kontraktion ausgelöst (Abb. 66).

Wir konnten solche Bewegungsphänomene beobachten (Schmidt et al., 1974), bildeten dann aber einen Fall ab (Abb. 4 und 5), bei dem die Kontrast-mittelfüllung durch einen Katheter erfolgte, der in dem unteren Teil eines gedoppelten Nierenhohlraumsystems lag. Nach Herausziehen des Katheters füllte sich plötzlich von einer nahe der Harnblase gelegenen Vereinigungsstelle unerwartet rückläufig ein zweiter, zu einem oberen, vorher nicht dargestellten Teil des gedoppelten Nierenhohlraumsystems. Diese rückläufige Bewegung erfolgte im Tempo normaler Peristaltik, also einer regelrechten Peristaltik, ohne daß wir (oder einer der Beobachter auf dem Internationalen Radiologie-Kongreß 1973, die den Film dort sahen) diese Bewegung als Retroperistaltik erkannten bzw. darauf hinwiesen.

Aufmerksam wurden wir erst, als wir bei einer Patientin mit einer rechtsseitigen Symptomatik dort nicht nur eine Stenose in mittlerer Ureterhöhe (bei nur leicht erweitertem Harnleiter) fanden, sondern anläßlich der routinemäßigen Beobachtungen der Motilität der anderen Seite dort einen Ureter *duplex* mit konstanter Retroperistaltik im oberen der beiden Harnleiter (Abb. 67).

Auf Befragen antwortete die 25jährige Patientin, daß sie erst neuerdings an rechtsseitigen Flankenschmerzen leide, früher aber immer nur bislang Schmerzen links und außerdem häufig rezidivierende Fieberschübe gehabt habe.

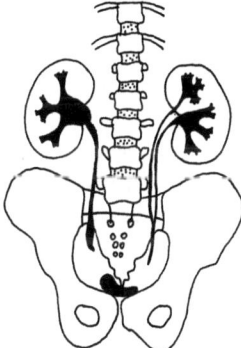

Abb. 66. Skizze eines Urogramms bei einem Patienten mit Ureter bifidus links, s. Text

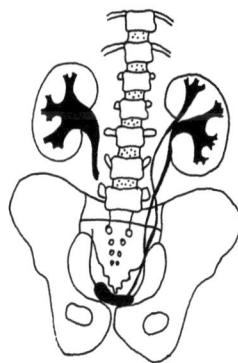

Abb. 67. Skizze des Infusionsurogramms bei einer Patientin mit Ureter duplex links, s. Text

Überraschend war der Befund für uns deshalb, weil wir bislang ungeprüft die Richtigkeit der Beobachtungen CAMP-BELLS (1967) unterstellt hatten, nur beim Ureter *bifidus* käme es zu Dysmotilitäten, nicht aber bei den bis zur Harnblase getrennt verlaufenden und in einem separaten Ostium jeweils mündenden duplizierten Harnleitern.

Wir gehen hier deshalb so breit auf zwei Fallberichte ein, weil ihnen bei der Erklärung des Phänomens der Retroperistaltik mit Wahrscheinlichkeit eine prinzipielle Bedeutung zukommt. Bevor jedoch die Ätiologie besprochen wird, sollen die Beobachtungen einer Retroperistaltik bei anderen Grundleiden als in den bisher erwähnten drei Gruppen angeführt werden. Als äußerst interessant ist in diesem Zusammenhang die Beobachtung von BOYARSKY und LABAY (1972) (Literatur bei VEREECKEN) anzusehen. Nach Einpflanzung des Ureters der einen Seite in den der anderen (also keineswegs bei primären Doppelureteren) wurde bei einer solchen Transuretero-Ureterostomie durch die peristaltische Welle des einen Ureters von der Anastomosenstelle aus eine retroperistaltische Welle am anastomosierten Ureter ausgelöst.

8.3.3.4 Retroperistaltik bei anderweitigen pathologischen Zuständen

In unserem Beitrag (SCHMIDT et al., 1974) berichteten wir über das Auftreten einer Retroperistaltik bei Blasenpapillomatose (1 Fall) und bei 2 Patienten unter 8 Operierten, bei denen wegen einer Hydronephrose am Nierenbecken eine Anderson-Hynes-Plastik vorgenommen war. Bei THELEN (1949) fand ich die Erwähnung, daß bei den Blasentumoren zwar nicht eine Retroperistaltik, wohl aber Refluxe zu beobachten seien und zwar bei papillomatösen auf der kranken, bei infiltrierend wachsenden Geschwülsten auf der gesunden Seite (s. auch ostiumnahe Stenosen). KIIL erwähnte 1957, wie eingangs erwähnt, die Retroperistal-

tik bei Prostatahypertrophie und Makrohämaturie unbekannter Ursache.

Auf die Beschreibung retroperistaltischer Bewegungen im Ureterstumpf ist schon eingegangen, es sei hier lediglich noch erwähnt, daß YALLA et al. (1973) bei chronisch alterierten Ureterstümpfen eine zunehmende Reizbarkeit beobachteten. Die Reaktion nach einer Blasenfüllung sei nicht unähnlich der Motilität normaler Ureteranteile.

8.3.4 Mutmaßungen über die Entstehung retroperistaltischer Bewegungen

Vor Äußerungen einer Hypothese über die Ursache retroperistaltischer Bewegungen soll eine kurze, grundsätzliche Betrachtung über retrograde Bewegungen im Ureter überhaupt eingeschaltet werden, da retrograd fortgeführte Muskelkontraktionen nicht nur in der Form einer regelmäßigen Peristaltik entstehen. Sie gibt es in vier verschiedenen Formen:

1. Bei jeder Abschnürung einer Welle kommt es nicht nur zu einer isoperistaltisch ablaufenden Übertragung des Reizes mit Kontraktion der Muskelzellen. In einem gewissen Ausmaß läßt sich auch vom Initialpunkt der Kontraktion eine begrenzte, retrograd gerichtete Bewegung beobachten, die zum uretero-renalen Reflux führen kann (SCHMIDT et al., 1969a). Es handelt sich dabei um ein physiologisches Geschehen.

2. Durch mechanische Reizung können Kontraktionen nicht nur in isograder, sondern auch in retrograder Richtung hervorgerufen werden. BOEMINGHAUS (1923) nennt die *bekannten* iso- und retroperistaltischen Wellen wie sie durch Quetschung, Umschnürung oder Verlegung des Harnleiterlumens zu erzielen sind.
Hierzu gehören wohl auch die entsprechenden Untersuchungsergebnisse von ZANNE (1936–1938). Mit aller

Wahrscheinlichkeit beziehen sich die Angaben von PENFIELD (zitiert nach GRUBER, 1928) sowie auch von WIS-LOCKI und O'CONNOR (1920) auf derartige Phänomene, von denen BEGG (1946) wiederum berichtete.

BOEMINGHAUS hat 1923 eine solche Ureterreaktion auf artefiziell mittels eines durch das Ostium eingebrachten Katheters und Farbstoffinjektion in den untersten Ureter mitgeteilt. Hierbei handelt es sich nicht um eine kontinuierliche wellenförmige Kontraktion, sondern um blitzartige Kontraktionen der Harnleiterwand zurück bis zum Nierenbecken. Man muß daran denken, daß derartige Injektionen auf die Ureterwand wie ein Jetstrahl wirken können und die gleiche Reaktion hervorrufen wie z. B. eine Quetschung. ULMSTEIN und DIEHL verzeichneten 1975 bei 5 von 15 untersuchten kranken Frauen nach retrograden Injektionen eine Retroperistaltik, die mit einer Ausnahme bei 4 Patientinnen innerhalb einer Minute nach Kontrastmittelinjektion wieder aufhörte. Auch hier dürfte die Untersuchungstechnik die ausschlaggebende Rolle gespielt haben.

3. Schon bei der Stenosenperistaltik wurde darauf hingewiesen (deswegen wird hier nicht mehr näher darauf eingegangen), daß es eine lebhafte Hin- und Herbewegung im Ureter geben kann, und zwar schon bei minimalen Obturationen (BOYARSKY und LABAY, 1967) wie auch bei obturierenden Steinen (PIRKER, 1968).

4. Die zuvor beschriebene Retroperistaltik entsteht auf andere Weise als die unter 1.–3. aufgeführten retrograden Bewegungen. Aufgrund unserer häufigen Beobachtungen einer Retroperistaltik bei Nieren*becken*-, nicht bei Nieren*kelch*steinen sowie einiger zuvor ausführlich beschriebenen Phänomene beim Ureter duplex und bei Ureter fissus ist in Kenntnis der

Schrittmachertheorie, auch wenn sie bis in die jüngste Zeit hinein von wenigen Autoren bezweifelt wurde, eine Erklärung des Phänomens der Retroperistaltik beim Menschen möglich.

Nach Untersuchungen von WENDEL und KING (1973) muß das Nierenbecken normal sein, wenn der Schrittmacher normal funktionieren soll.

Unter diesen Voraussetzungen konnten die Autoren herausgeschnittene Uretersegmente selbst in umgekehrter Richtung wieder einsetzen. Nach einiger Zeit verlief der Peristaltikablauf wieder normal blasenwärts.

Bei schweren Entzündungen mit Schäden der Wandschichten des Ureters und des Nierenbeckens sind histologisch auch dementsprechend hochgradige Ganglionschäden bekannt (RUHLAND, 1956 b). Ganz besonders sind Degenerationen eines Ganglion renale bei Nieren*becken*steinen zu vermuten.

Bei Patienten mit Nierenbeckensteinen bildet sich kein nierenbeckennaher Harnleiterkonus. Der Kontrastharn fließt ohne Hindernis bis vor das verschlossene Ostium vesicae, sammelt sich in der Pars pelvina und erhöht dort den intraluminären Druck.

In Ostiumnähe wurde, wie mehrfach erwähnt, schon von ENGELMANN ein Ganglion gefunden. Wie im Kapitel über die Physiologie der Uretermotilität beschrieben, wurde dieser Befund bis heute mit den verschiedensten Methoden bestätigt.

Nach Tieruntersuchungen von ZANNE (1936–1938) steuert ein nierenbeckennaher Schrittmacher die isoperistaltische, ein ostiumnaher Schrittmacher aber die antiperistaltische Kontraktionswelle. Schon 1925 hatte HRYNTSCHAK am isolierten Ureter eine Antiperistaltik beobachtet, wenn vom kranialen Ureterende 4 cm entfernt wurden. Eine erneute Isoperistaltik trat jedoch auf, wenn auch der prävesikale Anteil zusätzlich reseziert wurde.

Über völlig gleiche Untersuchungsergebnisse beim Menschen berichtete KIIL (1957). KIIL schloß sich zwar der Meinung ZANNES über einen möglichen prävesikalen Schrittmacher nicht unbedingt an, hielt jedoch auch seinerseits den

Dehnungsreiz auf Muskelzellen im unteren Ureteranteil für die auslösende initiale Ursache des Entstehens einer Retroperistaltik. Bei der neuerdings wieder sehr infrage gestellten Richtigkeit der Schrittmachertheorie überhaupt ist die Beobachtung von MELICK (1971) sehr interessant, wonach der Autor in einem weiten Megaureter nicht nur einen abnormal niedrigen Druck verzeichnete, sondern an jeder Stelle des Ureters — im ureterorenalen Übergang allerdings am stärksten — Kontraktionen stimulieren konnte, auch in Blasennähe.

1970 führte auch KIIL aus, daß eine Reiz-

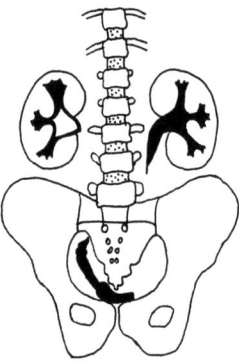

Abb. 68. Skizze des Urogramms einer 69jährigen Patientin. Nierenbeckenausgußstein rechts. Amotilität und pelvine Retention des Kontrastmittels in der Pars pelvina des rechten Ureters

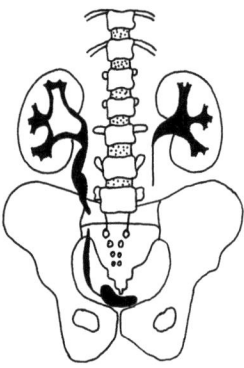

Abb. 69. Skizze des Urogramms einer 26jährigen Patientin. Nierenbeckenausgußstein rechts. Kontrastmitteldarstellung des gesamten rechten Ureters. Länger dauernde Aperistaltik rechts, unterbrochen von wenigen retroperistaltischen Wellen zwischen Harnblase und Nierenbecken

minderung nahe dem Nierenbecken eine Retroperistaltik stimuliere. Unter Ausschaltung des renalen Schrittmachers sammelt sich der Urin vor dem Ostium und bewirkt hier, wie oben erwähnt, die Zunahme des intraluminären Druckes bis zum Erreichen der kritischen Schwelle, die notwendig ist, um die Kontraktion einer Muskelzelle auszulösen (Abb. 68). Jetzt aber erfolgt unter der Steuerung des blasennahen Schrittmachers eine retrograd gerichtete Kontraktionswelle und treibt den Kontrastharn in einer Geschwindigkeit, die derjenigen der antegraden Welle völlig entspricht, bis zum Nierenbecken zurück (Abb. 69). Wie schon zuvor erwähnt, sahen wir das Auftreten retroperistaltischer Bewegungen beim stehenden Patienten schneller und leichter als beim liegenden Untersuchten. Es gilt also für die Retroperistaltik die gleiche Regel, die schon vorn beim Entstehen der antegraden Peristaltik erwähnt wurde:

Beim liegenden Menschen sind peristaltische Bewegungen weniger häufig zu verzeichnen als beim Stehenden. Der Gravitation ist durch zusätzlichen Dehnungsreiz auf die Muskulatur über dem Ostium eine auslösende Bedeutung zuzuschreiben. ULMSTEN und DIEHL sind ohne Kenntnis unserer Untersuchungsergebnisse 1975 zu gleichen Schlußfolgerungen der möglichen Annahme eines blasennahen Schrittmachers als Ursache für die Retroperistaltik gekommen. Die Autoren stellten fest, daß bei retrograder Peristaltik im Gegensatz zur Norm die Druckamplitude von unten nach oben zunimmt und nahe dem Nierenbecken am höchsten wird.

In diesem Zusammenhang ist noch einmal auf unsere schon erwähnte Beobachtung bei hochsitzendem Ureterkonkrement hinzuweisen. Auch hier bildete sich keineswegs ein Kontrastmittelkonus in Nierenbeckennähe, der etwa bis zum Konkrement gereicht hätte, sondern eine sonst nicht zu beobachtende Kontrastmittelretention im pelvinen Anteil des

Harnleiters, aus der heraus es zu regelmäßiger Retroperistaltik kam, die sogar über das im oberen Harnleiter steckende Konkrement bis zum Nierenbecken reichte. Da der Sitz des Schrittmachers unter anderem auch im oberen Ureterdrittel vermutet wird, ist es möglich, daß das Konkrement gerade an dieser Stelle lag und die Funktion des Schrittmachers, eine isoperistaltische Bewegung auszulösen, ausgeschaltet hat.

Unter diesen Umständen fragt man sich bei der Beschreibung des von PIRKER 1968 beschriebenen Falles, ob die hier bestehende Retroperistaltik wirklich, wie bislang angenommen, Folge der Ureterobturation ist. Aus der Beschreibung PIRKERS ist nicht ganz ersichtlich, ob es sich um das Phänomen einer prästenotischen Hyperperistaltik handelt oder um eine echte Retroperistaltik, wie in unserem Fall.

Die Beobachtungen beim Ureter bifidus und beim Ureter duplex sind prinzipiell für die Schrittmachertheorie deshalb sehr interessant, da der Sitz des Schrittmacherzentrums bzw. der Schrittmacherzentren renal nicht bekannt ist. Es ist durchaus vorstellbar, daß bei Teilung des Nierenhohlraumsystems nur das eine der beiden ein Schrittmacherzentrum besitzt, das eine isoperistaltische Richtung der entstehenden Kontraktionswelle verursacht. Eine Retroperistaltik kann an der Vereinigungsstelle in Richtung des schrittmacherlosen Nierenhohlraumsystems ebenso ausgelöst werden wie beim Ureter duplex vom blasennahen Schrittmacherzentrum her.

Die Annahme HINMANS (1971), die retrograden Flußbewegungen seien Folgen von Druckdifferenzen, ist nicht bewiesen und kann außerdem, da nicht alternativ, durchaus ebenfalls zutreffen.

Wir drückten 1974 die Hoffnung aus, durch weitere radiologische Bewegungsstudien zu neuen Aufschlüssen zu kommen. Die Physiologie versucht seit BOZLER (1942), das Schrittmacherzentrum oder entsprechende Zentren zu finden und hat besonders in den letzten Jahren hierzu wertvolle Untersuchungsergebnisse publiziert. Es ist anzunehmen, daß die radiologische Erforschung der normalen und gestörten Motilität weitere Hinweise geben kann.

8.4 Dysmotilität neurogener Ursache

8.4.1 Primäre neurogen bedingte Dysmotilität

Hier ist nicht der Ort, um auf die Rolle einzugehen, die ein mögliches Fehlen von Ganglien (s. Kap. 6.1) spielt, da als deren Folge nur der Megaureter im Kap. 8.1.2.2 beschrieben ist. Nach unseren eigenen, wenigen Beobachtungen bei Querschnittsgelähmten, bei einer Patientin vier Jahre nach Bestrahlung eines Haemangiosarkoms des Kreuzbeins und einem 12jährigen Mädchen mit einer großen, lumbalen Myelomeningozele sind die Motilitätsstörungen, die aufgrund derartiger neurogener Schäden am Ureter entstehen, sehr eigentümlich, charakteristisch und mit den anderen, bislang erwähnten peristaltischen Phänomenen gestörter Ureterfunktion nicht zu verwechseln.

Bei diesen Patienten findet sich eine meist durchgehende Kontrastierung der Harnleiter ohne jede ablaufende peristaltische Welle. In mehr oder minder großen Intervallen kommt es zu unkoordinierten Kontraktionen der verschiedensten Ureterabschnitte, die eine normale Weite besitzen, jedoch auch stark erweitert sein können. Nie sahen wir eine Retroperistaltik, wohl aber kräftige interureterale Reflux infolge plötzlicher Wandkontraktionen des Ureters, die sich in Bezirken von etwa 2–5 cm Länge zu ereignen pflegen, einmal bis mehrfach in der Minute (Abb. 70). Die völlige Amotilität eines stark erweiterten Ureters bei einem Patienten mit partieller Paraplegie 20 Jahre nach Kompressionsfraktur des BW 12 konnte nachgewiesen werden. Mit zunehmender Erweiterung des Harnleiters gewinnt man, um es einmal unwissenschaftlich plastisch auszudrücken, den Eindruck *letzter, gequälter Zuckungen.*

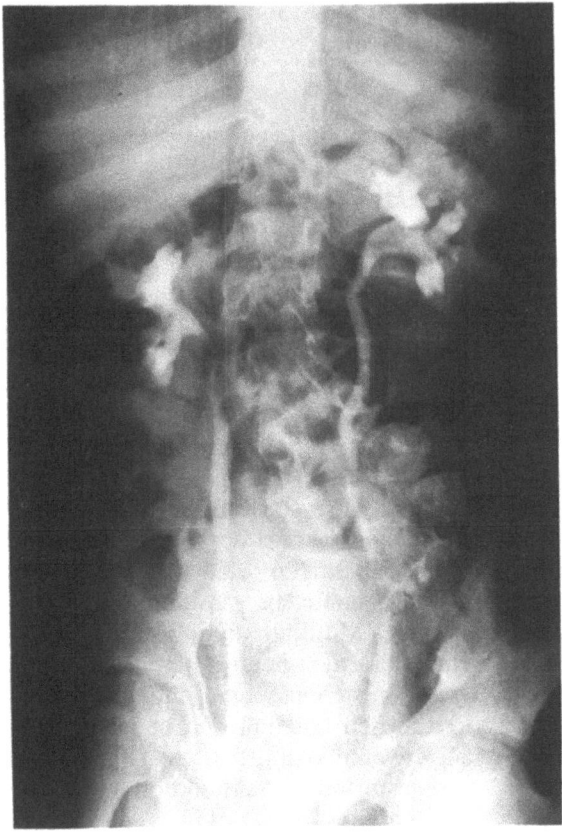

Abb. 70. 12jähriges Mädchen mit ausgedehnter Spina bifida. Durchgehende Kontrastmittelfüllung beider Ureteren. Beiderseits gelegentliche, regellose Ureterkontraktionen

MELCHIOR (1976) weist in einer schriftlichen Mitteilung auf die zentrale Rolle hin, die der intravesikale Druck und die Blasenfüllung auf die Funktion auch der oberen Harnwege ausüben. Meist dürfte die Erweiterung der Ureteren nicht durch eine etwa fehlende Innervation der oberen Harnwege bedingt sein, sondern Folge der intravesikalen Druckänderungen der Blasenfüllung. Die hier beschriebene sehr eigentümliche und nur bei Innervationsstörungen beobachteten Motilitätserscheinungen mit unkoordinierten Kontraktionen der Ureterwand ist allerdings nicht allein durch die Harnblasenveränderungen erklärbar.

Aus dem Schrifttum sind uns derartige radiologische Beobachtungen nur von LEB (1930) bei mehreren Patienten, von denen 3 eine Spina bifida occulta aufwiesen, bekannt. Den Bogenspalten, wie man sie in fast an die Norm grenzender Häufigkeit bei L5 und S1 findet, wurde früher bei sämtlichen Funktionsstörungen am ableitenden Harnsystem, besonders bei Bettnässern, sicherlich eine zu große ursächliche Rolle eingeräumt. Daß andererseits die schwere, angeborene oder erworbene Schädigung lumbaler und sakraler Segmente immer zu Funktionsstörungen an den ableitenden Harnwegen führen, steht außer Zweifel. Die erste Mitteilung im klinischen Schrifttum stammt wohl von WOKRESSENSKY, dessen Fallbeschreibungen allerdings von schwersten Verletzungen berichten, deren Auswirkungen den Ureter vielleicht auch direkt und nicht auf dem Weg über das ebenfalls geschädigte Nervensystem betroffen haben.

Druckmanometrische Beobachtungen bei größeren Untersuchungsserien von Paraplegikern wurden im Hauptteil über die normale Physiologie des Harnleiters (Kap. 5.1.1) wie auch im Kap. über die Hypertonie (7.1.3) erwähnt (SHALIT und MORALES, 1966). An dieser Stelle bedürfen bisher nicht aufgeführte Beobachtungen dieser Autoren noch einmal einer ausführlichen Beschreibung.

SHALIT und MORALES (1966) registrierten die Druckverhältnisse (Basis- und Kontraktionsdruck) im Harnleiter bei Paraplegikern mit Verletzungen des oberen und des unteren (hier allerdings nur bei zwei Probanden) Neuron im Vergleich zur Norm, und zwar unter drei verschiedenen Stadien des Blasendruckes: Druck bei Auffüllung der Harnblase ohne Widerstand (freier Fluß), bei Registrierung des wachsenden Widerstandes und bei Miktion. Normalerweise ließen sich 250–350 ml Flüssigkeit widerstandslos, gegen Widerstand bis 500 ml eikfüllen. Bei Schädigung des oberen Neuron kam es schon nach Injektion von 25–50 ml zum Widerstand, bei Schädigung des unteren Neuron hingegen ließen sich bis 600 ml widerstandslos instillieren, erst bei größeren Flüssigkeitsmengen ließ sich ein Widerstand verzeichnen, Miktionen waren hier nicht möglich.
Bei Schädigungen des oberen Neurons ergab sich zwar ein sofortiger starker Anstieg des Blasendrucks, aber auch des Kontraktionsdrucks im unteren Harnleiter (30 gegenüber 16 cm H_2O bei freiem Fluß). Wie in der Norm überstieg bei Miktion nur der Blasendruck den Harnleiterkontraktionsdruck. Die Schädigungen des unteren Neurons schienen zu ähnlichen Druckrelationen wie in der Norm zu führen; es findet sich lediglich im unteren Ureter eine höhere Kontraktionsamplitude.

TSUCHIDA et al. haben 1968 die Ergebnisse elektromanometrischer Untersuchungen bei 53 Patienten mit Wirbelsäulenverletzungen und hierdurch bedingter Innervationsstörungen der Harnblase verzeichnet.

Die Intervalle zwischen Kontraktionen waren bei 25 Untersuchungen (28%) verlängert, bei 5 Untersuchungen verkürzt. Die Kontraktionsamplitude erwies sich bei 2 Harnleitern als höher, bei 17 Ureteren niedriger als normal. In 7 Fällen war die Kontraktion länger, nie kürzer als normal. Sechsmal wurden retrograde Bewegungen verzeichnet, viermal regelmäßig, zweimal gelegentlich; dabei kamen ein Nierenstein und ein vesiko-ureteraler Reflux vor. Wesentliche Unterschiede in der prozentualen Häufigkeit des Auftretens von Uretermotilitätsstörungen je nach der Höhe der Verletzung (Hals-,

Brust- und Lendenwirbel) konnten TSUCHIDA und Mitarb. nicht angeben, wohl aber eine deutliche Abhängigkeit von der Dauer der Verletzung: je länger die Schädigung bestand, desto schwerer und häufiger waren die Folgen für die Uretermotilität bei einer kritischen Grenze von 2 Jahren. Vor diesem Zeitraum wurden nur wenige Dysmotilitäten beobachtet.

Schließlich sind die Mitteilungen von BUTLER et al. (1971) anzuführen.

Die Autoren untersuchten eine Klientel von 9 Patienten unter 350 Paraplegikern auf die Uretermotilität radiologisch mit Bildverstärker (und Bandaufzeichnung). Bei entleerter Harnblase war die Peristaltik der Ureteren der Patienten, deren Trauma sämtlich länger als zwei Jahre zurücklag, normal, auch die Weite des Harnleiters entsprach der Norm. Mit steigendem Blasendruck nahm die Ureterperistaltik bei 3 Patienten ab, wurde bei einem Untersuchten unregelmäßig (einseitige segmentale Kontraktionen) und hörte bei 5 Kranken völlig auf.

Ein Vergleich dieser Bewegungsphänomene, wie sie radiologisch aufgenommen wurden, mit den von uns eingangs beschriebenen Untersuchungsergebnissen ist nicht ohne weiteres möglich, weil bei unseren Untersuchungen die Blasenfüllung und der Blasendruck weder registriert noch durch intravesikale Manipulation verändert wurde. Außerdem erfolgte die Untersuchung bei BUTLER und Assoc. in Rückenlage, bei unseren, nur partiellen Paraplegikern, im Stehen.

Schließlich ist darauf hinzuweisen, daß nach HINMAN et al. (1962) vesiko-ureterale Refluxe bei nervalen Harnblasenstörungen gehäuft vorkommen. KIIL (1957) äußerte die Vermutung, daß die Ureterdilatationen lediglich Folgen der gestörten Blasendynamik seien. Unseres Erachtens spricht die charakteristische Art der gestörten Uretermotilität gegen diese Annahme.

8.4.2 Reflexbedingte Dysmotilität

EHLERT hat 1940 Schrifttumsangaben über urologische Manifestationen der Appendizitis angeführt und über eine eigene Beobachtung berichtet.

Der Autor nennt eine ganze Reihe leichter bis schwerer Symptome begleitender urologischer Affektionen (bis zur Anurie), die bei Appendizitis beobachtet werden und z. B. durch die Berührung des Ureteren mit dem Bauchfell bzw. durch Irritation des Blasensphinkters entstehen können, wobei es selbstverständlich auch zum direkten Übergreifen der entzündlichen Infiltration auf die Ureterwand kommen kann (NECKER, 1921; Literatur bei THELEN). REIMANN (1973) zitiert und THELEN (1949) fand eine herabgesetzte motorische Erregbarkeit des Harnleiters bei spastischen und entzündlichen Zuständen des Darmes und der Gallenblase.

Es kommt selten vor, daß bei akuten Baucherkrankungen die Harnleitermotilität beobachtet wird. Wir konnten in einem Fall mit perityphlitischem Abszeß und bei einer Patientin mit peritonealer Karzinose gleiche Motilitätsveränderungen an den Ureteren sehen, die allerdings bei dem Kranken mit perityphlitischem Abszeß rechts stärker ausgeprägt waren als links.

Das Kontrastmittel wurde unter normal ablaufender Peristaltik vom Nierenbecken durch den abdominellen Harnleiter bis etwa in die Höhe der Überkreuzung mit den großen Gefäßen des Beckens befördert. Hier jedoch kam es regelmäßig zum interureteralen Reflux der größten Menge des Kontrastharns bis zum Nierenbecken, während ab und zu kleinere Kontrastmittelmengen von der mit unveränderter Geschwindigkeit ablaufenden peristaltischen Welle zur Harnblase getrieben wurde.

So entsteht das Bild einer relativen Stenosensymptomatik, doch ohne Frequenzerhöhung. BUCHANEC (1974) zitiert ZAPP (1970). Im Lehrbuch über die Urologie des Kindesalters berichtet dieser Autor (S. 320) über Spasmen und Antiperistaltik bei Entzündung des perirenalen Gewebes der Vulva, des Anus und der Appendix.

Wenn man bedenkt, wie stark eine Ureterkolik mit abdomineller Symptomatik, enormem Meteorismus des Darms, Erbrechen u. v. a. verbunden ist, kann man nicht erstaunt sein, bei schweren Erkrankungen des Bauches auch vegetative Störungen der retroperitonealen Organe verzeichnen zu können. Dabei braucht keine direkte Reizung des Peritoneum zu erfolgen. Die Annahme von Reflexbögen, z. B. über das Ganglion coeliacum,

liegt auf der Hand. In Kenntnis dieser Zusammenhänge muß der absolute Wert von Druckmessungen am anästhesierten Tier, dem in Rückenlage die *Bauchhöhle eröffnet wurde,* um den Katheterreiz auf den Ureter zu vermeiden, bezweifelt werden.

8.4.3 Spasmen

Nach BOYARSKY (1964) haben viele Urologen spastische Ureterkontraktionen gesehen. Der Ureter sei zur spastischen Kontraktion fähig, wenn er überdehnt oder wenn seine Muskulatur erschöpft sei.

Die Angabe deckt sich mit unseren Beobachtungen ungeordneter Kontraktionen, die man auch als Spasmen bezeichnen kann, bei Paraplegikern. In Einzelbeobachtungen haben wir auch früher auf spontane Kontraktionen des Ureters in totaler oder partieller Ausdehnung hingewiesen, die ohne nachweisbare nervale Störungen aus unbekannter Ursache am normal weiten Ureter entstehen können, und die wir damals als „dystone Kontraktionen" bezeichneten. Solche plötzlichen Kontraktionen können auch einmal prästenotisch entstehen, ebenso nach Einführung eines Ureterkatheters.

Dabei kommt es auch zu einem plötzlichen Zurückschießen des Kontrastmittels, das sich im Ureter befindet, bis zum Nierenbecken, eine Reaktion übrigens, die schon LEWIN und GOLDSCHMIDT bei ihren Tierversuchen 1893 im Anschluß an vesico-ureterale Refluxe beobachten konnten (s. Kap. 7.3.1). Bei dieser kurz dauernden Dysmotilität am Ureter verspürt der Untersuchte keine Schmerzen. Diese Kontraktionen haben nichts mit den als *Spasmen* bezeichneten Sensationen zu tun, die im Schrifttum ganz allgemein bei Schmerzen in der Flankengegend angegeben werden, auf die KIIL (1957) in seiner Monographie seitenlang eingeht, mit den verschiedensten Kriterien gleichsetzt (pathologischer Befund: Entzündung, Steine, Strikturen, aberrierende Gefäße; radiologischen Symptomen: Füllungsdefekte und Sensationen: Renalgien) und wofür KIIL keinerlei manometrische Objektivierung im Sinne einer prästenotischen oder endostenotischen Druckerhöhung gefunden hat.

9 Indikationen zur Durchleuchtung bei radiologischen Untersuchungen

In der Reihenfolge der im vorigen Kapitel aufgeführten Symptome, die bei radiologischen Untersuchungen der Motilität an den oberen Harnwegen festzustellen ist, wird nun versucht, etwa die Indikationen zusammenzufassen bzw. herauszustellen, die den Betrachter von Urogrammen zu einer zusätzlichen Durchleuchtung veranlassen. Außer der rein radiologischen Symptomatik ist selbstverständlich die Klinik mit Beachtung von Geschlecht und Alter in bezug auf die Gonadenbelastung und andererseits die Prognose des angenommenen Leidens wie die Indikation bestimmend.

Bei der oft sehr ernsten Prognose bei Nierenbeckenausgangsstenosen und nierenbeckennahen Stenosen, die den Anlaß gab, in den entsprechenden Kapiteln statt einer allgemeinen Besprechung den Fallbericht *möglicherweise anwendbarer Schicksale* aufzuzeigen, ist die Indikation zur Durchleuchtung zu stellen, selbst wenn es sich um junge Frauen in gebärfähigem Alter handelt. Als Normalbefund im Urogramm darf dann nur ein beiderseitiges, völlig unauffälliges lineares oder trichterförmiges Nierenhohlraumsystem gelten. Eine Asymmetrie in der Ausformung der Nierenhohlraumsysteme mit einem absolut noch normal groß erscheinenden Nierenbeckenkelchsystem, im Vergleich zur anderen Seite jedoch etwas größerem Nierenhohlraumsystem (möglichst auf der Seite der Beschwerden, Abb. 71) sollte unbedingt Anlaß zur Durchleuchtung geben.

Bei leichter beidseitiger Erweiterung des Nierenhohlraumsystems empfiehlt sich die Durchleuchtung, falls aufgrund des Befundes eventuell eine operative Intervention erwogen wird. Hier spielen der klinische Befund und die Beschwerden, die die Patienten zur Untersuchung bzw. den behandelnden Arzt zur Empfehlung der Untersuchung veranlaßt haben, eine wesentliche Rolle. Bei Hydronephrosen mäßigen Grades, bei denen eine Operationsindikation besteht, ist festzustellen, in welchem Umfang evtl. eine Hyperperistaltik (als günstiges Vorzeichen des Operationserfolges) vorliegt bzw. im Gegenteil eine Hypomotalität bzw. Amotilität, die meistens als Symptom der überlagernden Entzündung anzusehen ist. In solchen Fällen ist trotz operativer Korrektur oft die Infektion nicht völlig zu beherrschen.

Bei fortgeschrittenen Hydronephrosen, die (noch) operiert werden sollen, empfiehlt sich die Durchleuchtung zur Feststellung der Frage, welche restliche Motilität noch besteht.

Tiefer liegende Ureterstenosen werden im allgemeinen im Momentbild erkannt, entweder an der prästenotischen Erweiterung oder auch Engstellung des Ureters bzw. des Nierenhohlraumsystems. Sie sind viel öfter einseitig als die in Nierenbeckennähe gelegenen Stenosen. Die Indikation zur Durchleuchtung ist deswegen aus diagnostischen Gründen häufig weniger zwingend. Wenn die Ureterstenosen sekundär durch Befunde hervorgerufen sind, die ohnehin eine Operation indiziert erscheinen lassen, kann man auf die Durchleuchtung verzichten. Eine Indikation ergibt sich nur dann, wenn aus dem Momentbild der Verdacht auf das Bestehen einer Ureterstenose — meist bei minimalen Kaliberdifferenzen — geäu-

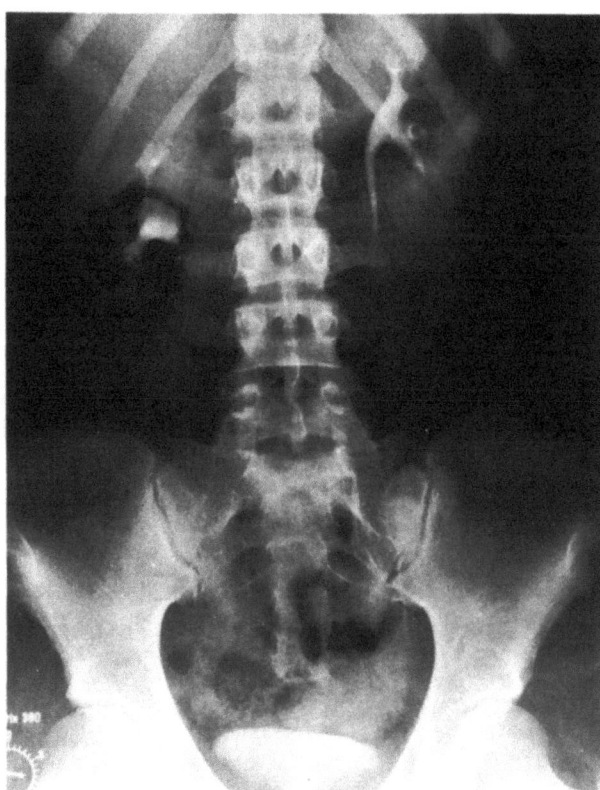

Abb. 71. Ampulläres Nierenbecken
rechts, lineares Nierenbecken links.
Klinisch Zeichen der rezidivierenden
Pyelonephritis rechts. Bei Durchleuchtung rechts Stenoseperistaltik:
Nierenbeckenausgangsstenose
rechts

ßert wird und die Diagnose durch die Durchleuchtung mit Nachweis eines intraureteralen Refluxes erhärtet werden muß.

Eine blasennahe Stenose wird im allgemeinen aus dem Momentbild durch die Erweiterung und permanente Füllung des normalerweise nur während der ablaufenden Peristaltik mit Kontrastharn gefüllten pelvinen Ureterabschnittes diagnostiziert. Bei der Seltenheit dieser Befunde kongenitaler Engen ist eine Durchleuchtung grundsätzlich angebracht, wenn es darum geht, der Diagnose eine größere Sicherheit zu geben. Bei Patienten mit Blasenkarzinom dürfte die Strahlenbelastung des diagnostischen Eingriffes keine wesentliche Rolle mehr spielen, so daß auch hier grundsätzlich die Durchleuchtung indiziert ist. Ureterverschlüsse in der Steinkolik geben im allgemeinen keinen Anlaß, diese Patienten zu durch-

leuchten. Die schmerzstillende Therapie oder die Operation stehen zunächst im Vordergrund.

Zur Indikationsstellung bei entzündlichen Erkrankungen der oberen Harnwege ist im entsprechenden Kapitel schon Stellung genommen. Hier dürfte nur ausnahmsweise im Stadium der akuten Entzündung die Indikation zur Durchleuchtung bestehen, wohl aber wenn Grund zur Annahme besteht, daß die Entzündung durch eine Motilitätsstörung erst hervorgerufen, die Motilitätsstörung also nicht die Folge der Entzündung ist. Hier gelten aber dann die zuvor genannten Indikationen bei Ureterstenosen (mit den hierdurch bedingten chronisch rezidivierenden Zystopyelitiden).

Zur Durchleuchtung während oder nach der Schwangerschaft besteht, wie im entsprechenden Artikel betont wurde, im allgemeinen kein Anlaß. Sollte die Funktionsstörung nach der Schwangerschaft ungewöhnlich lange anhalten und eine Entzündung unterhalten, wird zu der Diagnose eines solchen Befundes das Momentbild mit seiner charakteristischen Symptomatik genügen.

Hochgradig deformierte Ureteren (s. Abb. 65) und das Vorliegen von Nierenbeckensteinen sollte immer Anlaß geben, nach einer möglichen Retroperistaltik zu fahnden; auch das Vorliegen eines Ureter bifidus und eines Ureter duplex ist als Indikation zur Durchleuchtung anzusehen, falls nicht jugendliches Alter und Beschwerdefreiheit gegen diese Untersuchung sprechen. In diesem Zusammenhang bildet die nach Momentbildern zu beobachtende permanent nachweisbare Füllung eines erweiterten pelvinen Ureteranteils ebenfalls die Indikation zur Durchleuchtung, weil dieser Zustand die Vorbedingung für das Auftreten einer Retroperistaltik darstellt.

Unregelmäßige Uretererweiterungen auf Urogrammen von Patienten mit meist bekannten neurogenen Störungen sind nicht als Indikationen für Durchleuchtungen aufzufassen, es sei denn, die neurogene Störung wäre nicht sicher und könnte durch den Nachweis einer Dysmotilität des Ureters an Wahrscheinlichkeit gewinnen.

Mein Dank gilt Herrn Prof. Dr. J. Kaufmann, dem Chefarzt der Urologischen Abteilung des Allgemeinen Krankenhauses Hamburg-Altona, wie allen seinen Mitarbeitern für ihre lebhafte Anteilnahme und Unterstützung meiner Arbeit, Herrn Prof. Kaufmann auch für seine aktive Mitarbeit.

Weiterhin danke ich der Photographin des Allgemeinen Krankenhauses Hamburg-Altona, Frau Asta Bohlen, für die große Mühe, die sie sich in der Mitarbeit bei der Kinematographie, deren Kopien in diesem Buch leider nicht abzubilden sind, ebenso gemacht hat wie für die Anfertigung der in der vorliegenden Monographie wiedergegebenen Aufnahmen.

Herrn Prof. Dr. Tonariya, Tokio, spreche ich meinen Dank für seine Mithilfe bei der Beschaffung und Sichtung des Schrifttums aus, ebenso dem Literaturdienst der Firma Byk-Gulden für die tatkräftige Unterstützung bei der Schrifttumssuche. Das Abfilmen der Bandspeicherszenen (s. Kap. 3.3.3) war mir nur durch eine von der Firma Siemens, Erlangen, zur Verfügung gestellte synchronisierte Kamera möglich.

Herrn Prof. Dr. L. Diethelm, Direktor des Instituts für Klinische Strahlenkunde der Universitätsklinik Mainz, bin ich für seine Anteilnahme und seinen persönlichen Einsatz zur Drucklegung dieses Buches ebenso zu Dank verpflichtet wie für die wertvolle Anregung, auch auf die Wichtigkeit des nuklearmedizinischen Verfahrens bei der Aufklärung von Motilitätsstörungen der oberen Harnwege aufmerksam gemacht zu haben.

Ganz besonders herzlich danke ich Herrn Prof. Dr. Erich Fischer, Chefarzt der Röntgenabteilung des Robert-Bosch-Krankenhauses Stuttgart. Herr Prof. Fischer, mit dem mich eine jahrzehntelange Zusammenarbeit verbindet, hat das Manuskript zu dem vorliegenden Buch äußerst kritisch durchgesehen und mir sehr wertvolle Anregungen gegeben, denen ich weitgehend gefolgt bin und die dieses Buch mitgestaltet haben.

Frau Sabine ter Vehn verdanke ich die Anfertigung der graphischen Schemata und der Skizzen nach Röntgenaufnahmen. Nicht nur für das Schreiben des Manuskriptes, sondern auch für verständnisvolles Mitarbeiten durch vernünftige Korrekturen bin ich Frau Ingeborg Segrin zu Dank verpflichtet.

Meine letzte Danksagung gilt dem Springer-Verlag und seinen Mitarbeitern. In einer dankbar erlebten Atmosphäre intensiver Zusammenarbeit wurde das Buch schnell und mit größtmöglicher Präzision fertiggestellt.

11 Zusammenfassung

Nach einem einleitenden Kapitel wird in einem zweiten Abschnitt die Problematik nicht radiologischer Untersuchungsergebnisse beschrieben. Fast immer basieren sie auf Methoden, die mit eingeführten Instrumenten bzw. Operationen verbunden sind und häufig unter sehr unphysiologischen Bedingungen erzielt wurden.

Im Kapitel 3 werden eingehend Möglichkeiten, Grenzen und die verschiedenen Techniken der radiologischen Funktionsdiagnostik bei Ausscheidungsurogrammen beschrieben.

Das 4. Kapitel enthält eine Literaturübersicht über die vorliegenden Beiträge der Anatomie der oberen Harnwege mit speziellem Bezug auf die radiologische Darstellung.

Im Kapitel 5 werden die in sehr zahlreichen Einzelbeiträgen publizierten Untersuchungsergebnisse über die Physiologie der oberen Harnwege zusammengefaßt. Die im selben Kapitel niedergelegten eigenen Beobachtungen über die Art des Kontrastharntransportes zwischen Niere und Harnblase geben die Möglichkeit, die radiologisch zu beobachtenden Symptome in Kenntnis der Physiologie zu deuten. Außerdem lassen sich bis heute bestehende Theorien über die Art dieses Harntransportes in bisher nicht erfolgter Weise überprüfen.

Danach ergeben sich sehr bestimmte Hinweise für die mangelnde Richtigkeit der noch heute im Schrifttum vertretenen sog. Zystoidtheorie, während sich sämtliche radiologischen Symptome, die während des Harntransportes zu beobachten sind, mit den Ergebnissen physiologischer Untersuchungen decken, die für die Richtigkeit eines Pump- und Saugmechanismus sprechen.

Wiederum eine Literaturübersicht über die pathologische Anatomie und Physiologie samt der Darlegung grundsätzlicher Konsequenzen für die radiologische Symptomatik ist in den Kapiteln 6 und 7 zusammengestellt.

Das 8. Kapitel befaßt sich mit der radiologischen Symptomatik der Motilitätsstörungen und gründet sich auf die eigenen Untersuchungen der letzten 10 Jahre in kritischer Auseinandersetzung mit den hierüber vorliegenden Ergebnissen aus dem physiologischen, urologischen und nun auch aus dem radiologischen Schrifttum.

In einem letzten Kapitel wird versucht, soweit dies jetzt schon möglich ist, auf Frühsymptome des Momentbildes hinzuweisen, die die Indikation zur Durchleuchtung rechtfertigen.

12 Literatur

ABSHER, R., WORTMAN, J.J., BOYARSKY, S.: A microminiaturized piezojunction pressure sensor. In: BOYARSKY, S., GOTTSCHALK, C.W., TANAGHO, E.A., ZIMSKIND, P.D. (Eds.): Urodynamics, p. 473. New York and London: Academic Press 1971.

ALLEN, T.D.: Congenital ureteral stricture. In: LUTZEYER, W., MELCHIOR, H. (Eds.): Urodynamics, p. 137. Berlin – Heidelberg – New York: Springer 1973.

ANDERSON, J.C.: Abnormal function of the upper urinary tract. Proc. Poy. Soc. Med. **44**, 925 (1951).

ANDERSON, G.F., PIERCE, J.M., FREDERICKS, Ch.M.: The ureteral response to bladder filling. In: BOYARSKY, S., GOTTSCHALK, C.W., TANAGHO, E.A., ZIMSKIND, P.D. (Eds.): Urodynamics, p. 283. New York and London: Academic Press 1971.

ANGER, H.: Invitro-Versuche zur Wirkung von exogenem Progesteron auf die Motilität des menschlichen Ureters. Urologe A **13**, 35 (1974).

ANGER, K.: Disk. Bem. Jahrestagung und Kongreß der Vereinigung Südwestdeutscher Radiologen und Nuklearmediziner und der Hessischen Gesellschaft für medizinische Strahlenkunde, Esslingen, 24.9.76.

ANSELL, J.S., PATERSON, J.: Intermittent hydronephrosis. New Engl. J. Med. **267**, 447 (1962).

APTER, JULIA T., MASON, PATRICIA: Dynamic mechanical properties of mammalian ureteral muscle. Amer. J. Physiol. **221**, 226 (1971).

AUNG-KHIN, M.: The innervation of the ureter. Invest. Urol. **10**, 370 (1973).

BÄCKLUND, L.: Experimental studies on pressure and contractility in the ureter. Acta physiol. scand. **59**, Suppl. 212, 1 (1963).

BAKER, D.W.: Factors in the development of measurement techniques for transcutaneous studies of ureter fuction. In: BOYARSKY, S., GOTTSCHALK, C.W., TANAGHO, E.A., ZIMSKIND, P.D. (Eds.): Urodynamics, p. 425. New York and London: Academic Press 1971.

BAKER, R., HUFFER, J.: Electromyelography in the normal, dilated transected and transplated ureter. Amer. J. Physiol. **174**, 381 (1953).

BALTZER, G., DOMBROWSKI, H., KÜHNE, E., KUNS, H.: Beeinflussung der Nierenfunktion durch die Infusionsurographie. Urologe B **11**, 161 (1971).

BARBEY, A.: Über die Insuffizienz des vesicalen Harnleiterendes. Z. urol. Chir. **1**, 567 (1913).

BARILLA, M., BONAMONE, A., GUTTADAURO, M., MONTANARA, A, SALOMONIE, E., SQILLACI, S.: Fonction motrice des voies excrétices urinaires supérieures. J. Radiol. Électrol. **44**, 48 (1963).

BAYLISS, W.M., STARLING, E.H.: The movements and innervation of the small intestine. J. Physiol. (Lond.) **24**, 99 (1899).

BECKER, J.A., POLLACK, H.: Cinefluorography studies of the normal upper urinary tract. Radiology **84**, 886 (1965).

BEGG, R.C.: Physiological variations in pyelograms commonly interpreted as pathological. Brit. J. Urol. **18**, 176 (1946).

BENJAMIN, J.A.: The use of x-ray-cinematography in urological studies. J. Urol. (Baltimore) **81**, 227 (1959).

BENJAMIN, J.A.: Cineradiographic observations of ureteral function in man and dog. In: BOYARSKY, S., GOTTSCHALK, C.W., TANAGHO, E.A., ZIMSKIND, P.D. (Eds.): Urodynamics, p. 77. New York and London: Academic Press 1971.

BENJAMIN, J.A., BETHEIL, J.J., EMMEL, V.M., RAMSEY, G.H., WATSON, J.S.: Observations of ureteral obstructions and contractility in man and dog. J. Urol. (Baltimore) **75**, 25 (1956).

BENNINGHOFF, A., GOERTLLER, K.: Lehrbuch der Anatomie des Menschen. 6. Aufl. München – Berlin: Urban und Schwarzenberg 1962.

BENTLEY, P.A.: Autonomic modulation of ureteral peristalsis in the conscious and anesthetized dog. J. Amer. Osteopath. Ass. **73**, 576 (1974).

BENZI, G., ARRIGONI, E., PANCERI, P., PANZARASA, R., BERTE, F., CREMA, A.: Effect of antibiotics on the ureter motor activity. Jap. J. Pharmacol. **23**, 599 (1973).

BLUM, V.: Physiologie und Pathologie des Harnleiters. Z. Urol. **19**, 161 (1925).

BOATMAN, D.L., LEWIN, M.L., CULP, D.A., FLOCKS, R.H.: Pharmacologic evaluation of ureteral smooth muscle. Invest. Urol. **6**, 509 (1967).

BOEMINGHAUS, H.: Zur Frage der Hydronephrosen nicht mechanischen Ursprungs. Dtsch. Z. Chir. **179**, 129 (1923).

BOEMINGHAUS, H.: Beiträge zur Physiologie der Harnleiter. Z. urol. Chir. **14**, 71 (1923).

BOEMINGHAUS, H.: Feststellung des Einflusses der Blasenfüllung auf die Funktion der Nieren, speziell die Wasserausscheidung. Dtsch. med. Wschr. **1925**, 138.

BOEMINGHAUS, H.: Über funktionelle Zusammenhänge zwischen Harnblase und Niere (vesicorenaler Reflex). Arch. klin. Chir. **154**, 114 (1929).

BORGARD, W.: Über die Beurteilung des Harnleiterabganges im Röntgenbild. Z. Urol. **37**, 231 (1943).

BORGARD, W.: Funktionelle Pathologie des Nierenbeckens. Klinik und Praxis **6**, 81 (1946).

BOYARSKY, S.: Surgical physiology of the renal pelvis and ureter. Monographs in the surgical sciences, Vol. 1 p. 173 (1964).

BOYARSKY, S., KIRSHNER, N., LABAY, P.: Katecholamine content of the normal dog ureter. Invest. Urol. **4**, 97 (1966).

BOYARSKY, S., KIRSHNER, N., LABAY, P.: The control of ureteral function. Med. Serv. J. Can. **22**, 601 (1966).

BOYARSKY, S., LABAY, P.: Stimulation of ureteral peristalsis through the renal nerves. Invest. Urol. **5**, 200 (1967).

BOYARSKY, S., LABAY, P.: Ureteral motility. Ann. Rev. Med. **20**, 383 (1969).

BOYARSKY, S., LABAY, P.: A comparison of other conduit organs with the ureter: Reaching toward a clearer concept of ureteral peristalsis. In: BOYARSKY, S., GOTTSCHALK, C. W., TANAGHO, E. A., ZIMSKIND, P. D. (Eds.): Urodynamics, p. 55. New York and London: Academic Press 1971.

BOAYRSKY, S., LABAY, P.: Ureteral dimensions and specifications for bioengineering modeling. In: BOYARSKY, S., GOTTSCHALK, C. W., TANAGHO, E. A., ZIMSKIND, P. D. (Eds.): Urodynamics, p. 163. New York and London: Academic Press 1971.

BOYARSKY, S., LABAY, P., KIRSHNER, N.: Acceleration of ureteral peristalsis by adrenal compression. Science **154**, 669 (1966).

BOYARSKY, S., LABAY, P., KIRSHNER, N.: Further evidence for physiologic ureteral innervation. Proc. Ann. Clin. Spinal. cord. inj. conf. **15**, 5 (1966).

BOYARSKY, S., LABAY, P., KIRSHNER, N., GERBER, C.: Does the ureter have nervous control? J. Urol. (Baltimore) **97**, 672 (1967).

BOYARSKY, S., LABAY, P., GLENN, J. F.: More evidence for ureteral nerve function and its clinical implications. J. Urol. (Baltimore) **99**, 533 (1968).

BOYARSKY, S., MARTINEZ, J.: Ureteral peristaltic pressures in dogs with changing urine flows. J. Urol. (Baltimore) **87**, 25 (1962).

BOYARSKY, S., MARTINEZ, J.: Pathophysiology of the ureter: Partial ligation of the ureter in dogs. Invest. Urol. **2**, 173 (1964).

BOYARSKY, S., WEINBERG, S.: Urodynamics concepts. In: LUTZEYER, W., MELCHIOR, H. (Eds.): Urodynamics, p. 1. Berlin–Heidelberg–New York: Springer 1973.

BOYARSKY, S., GOTTSCHALK, C. W., TANAGHO, E. A., ZIMSKIND, P. D. (Eds.): Urodynamics. New York and London: Academic Press 1971.

BOZLER, E.: The activity of the pacemaker previous to the discharge of a muscular impulse. Amer. J. Physiol. **136**, 543 (1942a).

BOZLER, E.: The action potentials accompanying conducted responsive in visceral smooth muscles. Amer. J. Physiol. **136**, 553 (1942b).

BRAUN, K. P., SIELAFF, H. J.: Funktionsdiagnostik der Harnabflußstörung mittels Bandspeicher und BV-Photographie. Vortrag Jahrestagung und Kongreß der Vereinigung Südwestdeutscher Radiologen und Nuklearmediziner und der Hessischen Gesellschaft für medizinische Strahlenkunde, Esslingen, 24.9.76.

BRESSEL, M., MAY, P., OPELT, B., SÖKELAND, J.: Belastungsurogramm. Urologe **8**, 119 (1969).

BREZINA, K.: Veränderungen der oberen Harnwege post partum. Z. Geburtsh. Gynäk. **173**, 42 (1970).

BREZINA, K.: Physiologische und pathologische Befunde bei der Ausscheidungsurographie nach der Gravidität. Geburtsh. u. Frauenheilk. **31**, 1107 (1971).

BREZINA, K.: Zum Einfluß der Gravidität auf die Funktion der oberen Harnwege bei der Ausscheidungsurographie. Fortschr. Röntgenstr. **118**, 507 (1973).

BRIGGS, E. M., CONSTANTINOU, Ch. E., GOVAN, D. E.: Dynamics of the upper urinary tract. The relationship of urine flow and rate of ureteral peristalsis. Invest. Urol. **10**, 56 (1972).

BUCHANEC, J.: Contribution to the study of impaired motility of the ureters determined by emotional factors in predisposed children. Physiol. bohemoslov. **21**, 281 (1972).

BÜSCHER, H. K., GACA, A.: Störungen der Harnleiterdynamik nach Ureterplastik mit Kontinuitätsdurchtrennung. Chirurg **31**, 70 (1960).

BURNSTOCK, G., PROSSER, C. L.: Responses of smooth muscles to quick stretch. Amer. J. Physiol. **198**, 213 (1960).

BURNSTOCK, G., PROSSER, C. L.: Conduction in smooth muscles: Comparative electrical properties. Amer. J. Physiol. **199**, 553 (1960).

BUTCHER, H. R., Jr., SLEATOR, W., Jr.: The effect of ureteral anastomosis upon conduction of peristaltic waves: An electro-ureterographic study. J. Urol. (Baltimore) **75**, 650 (1956).

BUTCHER, H. R., Jr., SLEATOR, W., Jr., SCHMANDT, W. P.: A study of the peristaltic conduction mechanism in the canin ureter. J. Urol. (Baltimore) **78**, 221 (1957).

BUTLER, E. D., FRIEDLAND, G. W., GOVAN, D. E.: A radiological study of the effect of elevated intravesical pressures on ureteral calibre and peristalsis in patients with neurogenic bladder dysfunction. Clin. Radiol. **22**, 198 (1971).

CAMPBELL, J. E.: A cinefluorographic analysis of normal pyelo-ureteral dynamics. Invest. Radiol. 1, 198 (1966).

CAMPBELL, J. E.: Ureteral peristalsis in duplex renal collecting systems. J. Roentgenol. 99, 577 (1967).

CATEL, W., GARSCHE, R.: Studien bei Kindern mit dem Bildwandler. 2. Mitteilung: Bewegungs- und Entleerungsvorgänge im Bereich von Nierenkelchen und Nierenbecken. Fortschr. Röntgenstr. 86, 66 (1957).

CAVAZZANA, P., AMBROSETTI, A.: Les modifications histo-pathologiques du bassinet dans l'hydronéphrose. Urol. int. (Basel) 4, 96 (1957).

CHESTERMAN, J. T.: Observations on renal pain. Brit. J. Urol. 17, 45 (1945).

CONSTANTINOU, C. E.: Renal pelvic pacemaker control of ureteral peristaltic rate. Amer. J. Physiol. 226, 1413 (1974).

CONSTANTINOU, C. E., DALE, R. L., BRIGGS, E. M., GOVAN, D. E.: Electrophysiological methods in the study of ureteral dynamics. In: BOYARSKY, S., GOTTSCHALK, C. W., TANAGHO, E. A., ZIMSKIND, P. D. (Eds.): Urodynamics, p. 143. New York and London: Academic Press 1971.

CONSTANTINOU, C. E., GRANATO, J. J., Jr., Govan, D. E.: Dynamics of the upper urinary tract. Urol. int. (Basel) 29, 249 (1974a).

CONSTANTINOU, C. E., GRANATO, J. J., Jr., GOVAN, D. E.: Effects of radiopaque contrast media on the dynamic characteristics of ureteral function. Urol. int. (Basel) 29, 401 (1974b).

COSMA, D., MONTANARA, A., SALOMONI, E.: On pyelo-ureteral motor functions in kidney resection. Urol. int. (Basel) 16, 319 (1963).

COVINGTON, T., Jr., REESER, W.: Hydronephrosis with overhydration. J. Urol. (Baltimore) 63, 438 (1950).

COX, C. E., ELKINS, I.: Toxic effects of bacteria on urinary tract smooth muscles. Surg. Forum 19, 542 (1968).

CREEVY, T. D.: The atonic distal ureteral segment (ureteral achalasia). J. Urol. (Baltimore) 97, 457 (1967).

CUNNINGHAM, J.: Textbook of anatomy, 5th Ed. London 1922.

CUTHBERT, A. B.: The relation between responses and the interval between stimuli of the isolated guinea-pig ureter. J. Physiol. (Lond.) 180, 225 (1965).

DALE, R. L., CONSTANTINOU, C. E., BRIGGS, E. M., GOVAN, D. E.: Dynamics of the upper urinary tract. Invest. Urol. 8, 655 (1971).

DAVIS, D. M.: The hydrodynamics of the upper urinary tract (Urodynamics). Ann. Surg. 140, 839 (1954).

DAVIS, D. M., ZIMSKIND, P. D.: Progress in urodynamics. J. Urol. (Baltimore) 87, 243 (1962).

DAVIS, D. M., ZIMSKIND, P. D., PAQUET, J. P.: Studies on Urodynamics: New light on ureteral funtion. J. Urol. (Baltimore) 90, 150 (1963).

DEUTICKE, P.: Über die Ureterkolik. Z. Urol. 44, 124 (1951).

DEUTICKE, P.: Intermittierende Hydronephrosen. Z. Urol. 46, 25 (1953).

DEUTICKE, P.: Die Röntgenuntersuchung der Niere und des Harnleiters in der urologischen Diagnostik. 2. Aufl. München-Gräfelfing: Werkverlag Edmund Banaschewski 1974.

DIEMER, K. F.: Autonomes Nervensystem und Ureter. In: LUTZEYER, .W., MELCHIOR, H. (Hrsg.): Ureterdynamik, S. 17. Stuttgart: Thieme 1971.

DISSE, J.: Harnorgane. In: v. BARDELEBEN: Handbuch der Anatomie des Menschen, VII. Band, 1. Teil, S. 92 ff. Jena: G. Fischer 1902.

DODSON, A. I.: Urological Surgery, p. 22. St. Louis: Mosby 1950.

DOERTELMANN, K. M.: Über den Einfluß der Schwerkraft auf die Frequenz der Kontraktionsabläufe am menschlichen Ureter. Med. Diss. Hamburg 1978.

DUARTE-ESCALANTE, O.: The neurohistochemistry of mammalian ureter. In: BOYARSKY, S., GOTTSCHALK, C. W., TANAGHO, E. A., ZIMSKIND, P. D. (Eds.): Urodynamics, p. 29. New York and London: Academic Press 1971.

DUARTE-ESCALANTE, O., LABAY, P. C., BOYARSKY, S.: Drugs, hormons, and endotoxin effects: Speculations on the molecular biology of ureteral peristalsis. J. Urol. (Baltimore) 101, 803 (1969).

DÜX, A., THURN, P., KISSELER, B.: Entleerungsmechanismus der ableitenden Harnwege im Röntgenkinematogramm. Fortschr. Röntgenstr. 97, 687 (1962).

DURAND, L., DESCOTES, J.: Etude expérimentale de l'innervation pyélo-urétérale. Lyon chir. 47, 709 (1952).

DURE-SMITH, P.: Drip infusion and routine urography: A comparative trial. Brit. J. Radiol. 29, 655 (1966).

DURE-SMITH, P.: Pregnancy dilatation of the urinary tract. The iliac sign and its significance. Radiology 96, 545 (1970).

EDMOND, P., ROSS, J. A., KIRKLAND, I. S.: Human ureteral peristalsis. J. Urol. (Baltimore) 104, 670 (1970).

EDWARDS, D.: Cine-radiology of congenital bladder-neck-obstruction and the megaureter. Brit. J. Urol. 29, 410 (1957).

EHLERT, Ch. D.: Urologic manifestations of appendicitis. J. Urol. (Baltimore) 43, 468 (1940).

EISENDRATH, D. N.: Ureteral strictures, kinks, and abnormal inserts. Surg. Gynec. Obstet. 41, 557 (1925).

EISLER, F.: Röntgenuntersuchung der Harnblase. Röntgenpraxis 6, 204 (1934).

ENGELMANN, Th. W.: Zur Physiologie des Ureters. Arch. ges. Physiol. 2, 243 (1869).

FAGGE, C. H.: On the innervation of the urinary passages in the dog. J. Physiol. (Lond.) **28**, 304 (1902).

FAINSTAT, Th.: Ureteral dilatation in pregnancy: A review. Obstet. Gynec. Surg. **18**, 845 (1963).

FALK, D.: Intermittent obstruction of the ureteropelvic juncture. J. Urol. (Baltimore) **79**, 16 (1958).

FELIX, W.: In: KEIBEL, F., MALL, F. P.: Manual of human embryology, Vol. 2, p. 834. Philadelphia and London: Lippincott 1912.

FEY, P., QUENU, L.: Physiologie normale et pathologique des voies urinaires supérieures. In: ALKEN, C. E., DIX, V. W., GOODWIN, W. E., WILDBOLZ, E. (Hrsg.): Handbuch der Urologie, Bd. II. Berlin – Heidelberg – New York: Springer 1965.

FINKLE, L., SMITH, D. R.: Concepts of ureteral physiology. J. Urol. (Baltimore) **74**, 312 (1955).

FOOTE, J. W., BLENNERHASSET, J. B., WIGLESWORTH, S. W., MAC KINNON, K. J.: Observations on the ureteropelvic junction. J. Urol. (Baltimore) **104**, 252 (1970).

FRONSTEIN, R.: Das Empyem des Harnleiterstumpfe. Z. urol. Chir. **20**, 183 (1926).

FUCHS, F.: Zur Anatomie und Mechanik des Ureters. Z. urol. Chir. **21**, 201 (1927).

FUCHS, F.: Die Hydromechanik der Niere. Anatomische und experimentelle Grundlagen, biologische und klinische Bedeutung. Z. urol. Chir. **33**, 1 (1931).

FUCHS, F.: Theorie der Harnwegfunktion. Z. urol. Chir. **37**, 154 (1933).

GIL, D. R., RATTO, G. D., MATEU, A. T.: The growth of uretero-vesical unity. A contribution to the study of muscular arrangement in the terminal ureter. In: LUTZEYER, W., MELCHIOR, H. (Eds.): Urodynamics, p. 165. Berlin – Heidelberg – New York: Springer 1973.

GIL VERNET, S.: Anatomical aspects of vesico-ureteral reflux. In: LUTZEYER, W., MELCHIOR, H. (Eds.): Urodynamics, p. 171. Berlin – Heidelberg – New York: Springer 1973.

GISEL, A.: Ureter, Harnleiter. In: ALKEN, C. E., DIX, V. W., GOODWIN, W. E., WILDBOLZ, E., (Hrsg.): Handbuch der Urologie, Bd. I, S. 225 ff. Berlin – Heidelberg – New York: Springer 1969.

GOLENHOFEN, K.: Physiologie der Uretermuskulatur. In: LUTZEYER, W., MELCHIOR, H. (Hrsg.): Ureterdynamik, S. 46. Stuttgart: Thieme 1971.

GOLENHOFEN, K., HANNAPEL, J.: Spontaneous generation of excitation in the pyeloureteral system and the effect of adrenergic substances. In: LUTZEYER, W., MELCHIOR, H. (Eds.): Urodynamics, p. 46. Berlin – Heidelberg – New York: Springer 1973.

GRASSET, D.: Place de l'urétéro-pyélo-manométrie dans le diagnostic des uropathies obstructives. Helv. chir. Acta **1967**, 359.

GRÉGOIR, W., DEBLED, G.: Ätiologie des primären Megaureters. In: LUTZEYER, W., MELCHIOR, H. (Hrsg.): Ureterdynamik, S. 24. Stuttgart: Thieme 1971.

GRÉGOIR, W., DEBLED, G.: Congenital physiopathology of the uretero-vesical junction. In: LUTZEYER, W., MELCHIOR, H. (Eds.): Urodynamics, S. 160. Berlin – Heidelberg – New York: Springer 1973.

GRUBER, Ch. M.: The peristaltic and antiperistaltic movements in excised ureters as affected by drugs. J. Urol. (Baltimore) **20**, 27 (1928).

GRUBER, Ch. M.: A comparative study of the intravesical ureters (ureteral-vesical valves) in man and in experimental animals. J. Urol. (Baltimore) **21**, 567 (1929).

GRUBER, Ch. M.: The autonomic innervation of the genito-urinary system. Physiol. Rev. **13**, 497 (1933).

GÜNTHER, G. W.: Röntgenuroskopie. Nierenbecken und Kelche, Harnleiter, Blase, Harnröhre. Stuttgart: Thieme 1952.

HAEBLER, H.: Zur Funktion der Nierenkelche. Z. Urol. **16**, 145 (1922).

HAFFERL, A.: Lehrbuch der topographischen Anatomie, S. 516. Berlin – Göttingen – Heidelberg: Springer 1953.

HAHN, K., EISSNER, D., KERKMANN, D., GRIMM, W., EISEN, M., STRAUB, E.: Die katheterlose Isotopenrefluxprüfung mit ^{99m}Tc-Eisen-Komplex. Fortschr. Röntgenstr. **123**, 321 (1975).

HALLÉ: Zit. bei BARBEY, 1913.

HAMBERGER, P., NORBERG, K. A.: Adrenergic synaptic terminals and nerve cells in bladder ganglia of the cat. Int. J. Neuropharmacol. **4**, 41 (1965).

HAMBERGER, P., NORBERG, K. A.: Studies on some systems of adrenergic synaptic terminals in the abdominal ganglia of the cat. Acta physiol. scand. **65**, 235 (1965).

HAMBERGER, P., NORBERG, K. A., SJÖQVIST, S.: Evidence for adrenergic nerve terminals and synapses in sympathetic ganglia. Int. J. Neuropharmacol. **2**, 279 (1964).

HANLEY, H. G.: The electro-ureterogramm. Brit. J. Urol. **25**, 358 (1953).

HANLEY, H. G.: Cineradiography of the urinary tract. Brit. med. J. **1955 II**, 22.

HANLEY, H. G.: The pelvi-ureteric junction: A cinepyelography study. Brit. J. Urol. **31**, 277 (1959).

HANLEY, H. G.: Hydronephrosis. Lancet **1960 II**, 664.

HANNAPEL, J., GOLENHOFEN, K.: The effect of catecholamines on ureteral peristalsis in different species (dog, guinea-pig and rat). Pflügers Arch. ges. Physiol. **350**, 55 (1974).

HARROW, B. R., SLOANE, J. A., SALHANICK, L.: Etiology of the hydronephrosis of pregnancy. Surg. Gynec. Obstet. **119**, 1042 (1964).

HAUBENSAK, K., MÜLLER, K. D.: Die Abhängigkeit

des menschlichen Harnleiters in vitro von Druck und Pharmaka. Urol. int. (Basel) **28**, 274 (1973).

HECKENBACH, W.: Physiologie und Pathologie der Harnleiterdynamik bei der Ausscheidungsurographie unter besonderer Berücksichtigung der Adnexerkrankungen. Z. urol. Chir. **35**, 34 (1932).

HENDERSON, V. E.: The factors of the ureter pressure. J. Physiol. (Lond.) **33**, 175 (1905).

HINMAN, F., Jr.: Peristalsis in the deceased ureter: A brief summary of current knowledge. In: BOYARSKY, S., GOTTSCHALK, C. W., TANAGHO, E. A., ZIMSKIND, P. D. (Eds.): Urodynamics, p. 353. New York and London: Academic Press 1971.

HINMAN, F., Jr.: Hydrodynamic aspects of urinary tract infection. In: LUTZEYER, W., MELCHIOR, H. (Eds.): Urodynamics, p. 14. Berlin – Heidelberg – New York: Springer 1973.

HINMAN, F., Jr., MILLER, E. R., HUTCH, J. A., GANEY, M. D., COX, C. E., GOODFRIEND, R. P., MARSHALL, S.: Low pressure reflux: Relation of a vesical ureteral reflux to intravesical pressure. J. Urol. (Baltimore) **88**, 758 (1962).

HOFBAUER, J.: Contributions to the etiology of pyelitis in pregnangy. Bull. Johns Hopk. Hosp. **42**, 118 (1928).

HOMSY, G. E.: The dynamics of the uretero-vesical and vesico-urethral junctions. II. Effect of automatic and somatic excitation on the resistance to flow of the distal ureter and lower urinary tract. Invest. Urol. **4**, 408 (1967).

HRYNTSCHAK, T.: Zur Anatomie und Physiologie des Nierenapparates, der Harnblase und des Ureters. II. Mitteilung. Über den Ganglienzellapparat von Nierenbecken und Harnleiter des Menschen und einiger Säugetiere. Z. urol. Chir. **18**, 86 (1925).

HRYNTSCHAK, T.: Combined pyeloscopy. Its clinical value and its technique. J. Urol. (Baltimore) **24**, 549 (1930).

INGIULLA, W., MANGIONE, P.: Experimental studies of the vascularisation of the ureter. Riv. Ostet. Ginec. **10**, 513 (1955).

ISRAEL, A.: Versuche über die Contractilität des Nierenbeckens und des Harnleiters. Z. urol. Chir. **12**, 328 (1923).

ISRAEL, W.: Über die Funktion der oberen Harnwege nach Neueinpflanzung des Harnleiters in die Blase. Verh. dtsch. Ges. Urol. **1928**, 541.

ISRAEL, W.: Harnleitermündung und Blasenkontraktion. Z. urol. Chir. **33**, 423 (1931).

JEWETT, H. J.: Stenosis of the ureteropelvic juncture congenital and aquired. J. Urol. (Baltimore) **44**, 247 (1940).

JUNKER, H.: Durchleuchtung und Momentaufnahmen von Nierenbecken und Ureter. Z. Urol. **30**, 231 (1936).

JUNKER, H.: Fortschritte der chirurgischen Nierendiagnostik. Z. Urol. **32**, 112 (1938).

KADIVAR, R., TABATABAI, M.: Ureterometrograms in normal and diseased states. J. Urol. (Baltimore) **112**, 730 (1974).

KALZ, F.: Motilitätsstörungen des Ureters bei entzündlichen Erkrankungen des ableitenden Harnsystems. Med. Diss. Tübingen 1970.

KARPATI, F.: Zur Frage des vesico-ureteralen Refluxes. Z. Urol. **57**, 415 (1964).

KENDALL, A. R., KARAFIN, L.: Intermittent hydronephrosis: Hydration pyelography. J. Urol. (Baltimore) **98**, 653 (1968).

KIIL, F.: Pressure recordings in the upper urinary tract. Scand. J. clin. Lab. Invest. **5**, 383 (1953).

KIIL, F.: The function of the ureter and renal pelvis. Oslo: Oslo University Press, 1957.

KIIL, F.: Physiology of the renal pelvis and ureter. In: CAMPBELL, M. F., HARRISON, J. H.: Urology, Vol. I, 3rd Ed. Philadelphia, London, Toronto: Saunders 1970.

KIIL, F.: Urinary flow and ureteral peristalsis. In: LUTZMEYER, W., MELCHIOR, H. (Eds.): Urodynamics, p. 57 Berlin – Heidelberg – New York: Springer 1973.

KING, W. W., COX, C. E.: Bacterial inhibition of ureteral smooth muscle contractility. I. The effect of common urinary pathogens and endotoxin in an in vitro system. J. Urol. (Baltimore) **108**, 700 (1972).

KREMLING, H.: Zur Frage der Entleerungsstörungen im Harnsystem bei Gravidität. Geburtsh. u. Frauenheilk. **12**, 1020 (1952).

KREMLING, H.: Neuere Ergebnisse über den Einfluß der Gravidität auf Physiologie und Pathologie der ableitenden Harnwege. Med. Klin. **52**, 489 (1957).

KREMLING, H.: Weitere Beobachtungen über die afebrile Harnwegsinfektion in der Gravidität. Geburtsh. u. Frauenheilk. **18**, 300 (1958).

KREMLING, H.: Zur Frage der Veränderungen von Ureter und Nierenhohlraumsystem in der Schwangerschaft. Geburtsh. u. Frauenheilk. **29**, 800 (1969).

KREUTZMANN, H. A. R.: Studies in normal ureteral and vesical pressure. J. Urol. (Baltimore) **19**, 517 (1928).

KULOV, N., TZEKOV, TZ., VELIKOV, K.: Changes in the electrophysical activity of the ureter in irregular renal and ureteral hemodynamics. In: LUTZEYER, W., MELCHIOR, H. (Eds.): Urodynamics. Berlin – Heidelberg – New York: Springer 1973.

LABAY, PEREGRINA, BOYARSKY, S.: Ureteral peristaltic pressure methods. In BOYARSKI, S., GOTTSCHALK, C. W., TANAGHO, E. A., ZIMSKIND, P. D.

(Eds.): Urodynamics, p. 99. New York and London: Academic Press 1971a.

LABAY, PEREGRINA, BOYARSKY, S.: Laboratory models of diseases altering ureteral hydrodynamics. In: BOYARSKY, S., GOTTSCHALK, C. W., TANAGHO, E. A., ZIMSKIND, P. D. (Eds.): Urodynamics, p. 349. New York and London: Academic Press 1971b.

LABAY, PEREGRINA, BOYARSKY, S.: Ureteral peristaltic response to renal compression and other maneuvers: Renal-ureteral coupling as a physiological concept. J. Urol. (Baltimore) 111, 334 (1974).

LABAY, PEREGRINA, BOYARSKY, S., DUARTE-ESCALANTE, O., GRIMES, J. H.: The scientific concept of ureteral innervation: Will it become an urologic concept? J. Urol. (Baltimore) 103, 37 (1970).

LAPIDES, J.: The physiology of the intact human ureter. J. Urol. (Baltimore) 59, 501 (1948).

LAPIDES, J., WOODBURNE, R. T.: Configuration of ureteral lumen during peristalsis. J. Urol. (Baltimore) 108, 234 (1972).

LAUBER, H. J., SCHERER, F.: Pyeloskopische Studien über den Entleerungsmechanismus des normalen Nierenbeckens: Fortschr. Röntgenstr. 61, 222 (1940).

LEB: Die Röntgenpyeloskopie. Fortschr. Röntgenstr. 42, 291 (1930).

LEGUEU, F., FEY, B. C., PALAZOLLI, G.: La motricité du bassinet, étudiée et sur le rein fraichement nephrectomisé. J. Urol. Néphrol. 24, 61 (1927).

LEGUEU, F., FEY, B. C., TRUCHOT, P.: La Pyéloscopie. Paris: Norbert Maloine 1927.

LEIDIG, E.: Röntgenologische Untersuchung des Harntransportes im Ureter unter besonderer Berücksichtigung der Zystoidtheorie. Med. Dissertation Hamburg 1977.

LENAGHAN, D.: Bifid ureters in children: An anatomical, physiological, and clinical study. J. Urol. (Baltimore) 87, 808 (1962).

LEWIN, L., GOLDSCHMIDT, H.: Versuche über die Beziehungen zwischen Blase, Harnleiter und Nierenbecken. Virchows Arch. path. Anat. 134, 33 (1893).

v. LICHTENBERG, A.: Kidney and ureteral lesions secondary to adnexal disease. J. Urol. (Baltimore) 24, 1 (1930).

v. LICHTENBERG, A.: Principles and new advances in excretion urography. Brit. J. Urol. 3, 119 (1931).

LÖFFLER, L.: Muskelveränderungen am Nierenbecken und Ureter bei Stauung in den harnableitenden Wegen. Z. Urol. 36, 348 (1942).

LÖHR, E., MELLIN, P., RODECK, G., ROHEN, J. W.: Atlas der urologischen Röntgendiagnostik, 2. Aufl. Stuttgart – New York: Schattauer 1976.

LORENZ, W.: Strahlenschutz in Klinik und ärztlicher Praxis. Fortschr. Röntgenstr. Erg. Band 88, Stuttgart: Thieme 1961.

LUCAS, D. R.: Studies on the peristalsis of the ureter of dogs by the graphic method. Amer. J. Physiol. 17, 392 (1906/7).

LUCAS, D. R.: Physiological and pharmacological studies of the ureter. Amer. J. Physiol. 22, 245 (1908).

LUDWIG, K. S.: Funktionelle Anatomie und Embryologie der oberen Harnwege, speziell des Ureters. In: LUTZEYER, W., MELCHIOR, H. (Hrsg.): Ureterdynamik, S. 4. Stuttgart: Thieme 1971.

LUTZEYER, W.: Preface zu LUTZEYER, W., MELCHIOR, H. (Eds.): Urodynamics, p. III/IV. Berlin – Heidelberg – New York: Springer 1973.

LUTZEYER, W., MELCHIOR, H.: Uro-Rheographie. Urologe 8, 208 (1969).

LUTZEYER, W., MELCHIOR, H. (Hrsg.): Ureterdynamik. Stuttgart: Thieme 1971.

LUTZEYER, W., MELCHIOR, H. (Eds.): Urodynamics. Berlin – Heidelberg – New York: Springer 1973.

LYMBEROPOPOULOS, S., BREINING, H., KLINKHAMMER, B.: Histochemical studies on the ureter after ligation. In: LUTZEYER, W., MELCHIOR, H. (Eds.): Urodynamics, p. 123. Berlin – Heidelberg – New York: Springer 1973.

MACHT, D. J.: On the pharmacology of the ureter. I. Action of Epinephrin, Ergotoxin and of Nicotin. J. Pharmacol. exp. Ther. 8, 155 (1916). II. Action of drugs activity affecting the sacral autonomies. J. Pharmacol. exp. Ther. 8, 261 (1916).

MAINTZ, M, MEESE, J.: Röntgenkymographische Untersuchungen über normale und krankhafte Bewegungsvorgänge an den ableitenden Harnwegen. Z. Urol. 32, 682 (1938).

MAINTZ, M., MEESE, J.: Röntgenkymographische (urokymographische) Untersuchungen über Retroperistaltik des Harnleiters. Z. Urol. 32, 756 (1938).

MAINTZ, M., MEESE, J., WÜLLENWEBER, G.: Kymographische Untersuchungen über die Bewegungsvorgänge am gesunden und kranken Nierenbecken und Harnleiter. Fortschr. Röntgenstr. 54, 505 (1936).

MALIN, J. M., Jr.: The isolated ureter in vitro. In: BOYARSKY, S., GOTTSCHALK, C. W., TANAGHO, E. A., ZIMSKIND, P. D., (Eds.): Urodynamics, p. 125. New York–London: Academic Press 1971.

MALVIN, R. L.: Partial ureteral obstruction and renal function. In: BOYARSKY, S., GOTTSCHALK, C. W., TANAGHO, E. A., ZIMSKIND, P. D., (Eds.) Urodynamics, p. 309. New York and London: Academic Press 1971.

MANCZAK, G., BOEHM-JURCOVIC, H., WOLF, R., SCHWARZHAUPT, W.: New test for vesico-ureteral reflux. Medical Radioisotopic Scintigraphy 1972, Vol. II, p. 210. Vienna: Int. Atomic Energy Agency 1973.

McLEAN, J. T., DENNING, C. L.: The incidence of pyelonephritis in successive pregnancies. J. Urol. (Baltimore) 49, 236 (1943).

MEHTA, H. J.: The ureter. New York: Harper 1967.

MELCHIOR, H.: Ureterdynamik. Z. Urol. Nephrol. 70, 459 (1975).

MELCHIOR, H.: Urodynamics. Urol.Res.**3**,51(1975).

MELCHIOR, H., BASTIAN, P., LUTZEYER, W.: Die Abhängigkeit der Ureterdynamik von der Blasendynamik. Urologe **10**, 83 (1971).

MELCHIOR, H., DIEMER, K. F., SIMHAN, K., LUTZEYER, K., LUTZEYER, W.: Der Einfluß des autonomen Nervensystems auf die Ureterdynamik. Z. Urol. Nephrol. **64**, 93 (1971).

MELCHIOR, H., RATHERT, P.: Die Steuerung der Ureterperistaltik. In: LUTZEYER, W., MELCHIOR, H. (Hrsg.): Ureterdynamik, S. 32. Stuttgart: Thieme 1971.

MELCHIOR, H., TERHORST, B.: Die Wirkung sympathicotroper Substanzen auf die Ureterdynamik. Urologe **6**, 348 (1969).

MELCHIOR, H., LUTZEYER, W.: Functional parameters of ureteral peristalsis. In: LUTZEYER, W., MELCHIOR, H. (Eds.): Urodynamics, p. 71. Berlin – Heidelberg – New York: Springer 1973.

MELICK, W. F.: Ureteral pacemaker. In: BOYARSKY, S., GOTTSCHALK, C. W., TANAGHO, E. A., ZIMSKIND, P. D. (Eds.): Urodynamics, p. 493. New York and London: Academic Press 1971.

MELICK, W. F., KARELLOS, D., NARYKA, J. J.: Pressure studies of hydronephrosis in children by means of the strain gauge. J. Urol. (Baltimore) **85**, 703 (1961).

MELICK, W. F., NARYKA, J. J., SCHMIDT, J. H.: Experimental studies of ureteral peristaltic patterns in the pig: 1. Similarity of pig and human ureter and bladder physiology. J. Urol. (Baltimore) **85**, 145 (1961).

MITSUYA, H., ASAI, J., SUYAMA, K., SAI, E., HOSOE, K.: Cinefluorography of the upper urinary tract. Urol. int. (Basel) **13**, 236 (1962).

MOORE, T. D.: The value of the serial pyelography in diagnosis. J. Urol. (Baltimore) **28**, 437 (1932).

MORALES, P. A.: Ureteral delivery and efflux. In: BOYARSKY, S., GOTTSCHALK, C. W., TANAGHO, E. A., ZIMSKIND, P. D., (Eds.): Urodynamics, p. 87. New York and London: Academic Press 1971.

MORALES, P. A., CROWDER, Ch. H., FISHMAN, A. P., MAXWELL, M. H.: The response of the ureter and pelvis to changing urine flow. J. Urol. (Baltimore) **67**, 484 (1952).

MURNAGHAN, G. F. M.: A method of recording the electrical activity of the isolated perfused ureter under controlled conditions. J. Physiol. (Lond.) **135**, 32 P. (1957a).

MURNAGHAN, G. F. M.: Experimental investigation of the dynamics of the normal and dilated ureter. Brit. J. Urol. **29**, 403 (1957b).

MURNAGHAN, G. F. M.: The dynamics of the renal pelvis and ureter with reference to congenital hydronephrosis. Brit. J. Urol. **30**, 321 (1958).

NAHOUM, H., SOUVEGRAIN, J., BOUREAU, M.: Le réflux urétéro-urétéral dans les bifidites urétérales. J. Radiol. Electrol **46**, 352 (1965).

NARATH, P. A.: Renal pelvis and ureter. New York: Grune and Stratton 1951.

NARATH, P. A.: The physiology of the renal pelvis and the ureter. In: CAMPBELL, M. F.: Urology, Vol. I, p. 61. Philadelphia and London: Saunders 1954.

NESBIT, R. M.: Diagnosis of intermittent hydronephrosis. Importance of pyelography during episodes of pain. J. Urol. (Baltimore) **75**, 767 (1956).

NOGRADY, M. B., DUNBAR, J. S., MacEwan, D. W.: The effect of bladder distention on the intravenous pyelogram – an experimental study. Amer. J. Roentgenol. **90**, 37 (1963).

NOIX, M.: La radiocinématographie dans l'étude de la motricité de l'appareil urinaire normal et pathologique. Acta urol. belg. **26**, 5 (1958). Weiteres Schrifttum siehe bei GAMPBELL 1966.

NOIX, M.: La physiologie et la physiopathologie de l'uretère par radiocinématographie. Acta urol. belg. **45**, 61 (1977)

NORBERG, K. A., SJÖQVIST, F.: New possibilities for adrenergic modulation of ganglionic transmission. Pharmacol. Rev. **18**, 743 (1966).

NOTLEY, R. G.: Electron microscopy of the upper ureter and the pelvi-ureteric junction. Brit. J. Urol. **1968**, 37.

NOTLEY, R. G.: Electron microscopic observations on human ureteric structure. In: LUTZEYER, W., MELCHIOR, H., (Eds.): Urodynamics, p. 85. Berlin – Heidelberg – New York: Springer 1973.

NOTLEY, R. G.: Diskussionsbemerkungen. In: LUTZEYER, W., MELCHIOR, H., (Eds.): Urodynamics, p. 96–97. Berlin – Heidelberg – New York: Springer 1973.

OECONOMOS, Sp.: Die Schließmuskeln der oberen Harnwege und ihre klinische Bedeutung. Z. Urol. **31**, 610 (1937).

ÖSTLING, K.: The genesis of hydronephrosis particularly with regard to the changes at the ureteropelvic junction. Acta chir. scand. Suppl. **72** (1942).

O'GRADY, F., CATTELL, W. R.: Kinetics of urinary tract infection. 1. Upper urinary tract. Brit. J. Urol. **38**, 149 (1966).

ONO, H.: Clinical study of the dynamics of the upper urinary tract. Jap. J. Urol. **30**, 213 (1941).

OWMAN, C., SJÖSTRAND, N. O.: Short adrenergic neurons and catecholamine-containing cells in vas déference and accessory male genital glands of different mammals. Zellforschung **66**, 300 (1965).

PAJEWSKI, M., MANOR, A.: The enhanced pyelography by bladder distension and its diagnostic value. 20th Radiological Congress of the Israel Radiological Society Haifa, Israel, 29.4.77.

PAPIN, E.: Pyélographie d'une hydronéphrose pendant et après la crise. J. Urol. Néphrol. **11**, 246 (1921).

PERLMANN, S.: Zur Motilitätsprüfung der oberen

Harnwege mittels einer neuen Methode. Zbl. Chir. **55**, 458 (1928).

PERLMANN, S., SAUER, H. v.: Über das Schicksal des Harnleiterstumpfes nach Nephrektomie. I. Klinischer Teil. Z. Urol. **24**, 492 (1930).

PFEIFFER, W.: Grundlagen der funktionellen urologischen Röntgendiagnostik. Stuttgart: Thieme 1949.

PFLAUMER, E.: Der Ureterstein, seine Diagnose und Behandlung. Münchner med. Wschr. **77**, 1675 und 1717 (1930).

PFLAUMER, E., HÖCKER, H.: Ureterphysiologie und Uroselectan. Deutsch. Z. Chir. **229**, 309 (1930).

PICK, E. J., DAVIS, R., STACEY, A. J.: Radiation dose in cinecystourethrography of the female. Brit. J. Radiol. **33**, 451 (1960).

PIERCE, J. M., BRAUN, E.: Ureteral response to elevated intravesical pressures in humans. Surg. Forum **XII**, 482 (1960).

PIRKER, E.: Der Entleerungsmechanismus der Nierenbeckenkelchsysteme unter normalen und pathologischen Bedingungen. Radiol. aust. **XVII**, 295 (1968).

POLLACK, H. M.: Radiologic examination of the urinary tract. Publishers, Hagerstown (Maryland), New York, Evanston, San Francisco, London: Harper and Row 1972. Reprinted from Karafin and Kendalls Urology, Vol. I. In: Practice of Surgery. New York: Harper and Row, 1971.

PREVOT, R.: Intravenöse gezielte Pyelographie. Fortschr. Röntgenstr. **59**, 52 (1939).

PRIMBS, K.: Untersuchungen über die Einwirkung von Bakterientoxinen auf den überlebenden Meerschweinchenureter. Z. urol. Chir. **1**, 600 (1913).

PROTOPOPOW, S. A.: Beiträge zur Anatomie und Physiologie der Ureteren. Arch. ges. Physiol. **66**, 100 (1897).

PUHL, H.: Die primäre Dilatation des Harnleiters. Z. Urol. **28**, 256 (1934).

PUHL, H., JACOBI, H.: Über „fixierte" Schwangerschaftsatonie des Ureters. Z. urol. Chir. **35**, 384 (1932).

RATHERT, P., MELCHIOR, H.: Functional ureteral stenosis. In: LUTZEYER, W., MELCHIOR, H., (Eds.): Urodynamics, p. 149. Berlin – Heidelberg – New York: Springer 1973.

RATTNER, W. H., FINK, S., MURPHY, J. J.: Pressure studies in the human ureter and renal pelvis. J. Urol. **87**, 359 (1957).

REBOUL, J.: Sémiologie de la cinétique urinaire dans les anomalies de la jonction pyélo-urétérale. Ann. Radiol. **6**, 535 (1963).

RISHOLM, L.: Studies on renal colic and its treatment by posterior splanchnic block. Acta chir. scand. Suppl. **184**, 1 (1954).

ROBERTS, J. A.: Dynamics of the ureter – ureteral physiology in the monkey. In: LUTZEYER, W., MELCHIOR, H. (Eds.): Urodynamics, p. 98. Berlin – Heidelberg – New York: Springer 1973.

ROBERTS, J. A.: Funtional changes in peristalsis: Hydronephrosis of pregnancy. In: LUTZEYER, W., MELCHIOR, H., (Eds.): Urodynamics, p. 118. Berlin – Heidelberg – New York: Springer 1973.

ROSE, J. G., GILENWATER, J. Y.: The effect of adrenergic and cholinergic agents and their blockers upon ureteral activity. Invest. Urol. **11**, 439 (1974).

ROSE, J. G., GILENWATER, J. Y., ATTINGER, FRANÇOISE, SIM, P., WYKER, A.: Ureteral wall tension. Invest. Urol. **10**, 480 (1973).

ROSEN, D. J., CONSTANTINOU, C. E., SANDS, J. P., GOVAN, D. E.: Dynamics of the upper urinary changes in bladder pressure on ureteral peristalsis. J. Urol. (Baltimore) **106**, 209 (1971).

RUBI, A., SALA, L., ALTHABE, O.: Ureteral function in pregnant women. J. Reprod. Med. **8**, 29 (1972).

RUHLAND, L.: Zur Innervation des Nierenbeckens und des Harnleiters bei tonogenen Funktionsstörungen. Z. Urol. **49**, 697 (1956a).

RULAND, L.: Die Bedeutung des peripheren Nervensystems für die Entstehung erworbener dystonischer Harnblasen. Z. Urol. **49**, 197 (1956b).

RUTISHAUSER, G.: Urodynamische Aspekte der akuten und der chronischen Harnstauung. In: LUTZEYER, W., MELCHIOR, H., (Hrsg.): Ureterdynamik, S. 70. Stuttgart: Thieme 1971.

RUTISHAUSER, G. GRABER, P.: Zur Harnwegsdynamik bei wechselndem Urinfluß. Urol. int. (Basel) **16**, 16 (1963).

SASAKI, S.: Studies on action potentials of the upper urinary tract. Jap. Urol. **64**, 363 (1973).

SATANI, Y.: Experimental studies of the ureter. Amer. J. Physiol. **49**, 474 (1919a).

SATANI, Y.: Experimental studies of the ureter. The cause of the ureteral contraction. Amer. J. Physiol. **50**, 342 (1919b).

v. SAUER, H.: Über Ureteratonie. Arch. klin. Chir. **166**, 659 (1931).

SCHATZMANN, H. J.: Erregung und Kontraktion glatter Vertebratenmuskeln. Ergebn. Physiol. **55**, 28 (1964).

SCHICK, E., TANAGHO, E. A.: The effect of gravity on ureteral peristalsis. J. Urol. (Baltimore) **109**, 187 (1973).

SCHIRMEISTER, J., SCHMIDT, L., SÖLING, H. D.: Unterschiedlich hoher Ureterdruck in Abhängigkeit von der Diureseform beim Hund. Klin. Wschr. **39**, 925 (1961).

SCHMIDT, H.: Über den Einfluß der Atmung auf die vegetativ gesteuerten Bewegungsvorgänge an Magen und Duodenum. Med. Welt (Stuttg.) (N. F.), **18** 2839–2844 (1967).

SCHMIDT, H., KAUFMANN, J.: Über die normale und gestörte Motilität des Ureters. Filmdemonstration auf dem Kongreß der Deutschen Urologischen Gesellschaft, München, Oktober 1974.

SCHMIDT, H., KAUFMANN, J., HULAND H.: Über die

Retroperistaltik des Harnleiters. Fortschr. Röntgenstr. **121**, 459 (1974).

SCHMIDT, H., KAUFMANN, J., TONARIYA, Y.: Über die gestörte Uretermotilität. Fortschr. Röntgenstr. **120**, 315 (1973).

SCHMIDT, H., OSWALD, K., POLLACK, J. M.: Das Kolikurogramm. Zbl. Chir. **94**, 607 (1969).

SCHMIDT, H., POLLACK, J. M., OSWALD, K.: Radiologische Symptomatik der Kontrastmittelpassage durch den Ureter. I. Mitteilung: Die normale Passage. Fortschr. Röntgenstr. **110**, 446 (1969a), II. Mitteilung: Die gestörte Passage. Fortschr. Röntgenstr. **111**, 96 (1969b).

SCHNEIDER, W.: Die Muskulatur der oberen harnableitenden Wege. Z. Anat. Entwicklungsgesch. **109**, 187 (1939).

SCHNEIDER, D. H., EICHNER, E., GORDON, M. P.: An attempt at production of hydronephrosis of pregnancy, artificially induced. Amer. J. Obstet. Gynec. **65**, 660 (1953).

SCHREITER, F., PLANZ, K., LAESE, W., KUNKE, S., KRAUS, F.: Elektromyographische Untersuchung am normalen und partiell gestauten Harnleiter des Kaninchens. Urol. int. (Basel) **28**, 268 (1973).

SCHREYER, H.: Röntgenphysiologie und -pathophysiologie. In: VOGLER, E., (Hrsg.): Radiologische Diagnostik der Harnorgane, S. 188–218. Stuttgart: Thieme 1974.

SCHULMAN, C. C.: Electron microscopy of the human ureteric innervation. Brit. J. Urol. **46**, 609 (1974).

SCHULMAN, C. C., DUARTE-ESCALANTE, O. BOYARSKY, S.: The ureterovesical innervation. Brit. J. Urol. **44**, 698 (1972).

SCHULMAN, C. C., DUARTE-ESCALANTE, BOYARSKY, S.: The autonomic innervation of the ureter and uretero-vesical junction. In: LUTZEYER, W., MELCHIOR, H. (Eds.): Urodynamics, p. 90. Berlin – Heidelberg – New York: Springer 1973.

SCHULMAN, C. C., DUARTE-ESCALANTE, O., BOYARSKY, S., GREGOIR, W.: New concepts of ureteral vesical innervation. J. Urol. (Baltimore) **109**, 381 (1973).

SCHUMACHER, P.: Art und Ursachen der Veränderungen der oberen Harnwege bei der Pyelitis gravidarum. Zbl. Gynäkol. **40**, 2944 (1931).

SCHWALBE, G.: Zur Anatomie der Ureteren. Anatomischer Anzeiger. Ergänzungsheft **12**, 155 (1896).

SHALIT, S. H., MORALES, P.: Ureteral activity in paraplegia. J. Urol. (Baltimore) **96**, 875 (1966).

SHARKEY, J., BOYARSKY, S., LABAY, P., MARTINEZ, J.: The in vivo effects of histamine and benadryl on the peristalsis of the canine ureter and plasma potassium levels. Invest. Urol. **2**, 417 (1965).

SHIRATORI, T., KINOSHITA, H.: Electromyographic studies on urinary tract. III. Influence of pinching and cutting the ureters of dogs on their EMGS. Tohoku J. exp. Med. **73**, 159 (1961).

SHISHITO, S., TSUCHIDA, T., SUGAWARA, H.: Ureteral

fuction in patients with pyelonephritis. Urol. int. (Basel) **27**, 219 (1972).

SIELAFF, H. J.: Zur Methodik und diagnostischen Bedeutung der Urokinematographie. Röntgen-Bl. **14**, 17 (1961).

SLEATOR, W., Jr., BUTCHER, H. R., Jr.: Action potentials and pressure changes in ureteric peristaltic waves. Amer. J. Physiol. **80**, 261 (1954/5).

SÖKELAND, J.: Die hydrodynamischen Druckverhältnisse der Harnstauung. Ann. Univ. sarav. Med. **III**, Fasc. **3**, 113 (1966).

SÖKELAND, J., MAY, P.: Elektromanometrische Messungen in Nierenbecken und Harnleiter. Urologe **5**, 292 (1966).

SÖKELAND, J., MAY, P.: Physiologische und pathophysiologische Gesichtspunkte der Elektromanometrie und Elektromyographie. In: LUTZEYER, W., MELCHIOR, H. (Hrsg.): Ureterdynamik, S. 114. Stuttgart: Thieme 1971.

SOKOLOFF, O., LUCHSINGER, B.: Zur Physiologie der Ureteren. Arch. ges. Physiol. **26**, 464 (1881).

STEIGLEDER, G. K.: Konstruktionsanalytische Untersuchungen an den ableitenden Harnwegen. Bruns' Beitr. klin. Chir. **178**, 623 (1949).

STEPHENS, E. D., LENAGHAN, D.: The antonomical basis and dynamics of vesico-ureteral reflux. J. Urol. (Baltimore) **87**, 669 (1962).

STOECKENIUS (1978): Persönliche Mitteilung.

STÖHR, Ph., Jr.: Zusammenfassende Ergebnisse über die normale und pathologische Histologie der sympathischen Ganglienzellen und der Endapparate im vegetativen Nervensystem. Ergebn. Anat. **33** (1941).

STÖHR, Ph., Jr., MÖLLENDORF, W. v., GOERTTLER, K.: Lehrbuch der Histologie und mikroskopischen Anatomie des Menschen. 27. Aufl. Jena: VEB Gustav Fischer Verlag 1955.

SUSSMANN, L., NEWMAN, A.: Urologic Radiology, Second edition. In: Golden's Diagnostic Radiology, Section 8. Baltimore: Williams and Wilkins.

TANAGHO, E. A.: Ureteral embryology, developmental anatomy, and myology. In: BOYARSKY, S., GOTTSCHALK, C. W., TANAGHO, E. A., ZIMSKIND, P. D. (Eds.): Urodynamics, p. 6. New York and London: Academic Press 1971.

TANAGHO, E. A., MEYERS, F. H.: Ureteral peristaltic activity. In: BOYARSKY, S., GOTTSCHALK, C. W., TANAGHO, E. A., ZIMSKIND, P. D. (Eds.): Urodynamics, p. 120. New York and London: Academic Press 1971.

TANAGHO, E. A., MEYERS, F. H.: Neurophysiological theory of ureteral function. In: BOYARSKY, S., GOTTSCHALK, C. W., TANAGHO, E. A., ZIMSKIND, P. D. (Eds.): Urodynamics, p. 255. New York and London: Academic Press 1971.

TANAGHO, E. A., PUGH, R. C. B.: The anatomy and function of the uretero-vesical junction. Brit. J. Urol. **35**, 151 (1963).

TEAGUE, N., BOYARSKY, S.: The effect of coliform

bacilli upon ureteral peristalsis. Invest. Urol. 5, 423 (1968a).

TEAGUE, N., BOYARSKY, S.: Further effects of coliform bacteria on ureteral peristalsis. J. Urol. (Baltimore) 99, 720 (1968b).

THELEN, A.: Die Pathologie des Harnleiters im Röntgenbild. Stuttgart: Thieme 1949.

THIEL, W.: Anatomie. In: VOGLER, E.: Radiologische Diagnostik der Harnorgane. Stuttgart: Thieme 1974.

TORBEY, K., LEADBETTER, W. F.: Innervation of the bladder and lower ureter. Studies on pelvic nerve section and stimulation in the dog. J. Urol. (Baltimore) 90, 395 (1963).

TRATTNER, H. R.: A method recording contractions of the intact human ureter. J. Urol. (Baltimore) 11, 477 (1924).

TRATTNER, H. R.: Graphic registration of the function of the human ureter with the hydrophorograph. J. Urol. (Baltimore) 28, 1 (1932).

TSCHOLL, R., OSYPKA, P., GOETLIN, J., ZIGG, E.: Measurement of the velocity and rate of ureteral contractions with a video-integrator in a model, in animals, and in humans, peroperatively and with intact body surface. Invest. Urol. 12, 224 (1974).

TSUCHIDA, S. T., SAKAMOTO, K., LABAY, P., BOYARSKY, S.: Electromyographic changes in ureteral peristalsis after standardized types of incision at the ureteropelvic junction. J. Urol. (Baltimore) 109, 366 (1973).

TSUCHIDA, S. T., SHIRATORI, T., KUMINURI, E.: Postoperative recovery of ureteral peristalsis. Tohoku J. exp. Med. 107, 15 (1972).

TSUCHIDA, S. T., SOMENO, T., NAKANO, N.: The ureteral function in neurogenic bladder patients. Tohoku J. exp. Med. 95, 221 (1968).

TSUCHIDA, S. T., SUGAWARA, H., HARATA, T., MYAMAGUCHI, O.: Intraluminal phasic pressure changes of the ureter recorded through a hypodermic needle inserted into the lumen. Jap. J. Smooth Muscle Res. 10, 33 (1974).

ULMSTEN, U., DIEHL, J.: Investigation of ureteric function with simultaneous intraureteric pressure recordings and uretero-pyelography. Radiology 117, 283 (1975).

UNDERWOOD, W. E.: Recent observations on the pathology of hydronephrosis. Proc. roy. Soc. Med. 30, 817 (1937).

VEREECKEN, R. L.: La physiologie et la pathophysiologie de l'urétère. Acta urol. belg. 43, 119–240 (1975).

VERMOOTEN, V., WHEELER, D. C.: Ureteral stricture. An experimental study: Some observations on the ureter above a point of partial obstruction. J. Urol. (Baltimore) 24, 269 (1930).

VIDAL, B., GIANNONI, R.: Sul meccanismo fisiologico della escrezione pielo-ureterale. Friuli med. 20, 785 (1965).

VAN WAGENEN, G., JENKINS, R. H.: An experimental examination of factors causing ureteral dilatation of pregnancy. J. Urol. (Baltimore) 42, 1010 (1939).

VAN WAGENEN, G., JENKINS, R. J.: Pyelo-ureteral dilatation in successive pregnancies. J. Urol. (Baltimore) 49, 228 (1943).

VAN WAGENEN, G., JENKINS, R. H.: Pyelo-ureteral dilatation of pregnancy after the death of the fetus. Amer. J. Obstet. Gynec. 56, 1146 (1948).

WALDEYER, W.: Über die sogenannte Ureterscheide. Verh. anat. Ges. Wien 1892, S. 259.

WEAVER, R. G.: Reabsorptive patterns and pressures in hydronephrosis with a clinical application. J. Urol. (Baltimore) 100, 112 (1968).

WEINBERG, S. R., JAFFRIN, M., SHAPIRO, A.: Hydrodynamic model of ureteral function. In: BOYARSKY, S., GOTTSCHALK, C. W., TANAGHO, E. A., ZIMSKIND, P. D. (Eds.): Urodynamics, p. 217. New York and London: Academic Press 1971.

WEINBERG, S. R., MALETTA, T. J.: Measurement of peristalsis of the ureter and its relation to drugs. J. Amer. med. Ass. 175, 15 (1961).

WEINBERG, S. R., PENG, D. B. K.: Experimental production of obstructed ureters and evaluation of their activity. Invest. Urol. 2, 181 (1964).

WEINBERG, S. R., SIEBENS, A. A.: Activity of the ureter after surgery. J. Urol. (Baltimore) 80, 326 (1958).

WEISS, R. M.: Physiological organization of function with reference to a pacemaker. In: BOYARSKY, S., GOTTSCHALK, C. W., TANAGHO, E. A., ZIMSKIND, P. D. (Eds.): Urodynamics, p. 261. New York and London: Academic Press 1971.

WENDEL, R. M., KING, L. R.: Ureteral peristalsis. Further observations on the effects of flow reversal. Invest. Urol. 10, 354 (1973).

WESTENHÖFER, M.: Über die anatomischen Grundlagen meiner Melktheorie der Nierenkelche. Zbl. Gynäk. 48, 2591 (1924).

WILDBOLZ, H.: Experimentelle Studie über aszendierende Nierentuberkulose. Folia urologica 3.

WISLOCKI, G. B., O'CONNOR, V. J.: Experimental observations upon the ureters, with a special reference to peristalsis and antiperistalsis. Bull. Johns Hopk. Hosp. 31, 197 (1920).

WISLOCKI, G. B., O'CONNOR, V. J.: Experimental observations upon the ureters. Amer. J. Physiol. 55, 316 (1921).

WOKRESSENSKY, G.: Zur Frage der Entstehung der sogenannten atonischen Harnleiter. Z. Urol. 1921, 120.

WOLF, R., SCHMIDT, K. J.: Die Strahlenbelastung bei der Nierenszintigraphie. Fortschr. Röntgenstr. 112, 389 (1970).

Wu, P. P. T.: The relative activity of various portions of the excised ureter of the dog. J. Urol. (Baltimore) 30, 207 (1933).

Wüllenweber, G.: Untersuchungen über die Druckverhältnisse in Blase, Ureter und Nierenbecken (besonders während der Schwangerschaft). Dtsch. Arch. klin. Med. 165, 296 (1929).

Wüllenweber, G.: Die Dynamik der abführenden Harnwege im Lichte kymographischer Untersuchungen. Z. Urol. 31, 339 (1937).

Yalla, V. S., Burros, H. M., Zimskind, P. D.: Peristaltic behaviour of disused ureteral stump. Urology 1, 417 (1973).

Zanne, D. D.: Experimentelle Studien zur Dynamik der oberen Harnwege. Z. Urol. 30, 841 (1936).
II. Mitteilung. Z. Urol. 31, 170 (1937).
III. Mitteilung. Z. Urol. 31, 463 (1937).

Zanne, D. D.: Neue Untersuchungen über die Innervation des Harnleiters. Allgemeines zur Physiologie der glatten Muskelfaser. Z. Urol. 32, 152 (1938).

Zimskind, P. D.: The renal pelvis and calyces. In: Boyarsky, S., Gottschalk, C. W., Tanagho, E. A., Zimskind, P. D. (Eds.): Urodynamics, p. 61. New York and London: Academic Press 1971a.

Zimskind, P. D.: The relation of ureteral function to urine flow: Backflow mechanisms. In: Boyarsky, S., Gottschalk, C. W., Tanagho, E. A., Zimskind, P. D. (Eds.): Urodynamics, p. 293. New York and London: Academic Press 1971b.

Zimskind, P. D.: Diagnostic methods for ureteral peristalsis: Critique and limitations. In: Boyarsky, S., Gottschalk, C. W., Tanagho, E. A., Zimskind, P. D. (Eds.): Urodynamics, p. 339. New York and London: Academic Press 1971c.

Zimskind, P. D.: The influence of bladder dynamics on ureteral dynamics. In: Lutzeyer, W., Melchior, H., (Hsgb.): Urodynamics, p. 154. Berlin – Heidelberg – New York: Springer 1973.

Zimskind, P. D., Davis, D. N., Decaestecker, J. E.: Effects of bladder filling on ureteral dynamics. J. Urol. (Baltimore) 102, 393 (1969).

Diagnostic Radiology, Supplement

Radionuclides in Urology – Urological Ultrasonography –
Percutaneous Puncture Nephrostomy
By L. Andersson, I. Fernström, G. Leopold, J. U. Schlegel,
L. B. Talner
Editor: L. Andersson
88 figures. X, 200 pages. 1977
Cloth DM 98,–; US $ 49.00
Subscription price Cloth DM 78,40; US $ 39.20
(Handbuch der Urologie, Band 5, Teil 1: Supplement)
ISBN 3-540-07896-7

G. Gahl, M. Kessel

Heimdialyse

Anleitung, Training, Behandlung
22 Abbildungen, 17 Tabellen. XII, 185 Seiten. 1977
DM 21,80; US $ 10.90 (Kliniktaschenbücher)
ISBN 3-540-08283-2

N. Hassani

Ultrasonography of the Abdomen

With a contribution by R. Bard.
215 figures. XVI, 127 pages. 1976
Cloth DM 48,40; US $ 24.20
ISBN 3-540-90166-3

P. Meiisel, D. E. Apitzsch

Atlas der Nierenangiographie

Unter Mitarbeit von L. Laasonen, S. Tötterman, M. Valle
Mit einem Geleitwort von W. Frommhold
336 Abbildungen. Etwa 200 Seiten. 1978
Gebunden DM 148,–; US $ 74.00
ISBN 3-540-08486-X

Operative Urology II

By Th. Burghele, R. F. Gittes, V. Ichim, J. Kaufman, A. N.
Lupu, D. C. Martin
132 figures. X, 256 pages. 1970
Cloth DM 165,–; US $ 82.50
For subscribers to the complete handbook
Cloth DM 132,–; US $ 66.00
(Handbuch der Urologie, Band 13, Teil 2)
ISBN 3-540-05142-2

P. Otto, K. Ewe

Atlas der Rectoskopie und Coloskopie

2., neubearbeitete Auflage.
124 farbige Abbildungen in 21 Tafeln und 31 Textabbildungen.
XII, 102 Seiten. 1977
Gebunden DM 98,–; US $ 49.00
ISBN 3-540-08317-0

Preisänderungen vorbehalten

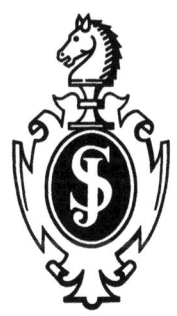

Springer-Verlag
Berlin
Heidelberg
New York

Röntgendiagnostik des Urogenitalsystems. – Roentgen Diagnosis of the Urogenital System

In 2 Bandteilen. Redigiert von O. Olsson

1. Teil: 448 figures (810 separate ill.). XI, 668 pages. 1973
Cloth DM 375,–; US $ 187,50
Subscription price
Cloth DM 300,–; US $ 150,00
(Handbuch der Medizinischen Radiologie, Bd. 13)
ISBN 3-540-06514-8

Surgery of the Ureter

Operative Urology III

By R. Krüss, C. Chatelain.
Translated from the French by A. Walsh.
233 figures with more than 400 illustrations. X, 337 pages. 1975
Cloth DM 240,–; US $ 220.00
Subscription price
Cloth DM 192,–; US $ 96,00
(Handbuch der Urologie, Band 13, Teil 3)
ISBN 3-540-07128-8

Urinary Tract Infection

Proceedings of a Symposium on "Urinary Tract Infection", London, England September 23–24, 1974. Guest Editors: A. W. Asscher, W. Brumfitt.

III, 149 pages. 1975
DM 45,40; US $ 22.70
Reduced price for subscribers to "Kidney International"
DM 38,40; US $ 19.20
(Kidney International, Supplementum 4)
ISBN 3-540-90147-7

Urology in Childhood

By D. T. Williams, T. M. Barratt, H. B. Eckstein, S. M. Kohlinsky, G. H. Newns, P. E. Polani, J. D. Singer

218 figures. XXIII, 458 pages. 1974
Cloth DM 148,–; US $ 74.00
Subsciption price
Cloth DM 118,40; US $ 59.20
(Handbuch der Urologie, Bd. 15, Suppl.)
ISBN 3-540-06406-0

Urodynamics

Upper and Lower Urinary Tract.
Editors: W. Lutzeyer, H. Melchior.
209 figures. XII, 344 pages. 1973
Cloth DM 140,–; US $ 70.00
ISBN 3-540-06337-4

H. J. de Voogt, P. Rathert, M. E. Beyer-Boon

Urinary Cytology

Phase-Contrast, Microscopy and Analysis of Stained Smears
Foreword by L. G. Koss

79 figures mostly in color, in 327 sep. illustrations, 12 tables. X, 194 pages. 1977
Cloth DM 98,–; US $ 49.00
ISBN 3-540-08042-2
This atlas will also be published in German

H. U. Zollinger, M. J. Mihatsch

Renal Pathology in Biopsy

Light, Electron and Immunofluorescent Microscopy and Clinical Aspects

With the collaboration of F. Gudat, U. Riede, G. Thiel, J. Torhorst
Translated from the German by E. Castagnoli

949 figures, 82 tables. XV, 684 pages. 1978
Cloth DM 184,80; US $ 92.40
ISBN 3-540-08382-0
Distribution rights for Japan:
Igaku Shoin Ltd. Tokyo

Preisänderungen vorbehalten

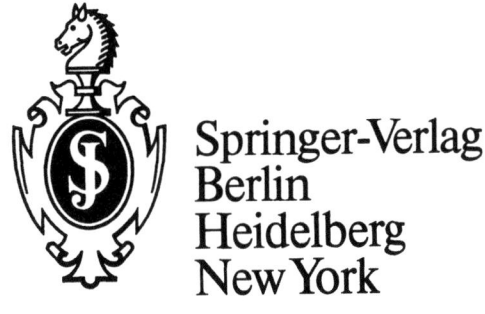

Springer-Verlag
Berlin
Heidelberg
New York

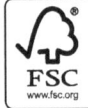